全国中医药行业高等教育"十四五"创新教材

全国高等院校傣医学专业规划教材

# 傣医治疗学

（供傣医学、中医学等专业用）

主　编　赵　荣　林艳芳

全国百佳图书出版单位
中国中医药出版社
·北　京·

**图书在版编目（CIP）数据**

傣医治疗学 / 赵荣，林艳芳主编 . -- 北京 : 中国
中医药出版社，2024.10
全国高等院校傣医学专业规划教材
ISBN 978-7-5132-8754-8

Ⅰ . ①傣… Ⅱ . ①赵… ②林… Ⅲ . ①傣医药－治疗
学－高等学校－教材 Ⅳ . ① R295.3

中国国家版本馆 CIP 数据核字 (2024) 第 079905 号

---

**中国中医药出版社出版**
北京经济技术开发区科创十三街 31 号院二区 8 号楼
邮政编码　100176
传真　010-64405721
北京盛通印刷股份有限公司印刷
各地新华书店经销

开本 787×1092　1/16　印张 20.5　字数 474 千字
2024 年 10 月第 1 版　2024 年 10 月第 1 次印刷
书号　ISBN 978－7－5132－8754－8

定价　89.00 元
网址　www.cptcm.com

**服务热线　010-64405510**
**购书热线　010-89535836**
**维权打假　010-64405753**

**微信服务号　zgzyycbs**
**微商城网址　https://kdt.im/LIdUGr**
**官方微博　http://e.weibo.com/cptcm**
**天猫旗舰店网址　https://zgzyycbs.tmall.com**

如有印装质量问题请与本社出版部联系（010-64405510）

全国中医药行业高等教育“十四五”创新教材

全国高等院校傣医学专业规划教材

# 《傣医治疗学》编委会


**主　　编**　赵　荣（云南中医药大学）

　　　　　　林艳芳（西双版纳傣族自治州傣医医院）

**副 主 编**　王　健（云南中医药大学）

　　　　　　郭太品（云南中医药大学）

　　　　　　袁卓珺（云南中医药大学第一附属医院）

　　　　　　刀会仙（西双版纳傣族自治州傣医医院）

　　　　　　陈　阳（云南中医药大学第一附属医院）

**编　　委**（以姓氏笔画为序）

　　　　　　马　栋（云南中医药大学第一附属医院）

　　　　　　邢利威（云南中医药大学）

　　　　　　师　达（西双版纳傣族自治州傣医医院）

　　　　　　任泽琴（大理大学第一附属医院）

　　　　　　庄海娜（云南中医药大学）

　　　　　　刘金宸（玉溪市中医医院）

　　　　　　孙　冉（大理白族自治州中医医院）

　　　　　　李金艳（弥勒市中医医院）

　　　　　　杨　隽（云南中医药大学第一附属医院）

　　　　　　陈　颖（云南中医药大学）

　　　　　　罗成斌（大理白族自治州中医医院）

　　　　　　周晓卫（昆明市中医医院）

　　　　　　徐金龙（云南中医药大学）

　　　　　　黄　梅（昆明市中医医院）

　　　　　　鲁晓玲（云南中医药大学第一附属医院）

**学术秘书**（兼）

　　　　　　陈　阳（云南中医药大学第一附属医院）

全国中医药行业高等教育“十四五”创新教材

全国高等院校傣医学专业规划教材

## 专家指导委员会

全国中医药行业高等教育“十四五”创新教材

全国高等院校傣医学专业规划教材

# 编审专家组

**组　长**

邱　勇（云南中医药大学党委书记、教授）

林艳芳（西双版纳傣族自治州傣医医院傣医主任医师）

周景玉（国家中医药管理局人事教育司副司长）

**副组长**

陈令轩（国家中医药管理局人事教育司综合协调处处长）

赵　强（云南省中医药管理局中医处处长）

赵怀清（云南中医药大学教务处处长）

**组　员**

张雅琼（云南中医药大学副教授）

陈清华（云南中医药大学副教授）

杨　梅（云南中医药大学教授）

王　寅（云南中医药大学教授）

赵　荣（云南中医药大学教授）

玉腊波（西双版纳傣族自治州傣医医院傣医主任医师）

赵应红（西双版纳傣族自治州傣医医院傣药主任药师）

冯德强（云南中医药大学主任药师）

刀会仙（西双版纳傣族自治州傣医医院傣医副主任医师）

# 前 言

《中华人民共和国中医药法》规定，中医药是包括汉族和少数民族医药在内的我国各民族医药的统称，反映中华民族对生命、健康和疾病的认识，具有悠久历史传统和独特理论及技术方法的医药学体系。

傣医学是中医药学的重要组成部分，其医学理论体系汇集了傣族人民的智慧，是傣族人民在长期与自然和疾病斗争中，不断认识实践，不断总结升华形成具有鲜明地方特色和民族特色的传统医学。千百年来，傣医药为傣族人民和云南边疆各族人民的防病治病、繁衍生息作出了巨大贡献，被认为是最具有云南特色的民族医药。在党和国家对少数民族医药的高度重视下，傣医学得到了持续发展，构建了完整的教学、临床、科研体系。

2007年云南中医药大学牵头编写我国首套傣医本科教育规划教材7册，在国家中医药管理局和出版社大力支持下这套教材成为“21世纪傣医本科教育规划教材”，在我国傣医药本科教育教学史上具有里程碑式意义。依托本套教材首办了我国傣医学本科专业，开了我国傣医本科教育之先河，开展国家傣医执业医师资格考试、国家傣医药专业技术人员职称资格考试，建成第一个傣医药研究的省级实验室——“云南省傣医药与彝医药重点实验室”，极大促进了我国傣医药教研。傣医学和傣药学科于2003年列入国家中医药管理局高水平建设学科。云南中医药大学已建立傣医学为主的本科、硕士、博士人才培养体系，为边疆地区传承民族医药精华、创新传统传承方式作出了有益示范。

为全面贯彻《中共中央国务院关于促进中医药传承创新发展的意见》，全面落实国务院办公厅《关于加快医学教育创新发展的指导意见》，按照教育部、国家卫生健康委、国家中医药管理局《关于深化医教协同进一步推动中医药教育改革与高质量发展的实施意见》，云南中医药大学立足少数民族医学教育的实践经验与存在问题，紧密对接新医科建设对中医药教育改革的要求和中医药传承创新发展对人才培养的需要，在国家中医药管理局和云南省中医药管理局的领导和指导下，对首套傣医学教材进行了全面梳理完善，针对存在问题和使用院校的反馈意见，修订了《傣医基础理论》《傣医诊断学》《傣医药学史》《傣药学》《傣医方剂学》，从《傣医临床学》分化编写了《傣医内科学》《傣医外伤科学》《傣医妇科学》《傣医儿科学》《傣医治疗学》，出版了本套全国高等院校傣医学专业规划教材。

在教材编写过程中，我们始终坚持立德树人的根本原则，遵循问题导向、目标导向、需求导向，对教材的知识体系、结构逻辑等进行了全面梳理，力求构建适应傣医药教育教学改革需求的教材体系，更好地服务傣医药人才培养和学科专业建设，促进傣医学高等教育创新发展。

本套教材在编写过程中，聘请了傣医学领域国内知名专家组成专家指导委员会，负责对教材编写的学术指导和学术论证；教材编写设编审专家组，统筹协调教材的编写工作；每部教材实行主编负责制，由主编聘任编委，负责承担相应工作。

本套教材突出体现了以下特点。

**1. 始终坚持立德树人，认真践行“两个结合”**

始终坚持把立德树人贯穿教材编写的始终，切实按照“把马克思主义基本原理同中国具体实际相结合、同中华优秀传统文化相结合”的要求，充分发挥文化育人优势，促进人文教育与专业教育有机融合，指导学生树立正确的世界观、人生观、价值观，帮助学生立大志、明大德、成大才、担大任，坚定理想信念，努力成为堪当民族复兴重任的时代新人。

**2. 优化知识结构，强化傣医思维培养**

在原规划教材知识架构的基础上，进一步整合优化学科知识结构体系，减少不同学科教材间相同知识内容的交叉重复，增强教材知识结构的系统性、完整性，强化傣医思维培养，突出傣医思维在教材编写中的主导作用。

**3. 突出“三基五性”，注重内容严谨准确**

坚持“以本为本”，注重突出教材的“三基五性”，即基本知识、基本理论、基本技能，思想性、科学性、先进性、启发性、适用性，强调名词术语统一，基本概念准确，表述科学严谨，知识点结合完备，内容精练完整。教材编写中充分体现了不同学科的自身特点，又注意各学科之间的有机衔接；

同时注重理论与临床实践结合，与住院医师规范化培训、傣医执业医师资格考试接轨。

**4. 强化精品意识，追求示范引领**

遴选行业权威专家，吸纳一线优秀教师，组建经验丰富、专业精湛、治学严谨、作风扎实的高水平编写团队，将精品意识和质量意识贯穿教材编写始终，严格编审把关，确保教材的编写质量。

**5. 加强数字化建设，丰富拓展教材内容**

为适应新型出版业态，充分借助现代信息技术，在纸质教材的基础上，强化数字化教材建设，融入了更多更实用的数字化教学素材，对纸质教材内容进行拓展和延伸，更好地服务教师线上教学和学生线下自主学习，满足傣医药教育教学需要。

本套教材在编写中，本着“抢救、继承、总结、发展、提高、创新”的原则，是在第一版傣医本科教育规划教材和近年来傣医学研究的基础上对傣医药理论体系的进一步梳理、凝练和提高。在编写过程中，始终坚持质量意识、精品意识，从教材编写、专家审稿、编委会定稿、编辑出版等都有计划、有步骤实施。

本套教材遵循并突出傣医学的规律和特色，体现了继承性、时代性和实用性，反映了傣医学的科研成果和学术发展的主要成果。教材中的知识点和基本理论，本着先易后难、先基础后临床的原则，在继承传统精华的基础上，择优吸收现代研究成果，体现素质教育和实践能力的培养。

本套教材在深度、广度、难度上坚持以本科教育为根本，主要供傣医药专业本科生使用，同时兼顾傣医药专科教育、继续教育等，并可供中医学、中药学和其他医学专业教育作为选修课教材使用，亦可作为国家傣医执业医师资格考试、国家傣医药专业技术人员职称资格考试的参考书。

教材编写过程中，始终得到了国家中医药管理局的指导和帮助，云南省卫生健康委员会、云南省中医药管理局给予了大力支持和指导；西双版纳傣族自治州和德宏傣族景颇族自治州人民政府给予了大力支持，西双版纳州傣医医院、德宏州中医（傣医）医院积极参与教材编写，并在资料提供、论证咨询、实地调研及学术指导等方面发挥了积极作用；云南中医药大学高度重视，精心组织，高位推动，提供了一切保障条件。本套教材在审定时，得到了学术委员会专家的精心指导和审核把关，为保证教材学术质量发挥了重要作用；教材在出版过程中，中国中医药出版社给予了大力支持与帮助。在此一并表示衷心的感谢！

尽管在本套教材的编写过程中我们已尽了最大努力，但由于涉及内容广泛以及文献资料的局限性，难免有不足或疏漏之处，敬请广大民族医药、中医药教学与临床及科研人员和广大读者提出宝贵意见，以便再版时修订，使教材质量不断提高，更好地适应新时代傣医药人才培养的需要。

云南中医药大学

2024 年 3 月 12 日

# 编写说明

傣医治疗学是傣医学中最具有特色的重要组成部分，是傣医临床类教材的补充与拓展，主要内容包括傣医外治的各种技术和方法。

本教材主要供傣医学、中医学等专业本科层次使用。本教材在编写过程中，按照编写原则，注重与傣医临床类教材内容保持一致，立足培养适应临床，傣医特色鲜明的高层次傣医药人才。

本教材遵循民族医药行业人才培养规律和需求，以全面提高傣医药人才培养质量与临床服务水平为目的，深入挖掘整理傣医外治法的种类，规范操作技术和方法，突出傣医学临床思维。

本教材系统介绍了傣医外治法，分为上、中、下三篇。上篇共4章，第一章概论，由赵荣、林艳芳、刀会仙编写；第二章使用药物外治法，由袁卓珺、马栋、杨隽、鲁晓玲、徐金龙编写；第三章借助工具类外治法，由王健、周晓卫、陈阳、孙冉、邢利威编写；第四章徒手操作外治法，由郭太品、黄梅、李金艳、师达、刘金宸、任泽琴、庄海娜、陈颖、罗成斌编写。中篇共6章，第五章内科疾病与第六章皮外科疾病由赵荣、林艳芳、刀会仙、邢利威编写；第七章骨伤科疾病、第八章妇科疾病、第九章儿科疾病、第十章杂风病由赵荣、林艳芳、刀会仙、陈阳编写。下篇实训操作共49个，实训一至九由袁卓珺、马栋、杨隽、鲁晓玲、徐金龙编写，实训十至十三由王健、周晓卫、陈阳、孙冉、邢利威编写，实训十四至四十九由郭太品、黄梅、李金艳、师达、刘金宸、任泽琴、庄海娜、陈颖、罗成斌编写。

21世纪傣医本科教育规划教材是傣医学首套教材，是2007年在国家中医药管理局的支持下由云南中医药大学牵头编写，包括《傣医基础理论》《傣医药学史》《傣药学》《傣医方剂学》《傣医诊断学》《傣医临床学》和《傣医经典选读》，为傣医药人才的培养发挥了巨大作用。《傣医治疗学》教材是首次编写，在编写过程中得到了国家中医药管理局傣医学重点学科学术带头人郑进教授、学科带头人张超教授，云南中医药大学基础医学院杨梅教师、民族医药学院陈普与陈清华等老师的指导和帮助，在此一并致谢。

尽管编委会力图使内容严谨完善，但限于水平，难免存在疏漏和不足之处，敬请各位专家、教师和学生在阅读和使用过程中提出宝贵意见，以便进一步修订和提高。

《傣医治疗学》编委会

2024年10月

# 目 录

## 上 篇

# 中篇

## 下篇

# 第一章 概论

## 第一节 傣医治疗学的概念与特点

傣医治疗学是傣医药中最有特色和最重要的组成部分，是傣医治疗疾病必须掌握的基本技能。在长期的医疗实践中，傣医学积累了丰富的临床经验和理论知识，在傣族传统文化的影响下，吸收、融合了傣族原始宗教、南传佛教、贝叶文化、雨林文化、酒文化的内涵，具有鲜明的民族特色和区域特点。傣医外治法中的暖雅（睡药疗法）已经被列入第三批国家级非物质文化遗产名录。随着现代科学技术的发展和应用，傣医治疗方法不断完善、丰富，傣医治疗学理论也在不断深入发展。

### 一、傣医治疗学的概念

傣医治疗学是指在傣医理论指导下，研究傣医防治疾病的各种方法、操作技术，以及治疗原理的一门学科。傣医治疗学的概念可分为广义治疗学和狭义治疗学。广义治疗学包括外治法和内治法，狭义治疗学仅指外治法。本教材的傣医治疗学为狭义概念，即在傣医理论指导下，运用药物、手法或器械施于体表皮肤（黏膜），或从体外进行治疗的方法。傣医外治法的主要内容包括使用药物（尤其是傣药）外治、借助工具外治和徒手操作治疗等。这些不同的方法在操作方法、治疗作用和主治范围上各有特点，临床上可以根据病证性质、作用部位、患者体质和治疗要求等具体情况进行单独使用或合并应用。

### 二、傣医治疗学的特点

**1. 重视雅烘（傣药）的使用，以鲜品为主** 本教材整理了傣医外治疗法中的 10 种疗效明显的使用药物的传统特色疗法。热带雨林得天独厚的自然资源，为傣医外治疗法使用鲜品雅烘（傣药）提供了有利的条件。烘雅（熏蒸疗法）、暖雅（睡药疗法）、达雅（搽药疗法）、阿雅（洗药疗法）、果雅（包药疗法）等外治法使用的雅烘（傣药）均以鲜品为主。

**2. 坚持傣医理论的指导性** 傣医药是中国四大民族医药之一，是以傣族贝叶文化为背景，以“四塔”“五蕴”为理论核心，以“三盘”学说、“雅解”学说、“人体”解说等理论为指导，以聚居区天然药物为资源，以经筋为治疗部位，在长期的医疗实践过程中，形成了独具特色的外治法。因此，在实际应用过程中，应坚持傣医理论的指导地位。

**3. 注重技能操作的规范性和正确性** 本教材共整理了傣医外治疗法中的49种疗效明显的传统特色疗法，其中使用药物类外治法10种，借助工具类外治法4种，徒手操作外治法35种。每一种疗法都有各自不同的操作步骤和应用范围。如果适应病证和应用范围选择不当，或操作不正确、不到位，不仅可能会影响临床疗效，还有可能对患者的健康造成损伤。学习过程中应注重各类外治法技能操作的规范性和正确性。

## 第二节 傣医治疗学的形成和发展

傣医治疗学历史悠久，据贝叶经记载，早在2500多年前傣族就有了自己的医药，在内治法和外治法两大类治疗方法上，外治法的使用历史更悠久且特色更鲜明，是傣医药的主要优势和特点之一，长期用于防治疾病和保健，为傣族人民的健康作出了重要贡献。其形成和发展主要经历了初创期、形成期、发展期三个阶段。

### 一、初创期

从药食两用到雅烘（傣药）复方的出现，傣族原始社会经过“滇腊撒哈”（橄榄或绿叶）时期，进入“波腊萨哈”时期（食米时期，前540—700），仍然处在比较原始的状态。这一时期，延续了早期的医药知识，但药物与食物没有完全分开，很多药物当作食物用，食物也常用来治病，充饥与治病密切相连。起初其特点是使用的“药”无方、无剂、无量、无制作方法，服用（使用）的方法为煮食、烧食、外搽、外包。同时，傣族先民在与自然、疾病的抗争中，逐渐认识到在体表特定的部位进行按、推、摸、压，或者用佩戴、外敷药物等方法可以缓解病痛，傣医外治疗法由此萌芽。这一时期，虽没有明确的医学理论，但使用药物等外治经验开始不断积累，治疗思想也逐渐形成。这一时期因为没有文字，所以主要通过口传心授传承医药知识，并逐步发展为有规律地使用各种药物和治疗方法，出现了单方、小方、大方（一般单味药治病的称为单方，两味药或五味药以下的称为小方，六七味至上百味药组成的方子称为大方）。据《阿皮踏麻基干比》《罗格牙坦（坦乃罗）》《档哈雅龙》等傣族医学文献记载：3000年前傣族民间就有八大名医，他们不仅各自创立了“阿巴”（即药物、处方之意），还对民间防治疾病的治疗方法进行了整理总结，八大名医中的五位名医共同创立了雅叫哈顿散（五宝药散），开运用复方治疗多种复杂疾病的先河。雅烘（傣药）复方的出现，为傣医外治法用药提供了依据和指导，为傣医外治法的发展奠定了坚实基础。

## 二、形成期

傣族社会进入“米腊撒哈”（封建时期，700—1950），随着佛教的传入，傣族在原有傣族文字的基础上，借用印度古巴利文的字母来充实自己的文字，创造了傣泐文字。傣泐文字为傣医药学知识的传播与普及提供了良好的载体，加速了傣族医药的收集、整理、保存、应用、交流与发展，成为傣医药知识和理论被集中整理、记录成册的“黄金时代”。

千百年来，口传心授的傣医防病治病经验和散于民间的药物、治疗方法被收集、整理，用傣泐文记载，最早的记载版本为“竹刻本”，后为贝叶本（又称贝叶经），在贝叶经中又分为“南传三藏经”“藏外实用经”和“科幻经”三种，记载了人体生理、病理与医药常识，并在此基础上吸收了这一时期随佛教经典传入的医学、药学和中医药知识，形成了独具特色的傣医学。

《嘎牙山哈雅》（人体解说）是系统论述傣医学基础理论的第一部专著，是傣医药理论体系形成的标志之一，也是现存傣医药文献中最早的典籍。该书不仅论述了生命起源、胎儿生长发育、人体的基本组织结构（骨、筋、肉和皮肤）和脏腑的功能作用，还论述了人与气候、居住环境与疾病发生的关系，不同季节疾病的发病特点、预防措施和常用方药，不同年龄阶段人体的生理变化、好发疾病及防治方法，为傣医治疗学的形成与发展奠定了理论基础。

《嘎比迪沙迪巴尼》（经典解读）记载了内科、妇科、儿科、外伤科的常见疾病及疑难杂症，阐述了傣医学的生理、病理、辨证论治、方药、用药规律及采药时间，在治疗上出现治“四塔”病的固定方剂，是后世“四塔”分治的开端。书中明确指出：“谁要当好摩雅（医生），首先必须精通四塔，方知病处，才能正确下药。”书中还记载了雅烘（傣药）的采集规律，用以指导傣医外治药物的采集及加工，为傣医外治法提供翔实的理、法、方、药。

《档哈雅龙》（大医药书）（1323）是米腊撒哈时期，由帕雅龙真夯（懂医药的土司）从《嘎比迪沙迪巴尼》一书中摘录编写而成。该书结合《嘎牙山哈雅》的理论基础，较集中记录了此前民间各方面的医药知识，是一部反映傣族传统医学的综合性巨著，确立了傣医学临床治疗体系。书中不仅记载了被熊、虎、狂犬、狐、蛇等猛兽毒虫抓伤、咬伤、螫伤的救治方法和多种内科、皮肤科、外科、妇科疾病的外治疗法，还记载了烘雅（熏蒸疗法）、阿雅（洗药疗法）、沙雅（刺药疗法）、达雅（搽药疗法）、果雅（包药疗法）、闭诺（推拿按摩疗法）、咱雅（拖擦药物疗法）、过（拔罐疗法）、呵痧（刮痧疗法）等多种外治疗法。

《哟雅阿巴》（傣医方药书）是傣族的药物学专著之一，论述了傣药的生长环境、引种栽培、药物分类、性味入塔、药用部位、功用等内容。根据药物的性质和作用将雅烘（傣药）分为热性药、凉性药、平性药；根据药性分为酸、甜、咸、苦、麻、辣、香、淡等八味。在药物使用上创立了“四塔病”用“四塔方”和“四塔药”治疗的理论。此外，还记载了雅烘（傣药）药物的功效和作用与其生长环境关系密切，不同生长环境有不同药物功效。

### 三、发展期

1949年中华人民共和国成立后，党和政府十分重视民族医学的发展，二十世纪五六十年代，国家鼓励集体举办农村医疗卫生保健组织，把一些具有较高学术水平、丰富的诊疗经验和一技之长的傣医组织起来，用传统傣医药为群众治病，受到了群众欢迎，使傣医的传统特色治法得以传承和发展，在此基础上，国家逐步开展对傣医传统特色疗法的挖掘、整理和研究工作。为了更好地传承和推广运用傣医的特色疗法，1996年西双版纳傣族自治州傣医医院成立了傣医传统治疗中心，主要运用傣医传统疗法治疗内科、骨伤科、皮肤科、妇科、儿科常见病和多发病，并进行亚健康调节。

傣族是一个跨境民族，主要分布在东南亚、南亚的泰国、越南、缅甸、老挝、柬埔寨、印度等国家。傣族与泰国、缅甸、老挝的主体民族泰族、佬族、掸族等有历史和文化渊源，语言习俗和传统医学相通，傣医是东南亚和湄公河流域少数民族的主体医药。2007年，由中国、泰国发起了“大湄公河次区域传统医药交流会”，至今已举办了11届。目前“澜沧江—湄公河流域”传统医药交流平台已经成为该区域内最具影响力的传统医药学术交流平台，以国家传统医药发展报告和民族民间医药特色诊疗技术演示为主要内容，对傣医学，尤其是傣医治疗学的发展起到了明显的促进作用。2010年，国家中医药管理局在中医药部门公共卫生专项资金项目中设立开展民族医药适宜技术筛选推广项目，傣医的9项适宜技术被纳入。2007年11月由云南中医药大学牵头编写的“21世纪傣医本科教育规划教材”由中国中医药出版社出版。该套教材的出版不仅是对傣医药学教育体系的完善，更是对傣医药的“保护、抢救、继承、总结、提高、创新”。2009年，傣医学被批准为国家中医药管理局“十一五”重点建设学科。2011年，傣医学被列入国家级非物质文化遗产保护名录。2014年，全国首个傣医学本科专业开始招生。2006年，国家开始试点傣医执业医师资格考试，2011年正式推行，目前傣医类别住院医师规范化培训已纳入国家住院医师规范化培训。

## 第三节　傣医治疗学的分类

傣医治疗学包括使用药物外治法、借助工具外治法和徒手操作外治法三大类。

使用药物外治法，指主要使用雅烘（傣药）作用于人体的体表皮肤（黏膜），从体外进行治疗的疗法，包括烘雅（熏蒸疗法）、暖雅（睡药疗法）、达雅（搽药疗法）、阿雅（洗药疗法）、难雅（坐药疗法）、沙雅（刺药疗法）、果雅（包药疗法）、咱雅（拖擦药物疗法）、烘雅管（烟熏疗法）、依达（溻渍疗法）。

借助工具外治法，指主要使用工具作用于人体的体表，包括皮肤、肌肉、经筋和骨，从体外进行治疗的疗法，包括皇登（捶打疗法）、剐痧（除痧疗法）、过（拔罐疗法）、和秧夯（脚踏热铁按摩疗法）。

徒手操作外治法，指徒手操作作用于人体的体表，包括皮肤、肌肉、经筋和骨，从体外进行治疗的疗法，包括扬（踩法）、灭（捏法）、好（抖法）、剁（捶筋疗法）、摩（摩法）、通（通法）、秧朗（踩背疗法）、打博（击打法）、拥西（搓揉法）、爹拥（按揉法）、挪突（推擦法）、灭拗（拿捏法）、闭（捏按法）、多挪（折曲法）、桩拉（牵拉法）、帕（旋摇法）、挪拥啊别（孔雀开屏法）、哟哈爹丁（抬腿弯脚法）、活好哟哈（屈膝后抬法）、与坏摆病（倒骑水牛法）、哟腰拐哈（弯腰床摆法）、索先老挖（仙猴摘桃法）、活腰劳多（提摆腰法）、丢麻拐腰（提肩摆腰法）、划扼多腰（弯腰垫胸法）、赛水（温热水按摩疗法）。

以上各种傣医外治法各具特点，在临床应用中既可单独应用，也可根据临床实际需要相互配合使用，以达到临床最佳疗效（表 1–1）。

**表 1–1 傣医治疗学的分类**

| 分类 | 具体内容 |
| --- | --- |
| 使用药物外治疗法 | 烘雅（熏蒸疗法）、暖雅（睡药疗法）、达雅（搽药疗法）、阿雅（洗药疗法）、难雅（坐药疗法）、沙雅（刺药疗法）、果雅（包药疗法）、咱雅（拖擦药物疗法）、烘雅管（烟熏疗法）、依达（溻渍疗法） |
| 借助工具外治疗法 | 皇登（捶打疗法）、剔痧（除痧疗法）、过（拔罐疗法）和秧夯（脚踏热铁按摩疗法） |
| 徒手操作疗法 | 扬（踩法）、灭（捏法）、好（抖法）、剁（捶筋疗法）、摩（摩法）、通（通法）、秧朗（踩背疗法）、打博（击打法）、拥西（搓揉法）、爹拥（按揉法）、挪突（推擦法）、灭拗（拿捏法）、闭（捏按法）、多挪（折曲法）、桩拉（牵拉法）、帕（旋摇法）、挪拥啊别（孔雀开屏法）、哟哈爹丁（抬腿弯脚法）、活好哟哈（屈膝后抬法）、与坏摆病（倒骑水牛法）、哟腰拐哈（弯腰床摆法）、索先老挖（仙猴摘桃法）、活腰劳多（提摆腰法）、丢麻拐腰（提肩摆腰法）、划扼多腰（弯腰垫胸法）、赛水（温热水按摩疗法） |

## 第四节 傣医外治法使用过程中的宜忌

### 一、施术部位

不同的外治方法都有明确的施术部位，要求术者在掌握傣医经筋循行路线的基础上，还必须熟悉施术部位的解剖结构和特点，在实施具体疗法时根据施术部位的解剖结构和特点，确定治疗时间、力度和温度，如皇登（捶打疗法）、秧朗（踩背疗法）。

### 二、不同年龄

《嘎牙山哈雅》（人体解说）记载，1 ～ 20 岁（巴他麻外）易患高热惊厥、发冷发热、泄泻腹痛、咽喉肿痛等疾病，应选用甜、咸药物治疗，外治法应选用阿雅（洗药疗法）、闭诺（推拿按摩疗法）、剔痧（除痧疗法）、呵痧（刮痧疗法）、咱乎（热蛋除痧疗法）、得痧（摭痧疗法）；20 ～ 40 岁（麻息麻外）易患头目昏胀、口干舌燥、烦躁易怒、发热等病证，宜选用酸、苦药物治疗，采用暖雅（睡药疗法）、烘雅（熏蒸疗法）、难雅（坐药疗法）治疗；40 岁以上（巴西麻外），易患水湿不化类疾病，如咳喘痰多、腹痛腹泻、腰膝疼痛、心脏病等，选用甜、温、咸药物治疗，选用暖雅（睡药疗法）、烘雅（熏蒸疗法）、难雅（坐药疗法）、沙雅（刺药疗法）、达雅（搽药疗法）、果雅（包药疗法）、咱雅（拖擦药物疗法）、过（拔罐疗法）、剁（捶筋疗法）、秧夯（脚踏热铁按摩疗法）等多种疗法治疗。

## 三、药物采集时间

《嘎比迪沙迪巴尼》记载，冷季适宜采根茎类，热季宜采叶、花、果实，雨季宜采全株；一天之中上午宜采根、中午宜采叶、下午宜采皮。

## 四、病情性质

应用傣医外治法治疗疾病，必须详查病情，严格选择适应证，正确操作。对于急危重症患者的治疗应慎重，并且在治疗过程当中密切观察患者的病情变化，如病情加重或变化，应及时采用其他必要的治疗方法。

# 第二章　使用药物外治法

## 第一节　烘雅（熏蒸疗法）

### 一、定义

烘雅（熏蒸疗法）属于傣医的传统外治疗法，是以傣医“四塔”“五蕴”理论为指导思想，根据患者病情所需，配制相应雅烘（傣药）鲜品或干品，切段或碾成粗粉，置于熏蒸器中，待煮沸产生热气后，将患者的治疗部位（或全身）置于特定熏蒸器中，接受热气熏蒸患处（或全身）的治疗方法。

### 二、操作

1. 根据患者病证配制好相应的雅烘（傣药）。

2. 根据治疗需要选用适宜的熏蒸器。

3. 将雅烘（傣药）放入熏蒸器内，加入适量清水后煎煮，直至产生热气。

4. 局部治疗者，根据病情及患处情况，将局部或患处置于熏蒸器内，接受热气熏蒸。

5. 全身治疗者，嘱患者穿好内衣裤平躺或坐于熏蒸木桶（或其他熏蒸器）中，接受热气熏蒸，20 ～ 40 分钟为宜。

### 三、操作要点

**1. 用药适宜**　根据病情所需配制相应的雅烘（傣药）药方。

**2. 保护隐私**　烘雅（熏蒸疗法）治疗可能需要暴露治疗部位或全身，应当做到一人一熏蒸器，各熏蒸器之间保持完全隐私保密性。

**3. 蒸气温度适宜**　雅烘（傣药）煎煮所产生的热气以患者耐受为度，应注意蒸气温度，防止温度过高烫伤皮肤。

### 四、临床应用

烘雅（熏蒸疗法）通过煎煮雅烘（傣药）产生的热气，使药物通过皮肤吸收后作用于患处（或全身），既可用于治疗疾病，又可缓解疲劳，清洁肌肤。其主要作用有祛风散寒、透疹止痒、发汗透毒、利胆退黄、利水消肿、排毒养颜、解困消乏，主要用于风寒感冒、麻疹不透、风疹、黄疸、水肿、中风后遗症、肥胖等病证，可用于预防产后诸症、产后保健、麻疹后洁肤、宿醉等，也适用于各类亚健康、虚劳等人群。

## 五、注意事项

1. 治疗前应详细了解患者身体情况，尤其是心肺功能。患有严重心脑血管疾病、急危重症、外伤出血、血小板减少、皮肤破溃的患者，体质瘦弱、孕妇、处于经期的妇女和晕针者禁用。必要时，在治疗前应向患者及家属说明病情并告知治疗方法，签署知情同意书后，再进行治疗。

2. 严格遵照国家规定书写病历，按病情需要开具用药处方，配制雅烘（傣药）。

3. 每次治疗以 20 ～ 40 分钟为宜，隔日 1 次，3 次为 1 个疗程，一般治疗 4 个疗程，疗程间隔不宜超过 3 日。对于因劳顿疲惫、酒后等接受烘雅（熏蒸疗法）治疗的患者可根据具体情况确定疗程。

4. 治疗过程当中，嘱患者适量饮用温水；治疗结束后，嘱患者注意保暖，防止受风。

5. 治疗过程当中，须密切观察患者，患者如有异常情况发生应及时终止治疗，并对症处理。

## 六、常用组方示例

**1. 雅烘拢接呢梅多（除风活血止痛方）** 用于治疗风湿类疾病，筋骨肌肉麻木、疼痛，颈肩、腰腿痛及中风后遗症等。

组方：沙勐拉（藿香）、嘿罕盖（通血香）、沙海（香茅草）、摆扎阿亮（紫苏叶）、摆景（柚子叶）、管底（蔓荆）、内管底（蔓荆子）、更习列（黑心树）、摆娜龙（艾纳香叶）、嘿扁（扁藤）、叫哈荒（生藤）、保囡（中华巴豆）、更拢良（腊肠树）、保龙（光叶巴豆）、摆晚害闹（莪术叶）、毫命（姜黄）、辛（生姜）各等量。

**2. 雅烘案答勒（消黄散）** 用于治疗黄疸。

组方：咪火蛙（山大黄）、嘿涛罕（大黄藤）、嘿罕（无根藤）、先勒（十大功劳）、茵陈、摆埋闪罕（黄竹叶）、摆宾亮（红花臭牡丹叶）、摆宾蒿（白花臭牡丹叶）、摆管底（蔓荆叶）、摆扎阿亮（紫苏叶）、摆娜龙（艾纳香叶）、摆麻脑（柠檬叶）、摆景（柚子叶）、雅亮（香烟叶）、摆麻祝（橘叶）、嘿罕盖（通血香）、沙海（香茅草）、罕晃（三亚枯）、毫命（姜黄）、摆晚害闹（莪术叶）、辛（生姜）各等量。

**3. 雅兵哇嘎（冷感散）** 用于治疗风寒感冒。

组方：荒嫩（薄荷）、嘿罕盖（通血香）、管底（蔓荆）、羌活、独活、楠埋宗英龙（桂枝）、沙海（香茅草）、摆扎阿亮（紫苏叶）、摆管底（蔓荆叶）、摆娜龙（艾纳香叶）、摆景（柚子叶）、摆埋闪罕（黄竹叶）、摆麻脑（柠檬叶）、雅亮（香烟叶）、摆麻祝（橘叶）、摆宾亮（红花臭牡丹叶）、摆宾蒿（白花臭牡丹叶）、叫哈荒（生藤）、毫命（姜黄）、摆晚害闹（莪术叶）、先勒（十大功劳）各等量。

**4. 雅烘哦亮（麻痘透疹散）** 用于治疗水痘、麻疹、风疹及疹出不畅。

组方：荒嫩（薄荷）、嘿罕盖（通血香）、管底（蔓荆）、内帕板（芫荽子）、芹菜根、沙海（香茅草）、摆管底（蔓荆叶）、摆扎阿亮（紫苏叶）、摆娜龙（艾纳香叶）、摆宾亮（红花臭牡丹叶）、摆宾蒿（白花臭牡丹叶）、叫哈荒（生藤）各等量。

## 第二节 暖雅（睡药疗法）

### 一、定义

暖雅（睡药疗法）属于傣医传统的外治疗法，是以傣医“四塔”“五蕴”理论为指导思想，根据病情所需，配备相应的雅烘（傣药）干品或鲜品，切段（或破碎），加水、劳（酒）炒热或蒸热，先铺一半于睡药床上，嘱患者平卧其上，再将另一半覆盖于患部或全身（除头颅外），并加盖被褥保温的一种外治疗法。

### 二、操作

1. 按患者病证所需配备相应的雅烘（傣药）约 10kg，切段（或破碎）后混匀，加水、药酒适量，以药材湿润为宜，置于锅中，用文火翻炒热至有药香。

2. 取出药材，再加入适量雅劳（药酒）拌匀，保温备用。

3. 将一半热药平摊在铺有防水布单的睡药床上，再用一次性透气布单铺在热药之上（即药在两层布单之间）；嘱患者着内衣裤平卧其上。

4. 在患者身上覆盖一次性透气布单，将余下热药平摊其上，再覆盖一次性透气布单，裹紧（头面部除外）并加盖被褥保温，使药气熏蒸身体。

5. 治疗过程中密切观察患者，治疗结束后揭开被褥，取走布单和药物，擦干身体。

6. 嘱患者休息并留观 20 分钟后再离开。

### 三、操作要点

**1. 用药适宜** 根据患者的具体病证配备相应的雅烘（傣药）。

**2. 温度适宜** 把加热后的雅烘（傣药）平摊于睡药床上，搅拌药品至温度降至 40℃。

**3. 治疗时间** 每次 30 ～ 60 分钟，隔日 1 次，3 次为 1 个疗程，一般 2 ～ 4 个疗程为宜，疗程间隔时间不宜超过 3 日。

### 四、临床应用

暖雅（睡药疗法）是通过将药物加热，覆盖全身来发汗，使药性通过体表毛窍透入经络、血脉，从而达到温经通络，活血行气，散热止痛，祛瘀消肿等作用。其主要作用为温通气血、祛风除湿、活血止痛、排毒养颜、解困除乏、芳香醒脑，不仅可以治疗疾病，同时也适用于亚健康群体的保健。其临床主要用于治疗拢梅兰申（寒性风湿性关节炎），伤寒、疟疾、脑炎等导致的高热不退、惊厥抽搐，痛风、风湿痹证，也可治疗中风后遗症、老年性腰腿痛。

## 五、注意事项

1. 患有严重心脑血管疾病、久病体质较差、急重病、高热、外伤出血、皮肤破溃、疔疮脓肿、湿疹、有皮肤过敏史的患者，以及孕妇、月经期妇女等禁用。

2. 特殊人群，如老人、儿童治疗时应有专人陪护。

3. 在治疗过程中，可嘱患者饮用适量温水。

4. 在治疗过程中如有出汗过多、身体不适、心悸、胸闷气短或皮肤过敏等现象，应立即停止治疗，并根据病情及时采取相应措施对症处理。

5. 治疗结束后，揭开药被，擦干汗液，换干衣裤，注意保暖。

6. 嘱患者休息 20 分钟，若无不适待汗止后缓慢离去。

7. 当患者久病大病后体质较差不耐受烘雅（熏蒸疗法）时，可选暖雅（睡药疗法）作为替代疗法。

## 六、常用组方示例

**1. 暖雅基础方** 多用于治疗风寒湿痹，肢体关节酸痛、屈伸不利等，临床还可根据医生的经验，灵活配伍使用，原则上不宜使用有大毒或毒副作用大的药物。

组方：沙海（香茅草）、摆更方（苏木叶）、摆管底（蔓荆叶）、摆习列（黑心树叶）、摆娜龙（艾纳香叶）、摆扁（刺五加叶）、叫哈荒（生藤）、亳命（姜黄）、摆晚害闹（莪术叶）、贺姑（九翅豆蔻根）、贺嘎（傣草蔻根）、贺哈（红豆蔻根）、辛（生姜）、补累（紫色姜）、罗呆哼（姜花）、比比亮（红花丹）、比比蒿（白花丹）、莫哈郎（大驳骨）、莫哈蒿（鸭嘴花）、贺罕朗（长序岩豆树）、竹扎令（宽筋藤）、哟蜜（树菠萝嫩叶）、摆贵沙保布（公木瓜树叶）、摆宾蒿（白花臭牡丹叶）、摆拢良（腊肠树叶）、保龙（光叶巴豆）、保囡（中华巴豆）、管底（蔓荆）、摆景（柚子叶）、摆麻祝（橘叶）、摆麻庄（酸橘叶）、摆麻威（佛手叶）、摆麻脑（柠檬叶）、摆麻溜（大柠檬叶）、摆麻忍（香橼叶）、皇旧（墨旱莲）、皇曼（马蓝）、皇丈（火焰花）各等量。

**2. 雅暖拢接呢梅多（香苏除风止痛方）** 用于治疗风湿病导致的周身肢体关节、筋骨、肌肉酸麻胀痛或拘挛剧痛，颈椎、腰椎退行性病变导致的颈肩、腰腿疼痛，中风后遗症等。

组方：沙海（香茅草）、摆更方（苏木叶）、摆扎阿亮（紫苏叶）、摆管底（蔓荆叶）、摆习列（黑心树叶）、摆娜龙（艾纳香叶）、摆扁（刺五加叶）、叫哈荒（生藤）、摆亳命（姜黄叶）、摆晚害闹（莪术叶）、摆比比蒿（白花丹叶）、摆比比亮（红花丹叶）、摆拢良（腊肠树叶）、保龙（光叶巴豆）、保囡（中华巴豆）、管底（蔓荆）、摆景（柚子叶）、摆辛（姜叶）各等量。

**3. 雅暖罕帕雅丹档细（四丹健身睡药方）** 具有清脑醒神，防病健身之功用，可用于防治妇女产后病、中风、风湿病、皮肤病，也可用于抗皱、美容、润肤、抗疲劳、抗衰老、除酒毒、壮腰肾、强筋骨，还可用于保健。

组方：摆宾蒿（白花臭牡丹叶）、摆宾亮（红花臭牡丹叶）、摆比比蒿（白花丹叶）、摆比比亮（红花丹叶）、沙海（香茅草）、摆管底（蔓荆叶）、摆更方（苏木叶）、摆扎阿亮（紫苏叶）、摆习列（黑心树叶）、摆娜龙（艾纳香叶）、摆扁（刺五加叶）、叫哈荒（生藤）、摆毫命（姜黄叶）、摆晚害闹（莪术叶）、摆补累（紫色姜叶）各等量。

# 第三节　达雅（搽药疗法）

## 一、定义

达雅（搽药疗法）属于傣医的传统外治疗法，是以傣医“四塔”“五蕴”理论为指导思想，根据患者病证配备相应的雅烘（傣药），制成适宜的药油、药水或药酒，再使用药油、药水或药酒涂搽患部的一种外治方法。

## 二、操作

1. 根据患者病情病证所需，选用相应的雅烘（傣药）药油、药水或药酒。

2. 先用 75% 乙醇消毒患处，再用消毒棉签（或棉球）蘸药油、药水或药酒涂搽患部。

3. 根据涂搽局部是否有皮损，选择使用轻搽或重搽的手法，轻搽为蘸取药油、药水或药酒轻轻涂于皮肤表面，重搽可搽至皮肤发红，以不破损为度。

## 三、操作要点

1. 根据具体病证，选用适宜的雅烘（傣药）药油、药水或药酒，并明确轻搽、重搽；轻搽适用于病变局部皮损较严重、渗出液较多者，蘸取药油、药水或药酒轻轻涂于皮肤表面。

2. 重搽适用于局部皮肤无疱疹、无渗出液，或渗出液较少，重搽至皮肤发红，以不破损为度。

3. 如果达雅（搽药疗法）治疗可能需要患者暴露较大面积或隐私部位，应当做到完全隔挡，注意保护患者隐私。

## 四、临床应用

达雅（搽药疗法）通过药物及适当力度涂搽患部，使药物更好地经皮肤入肌理，渗透并发挥功效，达到治疗疾病的目的。其主要作用为清热解毒、祛风除湿、活血止痛，主要用于治疗湿疹、接触性皮炎等病证，也常用于治疗风疹、斑疹、癣、疔疮脓肿、风湿病、跌打损伤、中风后遗症等病证。

## 五、注意事项

1. 过敏体质慎用或禁用，特别是对乙醇过敏患者禁用药酒类搽剂；皮肤化脓感染、出血性疾病禁用。

2. 治疗前应用温水清洗治疗部位，必要时可选择 75% 乙醇或碘伏予以消毒处理。

3. 每日治疗 1 ～ 2 次，直至治愈或疾病好转。

4. 治疗过程中若患者出现异常情况，如身体不适、皮肤过敏等，应立即停止治疗，并采取相应措施对症处理。

### 六、常用组方示例

**1. 用于治疗风疹、斑疹、癣、疔疮脓肿等皮肤病** 根据操作要求，取先勒（十大功劳）、沙板嘎（五色梅）、楠楞嘎（木蝴蝶树皮）、楠夯板（余甘子树皮）、嘿涛罕（大黄藤）、卡瓦（大黄）、波拉旺（黄柏）、普皮（秦皮）各适量，水煎煮，蘸药水做轻搽治疗。

**2. 用于治疗跌打损伤、中风后遗症等病证** 根据操作要求，取麻尖（肉豆蔻）、罗尖（丁香）、景郎（黑种草子）、景亮（蜂蜜花）、景几（小茴香）、景毫白（莱菔子）、景丁洪（红前草籽）、丽批（荜茇）、贺波亮（小红蒜）、比比亮（红花丹）、摆麻汉（巴豆叶）、摆沙梗（卵叶巴豆叶）、内帕嘎休（苦菜子）、匹囡（胡椒）、辛蒋（小姜）、喃皇旧（墨旱莲汁）、芝麻油。取以上各药适量，晒干共碾细粉加喃皇旧（墨旱莲汁）搓成小丸药，用芝麻油调匀制成药油，每日涂搽患处。边涂搽边充分揉擦患处，使之发红，以不破皮为度。

**3. 用于治疗风湿病**

（1）用于治疗风寒偏盛型风湿病：取补累（紫色姜）、毫命（姜黄）、芽沙板（除风草）、摆沙干顿（木胡椒叶）、娜罕（羊耳菊）、莎玛（白牛胆）、摆管底（蔓荆叶）、摆莫哈蒿（鸭嘴花叶）、摆莫哈爹（小驳骨叶）等傣药各等量做成药酒重搽治疗。

（2）用于治疗风火塔偏盛型风湿病：取嘿贺罗（青牛胆）、竹扎令（宽筋藤）、摆管底（蔓荆叶）、芽沙板（除风草）、皇旧（墨旱莲）、芽晒藤（青藤仔）、文尚海（百样解）各等量做成药酒重搽治疗。

## 第四节 阿雅（洗药疗法）

### 一、定义

阿雅（洗药疗法）属于傣医的传统治疗方法，是根据患者病证需要，配制相应的鲜品或干品雅烘（傣药）进行煎煮，将煎煮后药液置于相应容器内，待温度适中后，让患者全身（或局部）浸泡于药液中的一种外治疗法。

### 二、操作

1. 根据病情所需，配制适宜的雅烘（傣药）。

2. 根据制备要求熬制洗药药液。

3. 选用适宜的容器（如药桶、药盆），倒入药液，晾至 37℃左右。

4. 使药液充分浸泡患处或全身。

5. 治疗结束后，擦干治疗部位，注意保暖。

6. 嘱患者休息 30 分钟，如无不适，再离开。

## 三、操作要点

**1. 用药适宜** 根据病情所需配制相应的雅烘（傣药）。

**2. 保护隐私** 阿雅（洗药疗法）治疗可能需要患者暴露较大面积或隐私部位，应当做到一人一器隔挡，不同患者之间保持完全隐私保密性。

**3. 温度适宜** 药液应以患者耐受为度，一般为 37℃左右。

## 四、临床应用

阿雅（洗药疗法）是通过药液浸泡患处（或全身），使有效成分透皮吸收后作用于患处或全身，达到祛除病邪的一种外治疗法。其主要作用是祛风散寒、通气活血、杀虫止痒、解毒洁肤、活血化瘀、凉血消肿、缩肛止痛等，主要用于治疗风寒感冒、中风后遗症、皮肤疔疮疖痈、斑疹疥癣、麻疹、风疹、药疹、烧烫伤、直肠脱垂、骨关节炎等病证，也可用于预防月子病（妇女产后病）、抗疲劳、抗衰老、润肌肤、养荣颜。

## 五、注意事项

1. 患有肿瘤、严重心脑血管疾病、严重内分泌代谢疾病、自身免疫性疾病、皮肤大面积感染、皮肤传染性疾病及年老体弱、外伤出血、高热、凝血机制障碍、孕妇、妇女经期等禁用。患者饭后 1 小时内或过度饥饿时不适用全身性洗药治疗。

2. 注意个体对药液温度的耐受程度，若温度过高或过凉，可适时调整药液温度再进行治疗。

3. 治疗前应用温水清洗治疗部位，必要时可选择 75% 乙醇或碘伏予消毒处理。

4. 每次治疗以 20 ～ 30 分钟为宜，每日 1 次，3 ～ 7 日为 1 个疗程，一般治疗 1 ～ 2 个疗程，疗程间隔时间不宜超过 3 日。

5. 治疗后可嘱患者饮用适量温水。

6. 如果出现异常情况，如身体不适、皮肤过敏等，应立即停止治疗，并及时采取相应措施对症处理。

7. 治疗结束时嘱患者观察休息 30 分钟。

## 六、常用组方示例

**1. 用于治疗皮肤病（风疹、痱子、水痘、荨麻疹、黄水疮、疥疮、癣等）** 根据操作要求，取芽沙板（除风草）、怀免王（白钩藤）、摆拢良（腊肠树叶）、摆娜龙（艾纳香叶）、摆宾亮（红花臭牡丹叶）、芽敏囡（青蒿）、摆习列（黑心树叶）、楠秀（白花树皮）、楠麻罕泵（橄榄树皮）、楠海嫩（水杨柳树皮）、摆芽拉勐龙（对叶豆叶）、扁（刺五加叶、茎）、帕波凉（马齿苋）、摆管底（蔓荆叶）、摆宾蒿（白花臭牡丹叶）各等量，加水煎煮，取药水浸泡、外洗周身或局部。

**2. 用于防治月子病、感冒等** 取芽沙板（除风草）、怀免王（白钩藤）、毫命（姜黄）、摆娜龙（艾纳香叶）、罗罕（红花）、芽敏囡（青蒿）、摆管底（蔓荆叶）、摆宾蒿（白花臭牡丹叶）、沙海（香茅草）、广哥（荆芥）、荒嫩（薄荷）各等量，加水煎煮，取药水浸泡、外洗周身或局部。

## 第五节 难雅（坐药疗法）

### 一、定义

难雅（坐药疗法）属于傣医的传统外治疗法，是以傣医"四塔""五蕴"理论为指导思想，根据病情所需，配制相应的雅烘（傣药）鲜品捣烂或干品散剂，煎煮或加介质炒热，放入不同的容器或器具上，让患者坐在药液中或加工好的药物上进行治疗的一种外治方法，临床分为坐药水和坐药两种方法。

### 二、操作

1. 根据患者病证配制好相应的雅烘（傣药），并明确是使用坐药水或坐药疗法。

2. 坐药水是将雅烘（傣药）放入煎药锅内，加入适量清水熬煮，适时将药水过滤后，置于药盆内。

3. 坐药是将雅烘（傣药）鲜品捣烂，或将干品加工成散剂，将药物放入锅内，加入适量的喃满母（猪油）或劳（酒）、淘米水拌匀后炒制，将炒热的药物平摊在药凳上。

4. 让患者坐于药盆内或药凳上接受治疗。

### 三、操作要点

**1. 用药适宜** 根据病情所需配制相应的雅烘（傣药）。

**2. 温度适宜** 坐药水或坐药治疗时，温度以患者耐受为度。

**3. 保护隐私** 难雅（坐药疗法）治疗过程中会暴露隐私部位，应当做到一人一器一隔挡，注意保护患者的隐私。

### 四、临床应用

难雅（坐药疗法）是通过熬煮或拌炒雅烘（傣药），借助其热气使药力通过皮肤吸收后作用于患处，既可用于治疗疾病，又可用于清洁局部肌肤。其主要作用为清热解毒、活血化瘀、凉血消肿、缩肛止痛、杀虫止痒，主要用于治疗直肠脱垂、子宫脱垂、痔疮、阴部湿疹、阴囊炎、睾丸肿大、股癣。

### 五、注意事项

1. 治疗前应详细了解患者身体情况，尤其是过敏史及心肺功能。患有急危重症、心脑血管疾病、内分泌代谢疾病、皮肤传染性疾病、外伤出血、高热、血小板减少性疾病，以及皮肤破溃的患者、体质虚弱者、孕妇、处于经期的妇女禁用本方法治疗。

2. 治疗前应用温水清洗治疗部位，必要时可选择 75% 乙醇或碘伏予以消毒处理。

3. 每次治疗以 20 ～ 40 分钟为宜，每日 1 次，3 ～ 7 日为 1 个疗程，一般以 1 ～ 3 个疗程为宜，疗程间隔时间不宜超过 3 日。

4. 治疗过程当中，须密切观察患者，可嘱患者适量饮用温水，患者如有异常应及时终止治疗，并对症处理。

5. 治疗结束后，嘱患者注意保暖，避免吹风。

### 六、常用组方示例

**1. 雅难晒滚缅（烘亮回肛汤）** 比比亮（红花丹）5g，哈麻烘些亮（红蓖麻根）10g，鲁里顿（灯笼儿草）15g，鲁里嘿（藤灯笼草）15g，煎汤坐浴，可调补塔都，补气固脱，用于拢沙龙燕晒滚缅（脱宫脱肛）所致的形瘦体弱、少气懒言、精神欠佳、周身乏力、小腹坠胀疼痛等。脱宫脱肛兼见化脓感染者，本方加咪火蛙（山大黄）50g，先勒（十大功劳）50g，楠秀（白花树皮）50g，楠海嫩（水杨柳树皮）50g，煎汤坐浴。脱宫脱肛，兼见白带量多，色黄味臭者，本方加楠罗埋西双勒（黄花夹竹桃树皮）50g。

**2. 雅晒滚缅（补累回肛汤）** 补累（紫色姜）15g，哈利（旋花茄根）10g，哈吐崩（四棱豆根）30g，煎汤坐浴，可补土健胃，补气缩肛，除风解毒，用于治疗拢沙龙燕晒滚缅（脱宫脱肛）。直肠脱垂兼见肛周感染流脓血者，本方加咪火蛙（山大黄）50g，先勒（十大功劳）50g，嘿赛仗（大叶羊蹄甲）50g。

**3. 芽呼光固脱方** 摆勒景（对叶榕叶）20g，芽呼光（老母猪挂面）20g，拌炒坐药，可补气固脱，清热解毒，用于治疗拢沙龙燕晒滚缅（脱宫脱肛）。

**4. 鱼眼草缩直肠脱垂方** 帕滚姆（鱼眼草）、牙生约（粘毛火索麻）、牙皮弯（野藿香）各等量，上诸药捣烂加猪油、淘米水炒热，让患者直接坐在热药上接受治疗，可补气缩肛，用于治疗体弱气短、下腹坠胀、肛宫脱出等。

## 第六节　沙雅（刺药疗法）

### 一、定义

沙雅（刺药疗法）属于傣医的传统外治疗法，是以傣医“四塔”“五蕴”理论为指导思想，根据患者病证，配制相应雅烘（傣药），用棉签蘸取相应药酒、药油或药汁，涂于患处的同时运用皮肤针等叩刺局部皮肤的一种外治方法。

### 二、操作

1. 配制相应雅烘（傣药）药酒、药油或药汁。

2. 皮肤常规消毒后，涂搽与叩刺同时进行，一边涂搽，一边叩刺。一手以蘸药液棉签反复涂搽皮肤，一手持皮肤针叩刺，叩刺时以腕部发力，针尖起落与叩刺皮肤呈垂直方向，轻叩皮肤，刺激力度以局部不出血、皮肤潮红、无明显疼痛为主。

## 三、操作要点

**1. 用药适宜** 根据病情所需配备雅烘（傣药）药酒、药油或药汁；将消毒大棉签浸泡于提取液中，备用。

**2. 无菌操作** 包括用75%乙醇消毒皮肤，皮肤针消毒并且一人一针。

**3. 涂搽与叩刺同时进行** 一手持棉签蘸药汁或药酒涂搽患部皮肤（或穴位），一手持皮肤针叩刺，将针尖对准叩刺部位，运用较轻的腕力垂直叩刺，即将针尖垂直叩击在皮肤上，并立刻弹起。叩刺时要运用灵活的腕力直刺、弹刺、速刺。叩刺速度要均匀，防止快慢不一、用力不匀。针尖起落要呈垂直方向，即将针垂直地刺下、垂直地提起，如此反复操作。

## 四、临床应用

沙雅（刺药疗法）是通过叩刺促进药力渗透皮肤吸收，促进药物疗效的发挥。其主要作用为祛风除湿，通血止痛，主要用于治疗寒性风湿性关节炎、跌打损伤、骨折、中风后遗症、硬皮病等。

## 五、注意事项

1. 治疗前应详细了解患者身体情况，尤其是心肺功能，患有严重心脑血管疾病、急危重症、外伤出血、血小板减少性疾病，以及皮肤破溃、体质虚弱、晕针、妊娠期、处于经期的妇女禁用。

2. 治疗前应用75%乙醇或碘伏予以消毒处理。

3. 注意患者隐私保护，做到一人一隔挡。

4. 每次20～30分钟，隔日1次，尽量叩刺不同的部位，叩刺以局部潮红不出血为益。6次为1个疗程，治疗1～3个疗程，疗程间隔时间不宜超过3日。对于劳顿困倦、身体疲惫的人群则以实际需要确定治疗次数。

5. 治疗过程中应密切观察患者情况，若有异常情况，如身体不适、皮肤过敏、晕针等，应立即停止治疗，并采取相应治疗措施进行对症处理。

## 六、常用组方示例

**1. 劳雅打拢玫兰申（外用追风镇痛酒）** 具有活血祛风，化瘀止痛之功，用于治疗风湿病肢体关节肌肉酸麻胀痛、屈伸不利、活动不灵，中风偏瘫肢体痿废不用，硬皮病、皮肤麻木不仁等。

组方：哈管底（蔓荆根）、罗罕（红花）、更方（苏木）、嘿扁（扁藤）、嘿罕盖（通血香）、川芎、当归、牙说痒（麻疙瘩）、换罕喃（山豆根）、比比亮（红花丹）、比比蒿

（白花丹）、光三哈（三台红花）、楠埋宗英龙（桂枝）、毫命（姜黄）、补累（紫色姜）、辛（生姜）各等量，加75%乙醇（药量的10倍），浸泡15日后过滤，备用。

**2. 劳雅阻伤（跌打药酒）** 具有活血化瘀，消肿止痛，接骨续筋之功能，用于治疗跌打损伤、瘀肿疼痛、闭合性骨折等。

组方：哈管底（蔓荆根）、罗罕（红花）、更方（苏木）、嘿罕盖（通血香）、川芎、当归、妹滇（鱼子兰）、牙说痒（麻疙瘩）、换罕喃（山豆根）、贺波亮（小红蒜）、光三哈（三台红花）、毫命（姜黄）、补累（紫色姜）、辛（生姜）各等量，加75%乙醇（药量的10倍），浸泡15日后过滤，备用。

# 第七节 果雅（包药疗法）

## 一、定义

果雅（包药疗法）是傣医十大传统外治疗法之一，指根据患者病证需要，配备相应的雅烘（傣药），加介质拌匀后加热或不加热，包敷于患处的一种外治方法。临床分为冷包和热包两种方法，冷包即取配备好的雅烘（傣药）加酒或淘米水拌匀直接包敷于患处；热包即取配备好的雅烘（傣药）加酒或淘米水拌匀加热，取出趁热（以40～60℃为宜）包敷于患处。

## 二、操作

1. 根据患者的病证配置好相应的雅烘（傣药），并明确是使用热包还是冷包。冷包：取配备好的雅烘（傣药）加酒或淘米水拌匀，铺于消毒纱布上或置于自制的消毒纱布内，直接包敷于患处。热包：取配备好的雅烘（傣药）加酒或淘米水拌匀后加热，铺于消毒纱布上或置于自制的消毒纱布内，待温度适宜时（以40～60℃为宜）包敷于患处。
2. 清洗并消毒患处。
3. 用胶布或绷带加以固定。

## 三、操作要点

1. 用药适宜，根据患者病证选用雅烘（傣药）配方。
2. 根据患处部位制作大小合适的药包。
3. 温度适宜，热包不能烫伤患者（以40～60℃为宜），冷包应以患者能耐受为度。

## 四、临床应用

果雅（包药疗法）是根据病证选择冷包或热包，使药力透过皮肤直达病所，以达到治疗疾病的目的。其主要作用有除风活血、温通经脉、消肿止痛、接骨续筋、软坚散结、清热解毒、退热止痉等。其主要用于治疗拢梅兰申（寒性风湿性关节炎）肢体关节酸麻胀痛或拘挛剧痛，拢阿麻巴（急性风湿热）肢体关节红肿热痛或拘挛剧痛，以及中风偏瘫、高热抽搐、疔疮肿痛、跌打损伤、虫兽刀伤、水火烫伤、闭合性骨折、疥癣疮毒、癌瘤等。

## 五、注意事项

1. 严重心脑血管疾病、急危重症、外伤出血、皮肤严重破损或严重感染的患者、妇女经期和妊娠期、开放性骨折患者等禁用；皮肤过敏体质者慎用。

2. 治疗时间为每次 8 ～ 12 小时，每日 1 次，10 日为 1 个疗程，一般以 1 ～ 2 个疗程为宜，疗程间隔时间不宜超过 3 日。

3. 在治疗过程中如有身体不适、皮肤过敏等现象，应立即停止治疗，并及时采取相应措施对症处理。

## 六、常用组方示例

**1. 雅果拢阿麻巴（热痹散）** 用于治疗急性风湿热、类风湿病、痛风等引起的肢体关节红肿热痛，或拘挛剧痛。

组方：先勒（十大功劳）50g，咪火蛙（山大黄）50g，嘿涛罕（大黄藤）50g，摆拢良（腊肠树叶）30g，摆管底（蔓荆叶）30g，摆习列（黑心树叶）30g，摆娜龙（艾纳香叶）30g，芽沙板（除风草）30g，习高（石膏）15g，芽英热（车前草）30g。

**2. 雅兵洞（疔疮消）** 用于治疗疔疮脓肿、红肿热痛。

组方：咪火蛙（山大黄）50g，嘿涛罕（大黄藤）50g，晚害闹（莪术）50g，毫命（姜黄）50g，补累（紫色姜）50g，打不死 50g，雅应转（胭脂花根）50g，文殊兰根 30g。

**3. 雅叫帕中补（亚洲宝丸）** 用于治疗寒性胃痛、腹泻、胆囊炎、寒性风湿性关节炎、肢体关节疼痛、软组织损伤。

组方：毫命（姜黄）15g，补累（紫色姜）15g，罕好喃（水菖蒲）15g，抱冬电（薇籽）15g，竹扎令（宽筋藤）15g，嘿贺罗（青牛胆）10g，比比亮（红花丹）10g，晚害闹（莪术）15g。

**4. 雅拢呆坟（三皇中风汤）** 用于治疗拢呆坟（中风）引起的口眼㖞斜、肢体麻木不仁、瘫痪不起；寒性风湿性关节炎引起的周身肢体、肌肉、筋骨酸麻胀痛，或痉挛剧痛，或游走疼痛、屈伸不利、活动不灵。

组方：皇曼（马蓝）15g，皇丈（火焰花）15g，皇旧（墨旱莲）15g，景郎（黑种草子）5g，景亮（蜂蜜花）5g，景几（小茴香）5g，景丁洪（红前草籽）5g，景毫白（莱菔子）5g，辛蒋（小姜）5g，匹囡（胡椒）5g。

**5. 雅果拢接呢梅多（寒痹散）** 用于治疗风寒湿痹、中风后遗症。

组方：摆更方（苏木叶）、摆扎阿亮（紫苏叶）、摆娜龙（艾纳香叶）、摆扁（刺五加叶）、毫命（姜黄）、晚害闹（莪术）、摆拢良（腊肠树叶）、摆管底（蔓荆叶）、辛（生姜）各等量，摆比比蒿（白花丹叶）、摆比比亮（红花丹叶）、保龙（光叶巴豆）、保囡（中华巴豆）用量较上药减半。

**6. 雅农赶内（乳结消）** 用于治疗急性乳腺炎、乳房包块肿痛、乳腺癌等。

组方：咪火蛙（山大黄）、嘿涛罕（大黄藤）、宋拜（蛇藤）、摆埋丁别（灯台叶）、借蒿（芒硝）、芽赶转（重楼）、晚害闹（莪术）、毫命（姜黄）各等量，取鲜品舂细，加酸醋或红糖为引，包于患处。

**7. 雅皇埋拢很（退热止痉方）** 用于治疗高热抽搐、神昏谵语等，还可用于治疗水塔不足，水不制火，火塔偏盛引起的五心烦热、烧灼疼痛之疾患。

组方：皇曼（马蓝）根和叶、皇旧（墨旱莲）各等量，加食盐适量为引，共舂细，包于双手心、双足心或手腕部、足背部。

**8. 雅路哈（接骨散）** 用于治疗跌打损伤、骨折伤筋、瘀血肿痛。

组方：莫哈蒿（鸭嘴花）、莫哈郎（大驳骨）、莫哈爹（小驳骨）、摆短亨（火桐树叶）、里罗龙（文殊兰叶）、帕波泵（平卧菊三七）、光冒呆（黑皮跌打）、摆故罕（当归藤叶）、雅三英囡（毛叶三条筋）、芽英热（车前草）、雅应转（胭脂花根）、晚害闹（莪术）、毫命（姜黄）、辛（生姜）、宋先嘎（酢浆草）、贺波亮（小红蒜）各等量，也可任选方中 1 味或 1 味以上傣药配伍。

## 第八节　咱雅（拖擦药物疗法）

### 一、定义

咱雅（拖擦药物疗法）属于傣医的传统外治疗法，是以傣医“四塔”“五蕴”理论为指导思想，根据患者病证，配备相应的雅烘（傣药），将药物碾成细粉装入布袋内，蒸热或蘸热药水、药油或雅劳（药酒）沿着人体的经筋循行路线，拖擦周身或局部的一种外治疗法。临床上将其分为咱雅嘎（冷拖擦药物疗法）和咱雅皇（热拖擦药物疗法）。

### 二、操作

1. 根据患者病证配置好相应的雅烘（傣药），并明确是使用咱雅嘎（冷拖擦药物疗法）或咱雅皇（热拖擦药物疗法）。

2. 将雅烘（傣药）鲜品切细，舂细或取干品碾细粉，加入药油、药水、药酒等辅料，用纱布包好。

3. 咱雅嘎（冷拖擦药物疗法）是用药包沿着人体的经筋循行路线，或在患处反复进行拖擦。

4. 咱雅皇（热拖擦药物疗法）是将药包蒸热，待温度适宜时，用药包沿着人体的经筋循行路线，或在患处反复进行拖擦。

### 三、操作要点

1. 用药适宜，根据患者病证选用雅烘（傣药）配方，并选用适当的介质。

2. 制作大小合适的药包。

3. 温度适宜，咱雅皇（热拖擦药物疗法）不能烫伤患者，咱雅嘎（冷拖擦药物疗法）应以患者能耐受为度。

4. 力度均匀适中，自上而下、从前至后、沿着人体的六大经筋循行部位反复拖擦。

5. 拖擦至皮肤发热、发红为度，不宜擦破皮肤。

## 四、临床应用

咱雅（拖擦药物疗法）整合了药物、经筋的作用，使药力在拖擦过程中直接通过皮肤吸收而作用于六大经筋，既能起到治疗疼痛类疾病的作用，又有预防保健的作用。

咱雅嘎（冷拖擦药物疗法）主要作用为清热解毒，除风退热，主要用于治疗高热病。

咱雅皇（热拖擦药物疗法）主要作用为除风活血，通经止痛，主要用于治疗寒性风湿性关节炎，中风后遗症，疲劳过度引起的周身关节、肌肉、肩背酸痛等病证。

## 五、注意事项

1. 患有疔疮、斑疹、湿疹、血小板减少、中风急性期、外伤出血、开放性骨折，以及妇女经期、妊娠期禁用，皮肤过敏患者慎用。

2. 治疗前应用温水清洗治疗部位，必要时可选择75%乙醇或碘伏予以消毒处理。

3. 如为高热不退，应多次擦拭，直至体温得到控制或降至正常为止。一般每日治疗1次，3～7日为1个疗程，治疗2～4个疗程，疗程间隔时间不宜超过1日。

4. 在治疗过程中出现异常情况，如身体不适、皮肤过敏等，应立即停止治疗，并及时采取相应措施对症处理。

5. 治疗后不可立即洗澡，以免影响治疗效果。

## 六、常用组方示例

**1. 更方益寿汤（习列益寿汤）** 用于治疗风湿病引起的关节、筋骨疼痛，跌打损伤，以及过敏性皮炎引起的皮肤瘙痒。

组方：更方（苏木）15g，更习列（黑心树）15g，更埋沙（柚木树心）15g，更拢良（腊肠树）15g，更埋嘎（绒毛番龙眼树心）15g，更蜜爹（波罗蜜树心）15g，贺哈（红豆蔻根）15g。

**2. 雅匹勒害买（产热汤）** 用于治疗产后瘀血发热，产后手足心发热，产后发热、小腹刺痛。

组方：哟帕崩板（平卧土三七嫩叶）、哟麻沙（毛瓣无患子嫩叶）、帕嘎喝（老苦菜）各取鲜品等量。

**3. 雅匹勒多接（双姜止痛散）** 用于治疗月子病、胃炎、胃窦炎、胆囊炎引起的胸腹胀痛或刺痛。

组方：毫命（姜黄）10g，补累（紫色姜）10g，娜龙（艾纳香）10g，景郎（黑种草子）5g。

**4. 雅腰接（四亮腰痛汤）** 用于治疗跌打损伤腰腿痛。

组方：比比亮（红花丹）10g，哈罗埋亮龙（朱槿根）30g，哈宾亮（红花臭牡丹根）30g，罗来亮（红鸡冠花）30g，内罗罕（红花子）10g。

**5. 雅害令（景皇惊风丸）** 用于治疗高热惊厥或癫、狂、痫等病证。

组方：皇旧（墨旱莲）20g，景郎（黑种草子）5g，哈新哈布（藤苦参）15g，雅叫哈顿散（五宝药散）15g。

**6. 雅阻伤（化瘀消肿汤）** 用于治疗跌打损伤、骨折，颈椎、腰椎骨质增生引起的疼痛。

组方：哈帕崩板（平卧土三七根）15g，更方（苏木）15g，哈麻王（刺天茄根）30g。

## 第九节 烘雅管（烟熏疗法）

### 一、定义

烘雅管（烟熏疗法）属于傣医传统外治疗法，是以傣医“四塔”“五蕴”理论为指导思想，根据患者病证，配备相应的雅烘（傣药），碾碎成药绒后点燃，用药烟熏烤患处，或令人口鼻肌肤接受烟雾热熏的一种外治疗法。根据作用部位不同分为局部治疗和整体治疗。

### 二、操作

1. 根据患者病证配置好相应的雅烘（傣药），将雅烘（傣药）碾碎成药绒，确定局部治疗或整体治疗。

2. 局部治疗是将药绒置于钢丝勺内，点燃药绒后使之产生药烟，令患者平躺于治疗床上，选定治疗部位，医者左右上下摆动药勺，用药烟熏烤患处进行热疗。

3. 整体治疗是将药绒置于坑内，坑上放置竹床，令患者平躺于竹床上，盖好被子，将坑内雅烘（傣药）点燃，燃烧出烟雾，令患者接受雅烘（傣药）烟熏热疗。

### 三、操作要点

**1. 用药适宜** 根据患者病证选用雅烘（傣药）配方，碾碎成药绒。

**2. 温度适宜** 局部治疗时药烟熏烤热疗不能烫伤患者。

**3. 烟雾浓度适宜** 整体治疗时烟雾浓度不能呛到患者。

### 四、临床应用

烘雅管（烟熏疗法）是通过燃烧药物产生烟雾，令患者局部或口鼻肌肤接受烟雾的熏烤热疗。其主要作用为祛风除寒，通经止痛，清脑醒神，主要用于治疗风湿病、痛风、痛经、月经不调、胃肠冷痛、盆腔炎、子宫内膜炎、不孕不育、卵巢早衰，以及关节、肌肉、筋骨酸痛等，也可用于发热病神昏不语、癫痫、惊风等各种风病的治疗。

## 五、注意事项

1. 治疗前应详细了解患者身体情况，尤其是心肺功能，患有严重心脑血管疾病、急危重症、外伤出血、血小板减少性疾病及皮肤破溃的患者。体质虚弱者、妊娠期及处于经期的妇女禁用。神智昏迷、不省人事的患者需要家属陪同。

2. 应严格遵照国家规定书写病历，按病情需要开具处方，配置雅烘（傣药）。

3. 每次治疗以 20 ～ 40 分钟为宜，隔日 1 次，3 次为 1 个疗程，一般治疗 3 个疗程，疗程间隔不宜超过 3 日。

4. 治疗过程当中，须密切观察患者生命体征，可嘱患者适量饮用温水，患者如有异常应及时终止治疗，并对症处理。

## 六、常用组方示例

**四味除寒活血汤** 适用于寒凝血瘀型痛经患者。

组方：哈罗埋亮龙（朱槿根）30g，故罕（当归藤）30g，嘿罕盖（通血香）30g，罗罕（红花）5g。

可根据患者个体情况加减，如寒邪较重者，加光三哈（三台红花）10g，嘿摆（芦子藤）10g，芽敏龙（益母草）10g，匹囡（胡椒）3g，芽敏（艾叶）100g，补累（紫色姜）10g 等。

# 第十节 依达（溻渍疗法）

## 一、定义

依达（溻渍疗法）是傣医广泛应用于治疗风湿性、骨伤性、皮肤病及多种疼痛性疾病的外治疗法。溻是将饱含药液的纱布或毛巾敷于患处，渍是将患处浸泡于药液之中，两法往往同时进行，故合称溻渍。根据患者病证及患病部位的不同，将所选雅烘（傣药）煎汤去渣后，趁热用 6 ～ 8 层纱布或毛巾浸透药液，轻拧至不滴水，湿敷患处，20 ～ 30 分钟更换 1 次，药液温度为 40 ～ 60℃。

## 二、操作

1. 对患者进行查体、问诊，明确诊断，排除禁忌证患者。

2. 确定应诊患者的适应证。

3. 按制备要求准备相应的溻渍药液，同时准备治疗盘、棉签、生理盐水、75% 乙醇、碘伏、6 ～ 8 层医用无菌纱布、注射器、保鲜膜、红外线灯等，嘱患者充分暴露治疗部位接受治疗，时间以 40 ～ 60 分钟为宜。

4. 治疗过程中与患者充分沟通，询问感受，避免烫伤。

5. 操作动作轻柔、缓慢，使药液充分渗透患处。

6. 治疗结束后，擦干治疗部位，穿好衣物，嘱患者注意保暖，建议治疗结束后休息30分钟观察患者。

## 三、操作要点

1. 用药适宜，根据病情所需制备溻渍疗法用药。

2. 药液温度适宜（40～60℃），将无菌敷布浸泡在药液内，取出拧干，以不滴水为宜，包裹在治疗部位，再依次包裹塑料薄膜，外置红外线烤灯保温、保暖，用红外线灯进行局部照射，灯与皮肤间距离约5～10cm，记录时间。

3. 治疗过程中随时询问患者感觉，治疗结束，协助患者擦干皮肤，观察局部皮肤情况，治疗时间为40～60分钟。

4. 每日1次，10日为1个疗程，一般治疗3个疗程。

## 四、临床应用

依达（溻渍疗法）是傣医将饱含药液的纱布或毛巾敷于患处，借助药液温度温煦肌肤，药液有效成分透皮吸收后作用于患处和机体，达到祛除病邪的一种外治疗法，具有祛风除湿、疏经通络、祛风散寒、活血化瘀、凉血消肿、清热利湿等作用。其临床应用广泛，如在皮肤科、周围血管科、骨科、妇科、消化科等应用都具有一定的疗效。皮肤科疾病，如急慢性湿疹、接触性皮炎、疮面、血虚风燥型手癣等；周围血管疾病，如静脉炎、下肢多发血栓导致流注等；骨科疾病，如腰椎间盘突出症、软组织损伤、强直性脊柱炎、颈椎病、肩周炎等；妇科疾病，如盆腔炎性疾病、乳腺增生等；消化科疾病，如肝硬化腹水、肛肠病术后尿潴留、便秘等；风湿免疫科疾病，如风湿性关节炎等。

## 五、注意事项

1. 骨结核、皮肤性病及其他传染病患者禁用；溻渍部位如有皮损、溃烂、水疱等情况禁用；局部有损伤（包括3日内接受火针、针刀等治疗）等情况禁用；妇女经期、妊娠期禁用；皮肤过敏患者禁用。

2. 溻渍治疗前应先用温水清洗溻渍部位，必要时可选择75%乙醇或碘伏予以消毒处理。

3. 溻渍应将药渣等过滤完全，避免药物残渣或颗粒物对皮肤产生直接刺激。

4. 溻渍部位24小时内应避免使用刺激性物质或冷水擦洗，皮肤微微出现红晕、发痒及微热等均属正常现象。

5. 治疗过程中密切观察患者病情，如有异常情况，或患者感觉不适，或皮肤有红肿、瘙痒、疼痛等不适症状，应立即停止治疗，并对症处理。

## 六、常用组方示例

溻渍药液根据辨证调配，应在无菌、洁净、常温环境中制备，如有特殊要求可在当地医疗部门专用制剂室进行。

**1. 柯罗类风消散** 具有清火解毒、除风止痛的作用，常用于拢蒙沙候（类风湿关节炎、痛风）等，如周身酸困、肢体关节红肿热痛或痉挛剧痛，或关节变形、肿大疼痛，遇冷稍减，遇热加剧，口干舌燥，舌红，苔黄厚腻或薄黄腻，大便干结，小便短黄，脉行快。

组方：嘿贺罗（青牛胆）、罕好喃（水菖蒲）、旱天莲、哈麻沙（毛瓣无患子根）、盐酸木叶、野香草叶各 30g，加匹囡（胡椒）9g、辛蒋（小姜）12g 为引。

**2. 丁麦毫帕雅拢想勒皇外洗方** 具有除风止痒、滋水润燥的作用，常用于丁麦毫帕雅拢想勒皇（风盛血燥型手足癣）等，如失治误治病程迁延日久者，可见皮纹宽深、肥厚粗糙、皲裂痒痛相继而现，宛如鹅掌，自觉痒痛，舌燥少津，脉深弱而无力。

组方：内发（棉花籽）15g，贺芒荒（千年健）15g，麻禾巴（白花曼陀罗）15g，内麻沙（毛瓣无患子）30g，苦菜根（败酱草）15g。

**3. 凉血解毒汤** 具有清火解毒、消肿止痛的作用，常用于拢麻想菲（丹毒）等，如局部片状红肿发硬的水肿性斑片，红、肿、热、痛，伴畏寒发热、头身疼痛、口渴咽干、小便黄、大便干结，舌质红，苔黄腻，脉快而有力。

组方：咪火蛙（山大黄）15g，百样花 15g，芽英热（车前草）15g，哈罕满（拔毒散根）30g，哈宾蒿（白花臭牡丹根）30g，哈帕利（大苦凉菜根）30g，哈号糯（鸡脚参）30g，楠宋些（白粉藤树皮）15g，哈杆巴（曲枝叶下珠根）30g，牙修欢（荷莲豆菜）15g。

# 第三章 借助工具外治法

## 第一节 皇登（捶打疗法）

### 一、定义

皇登（捶打疗法）是以傣医“四塔”“五蕴”理论为指导思想，根据经筋循行路线或痛点使用木槌、棉槌、药槌或药包，捶击体表，激发经气，再通过经筋传导，具有振奋经气，通气活血，消肿止痛作用的一种傣医传统的外治疗法。

### 二、操作

1. 将药包蘸雅劳（药酒）或药水蒸热后取出，轻重适宜地捶打患处，至发红发热为度，可重复蒸热捶打数次。

2. 将布包裹木棒制成布槌，用布槌轻重适宜地捶打患处，至发热为度，可重复捶打数次。

3. 用药棒或药槌轻重适宜地叩击疼痛部位至发红发热为度，可反复叩击数次。

### 三、操作要点

1. 循经捶打。通过对傣医十条主要经筋干道（左鼻脉和右鼻脉、左眼脉和右眼脉、左耳脉和右耳脉、二阴脉和生殖脉、指脉、中脉）进行望诊、触诊、摸脉等经筋诊察，按照病变经筋循行的路线从前到后、从左到右、从上到下、从内向外循经捶打。

2. 捶打的点要固定，力度要集中，根据自上而下、自下而上的顺序捶打，移动距离应保持一致。

3. 捶打力度均衡，保持节律和移动距离的一致性。注意不同部位或不同的患者体质采用不同的力度，用力要先轻渐重，反复捶打数次，直至患者局部轻微发热为度。

4. 捶打时动作要果断、迅速，平稳而有节奏，要使整个敲击工具同时接触体表。

5. 捶打时腕部要放松，注意手法柔和，舒适而渗透，切忌暴力捶击。

### 四、临床应用

其主要作用为通气活血、消肿止痛、振奋阳气、调节阴气、平衡阴阳，用于治疗风湿病、类风湿病、中风后遗症、老年性腰腿痛，以及亚健康群体周身肌肉、筋骨、关节疼痛等。

## 五、注意事项

1. 治疗前应详细了解患者身体情况，患有严重心脑血管疾病、皮肤破溃、传染性皮肤病、外伤骨折、严重骨质疏松者，婴幼儿、孕产妇及处于经期的妇女，以及过度疲劳、酒后、过饥过饱者禁用；老人及体弱者慎用本疗法。

2. 敲击力度应适宜，力度应以患者能耐受为度，尤其是年老体弱者。

3. 敲击时着力点应在经筋上，严禁直接敲击在头部和骨头上。

4. 使用热药包时，应注意温度，避免出现烫伤。

5. 每日治疗 1 次，3 日为 1 个疗程，连续治疗 1 ～ 3 个疗程。

6. 治疗后应及时覆盖衣物，避免感受寒邪，并嘱患者不可立即洗澡，以免影响治疗效果。

## 附：十主经脉循行、主要生理功能及病理证候

**1. 第一经脉（中脉，sushuman）**

（1）经脉的循行：中脉位于身体中央，起于脐上正中两指宽处，沿着胸部上行至喉，止于舌。中脉依次连接海底轮、生殖轮、脐轮、心轮、喉轮、眉间轮、顶轮七个脉轮。中脉是其他所有经络的主干，由一条主脉及五条支脉组成。

（2）经脉的生理功能：中脉主管脐部以上的脏腑，如心、肺等，还主管味觉。中脉中运行的风塔有四种。

（3）病理变化：中脉异常身体出现的变化包括健忘、神经系统紊乱、精神和神志异常、癫狂、癔症、口舌麻木、言语不利、不能进食、恶心、呃逆、咽喉疾病、哮喘、支气管炎、胸痛、心脏疾病、膈肌痉挛、食管裂孔疝、感冒、空腹痛、消化系统疾病、腹痛。

**2. 第二经脉（左鼻脉，sen ittha）**

（1）经脉的循行：左鼻脉和右鼻脉分别位于中脉的左右两侧。左鼻脉属阴性，位于中脉左边，起于肚脐左侧一指宽的地方，穿过腹股沟沿大腿内侧下行至膝盖附近，沿着大腿后侧上行，沿着脊柱上行，成为背部的第一侧线，经过后项上行入脑后继续下行，止于左鼻孔。左鼻脉也称月脉，色白（有说呈蓝色），主精，与印度瑜伽的 Ida 经脉类似。鼻脉是进入大腿的第一条脉。

（2）经脉的生理功能：左鼻脉主管左侧身体的运动和肌肉关节。

（3）病理变化：左鼻脉异常身体出现的病理变化包括严重头痛、眩晕、夜盲、眼痛、发热、口舌㖞斜、面神经功能紊乱、鼻炎、脊柱痛、感冒、小腹痛、腿脚无力、泌尿系统疾病、腰痛、膝痛等。

**3. 第三经脉（右鼻脉，sen pingkhala）**

（1）经脉的循行：右鼻脉起于肚脐右侧一指宽的地方，沿着右腿内侧下行，后在膝盖附近转向上，沿着大腿后侧直行，贯脊上脑后下行，止于右鼻孔，循行路线与左鼻脉

一致，只是循行于人体的右侧，与印度瑜伽的 Pingala 经脉类似。右鼻脉也称日脉，色红，止于右鼻孔前端。

（2）经脉的生理功能：右鼻脉主管右侧身体的运动和肌肉关节。

（3）病理变化：右鼻脉异常身体出现的病理变化包括严重的头痛（从清晨持续到下午）、眼痛、流泪、颈项僵硬、鼻炎、鼻窦炎、喷嚏、感冒、胃痛、小腹痛、腿脚无力、泌尿系统疾病、腰痛、膝痛、肝胆病、全身乏力疼痛等。

**4. 第四经脉（指脉，sen kalathari）**

（1）经脉的循行：指脉起于脐上一指宽的地方，一分为四进入双臂内侧和双腿内侧。手臂的分支起于脐部，经过腹腔和胸胁到达肩部，循手臂内侧的中线进入手掌，穿过手指到达十指尖；腿部的分支起于脐部，经过腹股沟沿大腿内侧中线（大腿内侧第二条线）下行至小腿，到达十趾尖。

（2）经脉的生理功能：指脉主管四肢及神经系统、循环系统、运动系统。

（3）病理变化：此脉出现异常会导致全身麻木、畏寒肢冷、消化系统疾病、疝气、肢体麻痹、膝关节疼痛、黄疸、咳喘、百日咳、关节炎、胸痛、休克、风湿性心脏病、心律不齐、心绞痛、四肢痛、癫痫、精神分裂、狂躁、背痛、脊椎痛等。

**5. 第五经脉（左眼脉，sen sahatsarangsi）**

（1）经脉的循行：左眼脉起于脐左侧三指宽的地方，绕腹股沟沿左腿内侧中线下行至足，穿过足底，然后沿着大腿外侧第一条线上行至左侧腹部和胸部，穿过左乳头，沿着咽部、面部上行至左眼。

（2）经脉的生理功能：左眼脉的生理功能是调节视力、眼部运动、眼睑活动。

（3）病理变化：左眼脉异常身体出现的变化包括面瘫、牙痛、咽痛、眼睛红肿、白内障、视力受损、发热、胸痛、躁郁、肠胃疾病、泌尿生殖疾病、下肢瘫痪、膝关节痛、下肢麻木、疝气等。

**6. 第六经脉（右眼脉，sen thawari）**

（1）经脉的循行：右眼脉起于脐部右侧三指宽的地方，循行与左眼脉一致，只是位于右侧身体，最后止于右眼。

（2）经脉的生理功能：生理功能与左眼脉一致。

（3）病理变化：右眼脉异常身体出现的变化还包括黄疸和阑尾炎。

**7. 第七经脉（左耳脉，sen lawusang）**

（1）经脉的循行：此脉起于脐部左侧四指宽的地方，沿着胸、颈左侧上行至左耳。

（2）经脉的生理功能：左耳脉主管听觉和身体平衡。

（3）病理变化：左耳脉异常身体出现的变化包括耳聋、耳鸣、咳嗽、面肌麻痹、牙痛、胸痛、肠胃疾病等。

**8. 第八经脉（右耳脉，sen ulangwa）**

（1）经脉的循行：此脉起于脐部右侧四指宽处，沿胸、颈右侧上行，止于右耳，与左耳脉的循行路线一致，只是位于身体右侧。

（2）经脉的生理功能：生理功能与左耳脉一致。

（3）病理变化：右耳脉异常身体出现的变化还包括失眠和皮肤瘙痒。

**9. 第九经脉（二阴脉，sen nanthakrawat）**

（1）经脉的循行：二阴脉起于脐下四指宽处，分两条支脉，第一条支脉起于脐部，沿着生殖器及尿道下行，终于前阴，此脉名前阴脉（sen sikhini 或 sikinee），负责泌尿系统及生殖系统；第二条支脉起于脐部，沿着直肠下行至肛门，此脉称为后阴脉（sen sukhumang），负责下消化系统。

（2）经脉的生理功能：此脉负责泌尿生殖系统和下消化系统的运行。

（3）病理变化：当此脉异常的时候会出现疝气、尿频、不孕、阳痿、早泄、尿潴留、腹泻、腹痛、便秘等。

**10. 第十经脉（生殖脉，sen khitchanna）**

（1）经脉的循行：此脉起于脐下四指宽处，循行路线男女各异，沿着人体正中线下行至男性的阴茎，称为 sen pitakun 脉；下行至女性的阴道，称为 sen kitcha 脉。

（2）经脉的生理功能：此脉主管生殖系统。

（3）病理变化：生殖脉异常出现的变化包括不孕不育、性欲低下、月经不调、功能性子宫出血等各类型生殖系统疾病。

## 第二节　剔痧（除痧疗法）

痧，指痧气，又称痧胀，常因在夏秋之交感受风寒暑湿之气，或因接触疫气与浊秽之邪后阻塞于内所引起的一种季节性病证。其临床表现为头昏、头痛，脘腹胀闷绞痛，欲吐不吐，欲泻不泻，四肢挛急，甚至昏厥，唇甲青紫，或于肘窝、颈前两旁出现青紫痧筋为特征。傣医把本病分为哦痧嘎（冷痧）和哦痧皇（热痧）。本节主要论述治疗哦痧嘎（冷痧）的施治方法，包括沙过哦勒（针刺拔罐放血疗法）、呵痧（刮痧疗法）、咱乎（滚热蛋除痧疗法）、得痧（搋痧疗法）。

### 一、沙过哦勒（针刺拔罐放血疗法）

#### （一）定义

沙过哦勒（针刺拔罐放血疗法）是以傣医“四塔”“五蕴”理论为指导思想，应用采血针、皮肤针或三棱针点刺治疗部位，然后在针刺部位拔火罐，致使局部少量出血，起到解除痧邪聚集局部而出现的突然剧痛、呕吐、全身发冷的冷痧证的一种外治法。

#### （二）操作

1. 根据病证确定针刺拔罐放血的部位。

2. 使用碘伏消毒局部皮肤。

3. 使用一次性采血针或三棱针点刺 3 ～ 5 针，或使用皮肤针叩刺，至局部有血渗出。

4. 使用闪火法在点刺或叩刺部位拔罐。
5. 留罐 10 分钟后取罐，用无菌干棉球清除血液。
6. 用 75% 的乙醇棉球消毒好施术部位。

### （三）操作要点

**1. 点刺操作** 点刺时将针尖对准施术部位，运用较轻的腕力直刺、弹刺、速刺，即将针尖垂直点刺在皮肤上，并立刻弹起，针尖接触皮肤的时间愈短愈好，点刺面不宜过大。

**2. 拔罐操作** 选择罐口大小以覆盖点刺面为宜，使用闪火法拔罐，罐的松紧度应适宜。

**3. 无菌操作** 本疗法为有创治疗，应严格无菌操作，治疗前充分做好环境消杀、施术部位消毒，治疗结束应当再次全面消毒。

### （四）临床应用

本疗法具有通经活络、调和气血、活血止痛的作用，常用于治疗冷痧、风寒感冒、风湿痹证、中暑等。

### （五）注意事项

1. 治疗前应认真检查患者，如严重感染、局部皮肤破溃、凝血功能障碍、过饥过饱、过度疲劳、酒后禁用；婴幼儿、孕产妇、经期妇女、老人及体弱者应谨慎使用。
2. 采血针应为一次性，三棱针使用前应高温蒸汽消毒，皮肤针应一人一针。
3. 在治疗前应仔细检查罐口、罐体，以防破损；拔罐松紧度应适宜，不宜太紧或太松；留罐时间可根据病情及时调整，以防留罐时间过长而致出血过多或局部起水疱。
4. 在治疗过程中密切观察患者，如有异常情况，如心悸、胸闷、气短，或晕针、晕血等现象，应立即停止治疗并对症处理。
5. 治疗后注意保持施术部位的清洁干燥，24 小时内不洗澡或接触冷水。

## 二、呵痧（刮痧疗法）

### （一）定义

呵痧（刮痧疗法）是以傣医“四塔”“五蕴”理论为指导思想，用更方（苏木）刮片或松木刮片、沉香刮片、傣医特制的牛角刮片等边缘光滑而略薄的器具，蘸药酒、药油等润滑的介质，沿着傣医经筋的循行线路或其他施治部位，按顺序进行刮拭，直至局部出现痧斑（皮下瘀血）的一种外治方法。

### （二）操作

1. 根据病证，确定呵痧（刮痧疗法）的部位。

2. 用温水洗净局部，或 75% 乙醇消毒局部。

3. 局部涂抹药油、药酒、药汁等刮痧介质，取刮片根据傣医经筋循行路线，从上至下、从左到右、从前到后反复刮拭，直到局部出现痧斑（皮下瘀血）。

4. 蘸淡盐水在痧斑（皮下瘀血）部位轻拍。

### （三）操作要点

**1. 刮拭的顺序和方向** 根据傣医经筋循行路线，从上至下、从左到右、从前到后地刮。刮片轻压于肌肤之上，运用腕力进行刮拭，用力要均匀适中，根据受术者的疼痛程度，调节力的轻重，直至局部出现痧斑（皮下瘀血），再刮拭其他部位。

**2. 介质的使用** 施术部位要涂抹介质，避免刮破局部皮肤，同时根据病证不同选用不同的介质。

### （四）临床应用

本疗法主要作用为疏通经筋、化瘀止痛、解毒消肿，用于治疗冷、热痧证，风寒感冒，中暑，风湿病，中风后遗症等。

### （五）注意事项

1. 严格掌握适应证和禁忌证。呵痧（刮痧疗法）主要用于治疗冷、热痧证，风寒感冒，中暑等疾病。患有严重的皮肤感染性疾病、凝血功能异常及出血倾向的疾病者，如白血病、血小板减少性紫癜等的患者禁用，饱食或空腹状态不宜刮痧，年老体弱者慎用。

2. 呵痧（刮痧疗法）的部位以傣医经筋循行路线为主，大血管显现处、近心部位、妊娠妇女的腹部不能刮拭。刮痧的部位不宜过多，防止出现晕刮、虚脱等。

3. 呵痧（刮痧疗法）的力度不宜过重，不可刮破皮肤，以患者能耐受为度。

4. 每次刮拭 10 ～ 20 分钟，须等痧斑（皮下瘀血）消退，局部皮肤颜色恢复正常，才能再次在同一部位刮拭。

5. 呵痧（刮痧疗法）后反应，由于体质与病情不同，皮肤表面的出痧可呈现鲜红色、红色、紫色及青黑色，痧的形态有散在、密集或斑块状。不可一味追求出痧而重用手法或延长刮痧时间。

6. 呵痧（刮痧疗法）治疗过程中密切观察患者，如有异常反应，如心悸、出汗、头晕等不适，或出现皮肤过敏等情况，应立即停止治疗并对症处理。

7. 呵痧（刮痧疗法）刮片要严格消毒，防止交叉感染。刮痧结束后，患者应休息片刻，并饮温水一杯。治疗当天局部应避免接触冷水，禁食生冷、辛辣、油腻之品。

## 三、咱乎（滚热蛋除痧疗法）

### （一）定义

咱乎（滚热蛋除痧疗法）是傣医传统的外治疗法之一，指以傣医“四塔”“五蕴”理论为指导思想，用煮熟的热鸡蛋在头、额、胸、背、四肢、手足心或病变部位进行滚动的一种外治方法。

### （二）操作

1. 根据病证配置相应的雅烘（傣药），将雅烘（傣药）和生鸡蛋用冷水浸泡30分钟，然后煎煮至蛋外壳变成褐色。

2. 取煮好的温热蛋（不用去壳），用纱布包裹后在头、额、胸背部及四肢、手足心反复滚动。若蛋凉后，放入药液加热，换另一只热蛋在上述部位滚动，如此反复，直至皮肤红晕，滚至微出汗。

### （三）操作要点

**1. 滚热蛋除冷痧法**　取煮制好的温热蛋1个，趁热在患者头部、额部、颈部、胸部、背部、四肢、手足心依次反复滚动热熨。此蛋凉后放入药液中继续加热，换另一只热蛋在上述部位滚动，依此重复使用热蛋，滚至患者微汗出，停止操作。操作结束后，令患者盖被静卧，帮助其振奋阳气，祛邪扶正。

**2. 滚热蛋除风止痒法**　取蓬拥（头发）、辛（生姜）、帕板（芫荽）、芹菜、芽沙板（除风草）、摆管底（蔓荆叶）各等量，银子或银珠适量，加水炒热，再加热蛋一枚，置入布袋内，系紧袋口，拖擦、滚揉局部或周身，用于治疗麻疹、风疹透发不畅，荨麻疹等病证。

### （四）临床应用

本疗法具有除风散寒、活血止痛、解毒消肿的作用，用于治疗冷痧、伤风感冒、全身麻木、风寒湿痹、肢体无力、头晕头痛、痢疾等病证。

### （五）注意事项

1. 如有外伤、皮肤溃疡，或疮疡已溃烂化脓，以及烧伤、烫伤者，不宜用本法治疗。

2. 滚后的蛋不宜食用。

3. 在使用滚热蛋法时，最好在拖擦疗法之后应用，效果较好。

## 四、得痧（搋痧疗法）

### （一）定义

得痧（搋痧疗法）指在身体一定部位或穴位上，用手指将局部的皮肤反复捏扯，直至局部出现皮下瘀血，将病邪排出体外的一种外治疗法，适用于感受冷热痧邪而引起的痧证。得痧（搋痧疗法）分为扯痧、揪痧、挤痧及拍痧四种。

### （二）操作

**1. 清洁** 术者手消毒，清洁患者局部皮肤，必要时可用75%乙醇或碘伏消毒。

**2. 扯痧** 用拇指指腹和示指第二指节蘸冷水后，扯起施治部位的皮肤及皮下组织，并向一侧牵拉拧扯，然后急速放开还原。重复数次，以所扯皮肤处发红出痧为度。

**3. 揪痧** 将中指和示指弯曲成钩状，蘸冷水后，用示、中两指的第二指节侧面相对用力去夹揪施治部位的皮肤，常发出“嗒”的响声，夹揪时要随夹、随压、随拧，然后急速松手。反复上述操作，一般在局部夹揪20次左右，至局部出痧为度。

**4. 挤痧** 用两手大拇指指甲相对用力在施治部位处做有规律、有秩序的相互挤压，直至局部皮肤出痧为止。

**5. 拍痧** 用手掌蘸温开水或雅劳（药酒）、药油轻重适宜地拍打施治部位，可反复拍打，直至出痧为止。

**6. 治疗时间及疗程** 视病情而定，拍打周身或局部。每日或隔日一次，疗程根据具体情况确定，病愈为止。

### （三）操作要点

**1. 扯痧** 用指腹夹扯皮肤，连续地向一定的方向拧扯，重复数次，以所扯皮肤处发红为止。如病证较重时，扯拉的力量可加大，直至局部皮肤变红或出痧。

**2. 揪痧** 用示、中两指的第二指节侧面相对用力去夹揪，反复数次，夹揪时要随夹、随压、随拧，不能用猛力，如症状较重，夹揪的力量可以加大，直至局部皮肤变红或出痧。

**3. 挤痧** 两手大拇指指甲相对用力挤压，每次挤压的皮肤面积应适宜，小者如米粒，大者如黄豆，力度要轻重适宜，不能用猛力，直至局部皮肤变红或出痧，以挤出紫红痧斑为宜。施术部位以前额、项背、太阳穴及印堂穴为主。

**4. 拍痧** 手指自然并拢，关节微屈，平稳有节奏地拍打，先轻后重，快慢适中，拍打不宜过猛过快。顺序为从上向下，如先拍头顶，次拍两侧，再拍颈部；拍打双肩时，左拍右，右拍左；拍打腋下及两胁内侧；拍打两肘关节内侧；拍打双膝时，两手先拍打双膝正面，可用整个手掌包住膝盖拍打，次拍膝内侧、外侧及腘窝。

### （四）临床应用

**1. 扯痧**　用于因感受风寒暑湿之气而引起的感冒、头痛和胃肠功能紊乱。

**2. 揪痧**

（1）上呼吸道感染、咽部疼痛、声音嘶哑，常在颈前皮肤揪痧。局部揪红后，患者即感到咽部清爽。

（2）头痛可在太阳穴处揪痧，也可同时选用颈项、眉心、肘弯、腘窝等处。

（3）胃肠功能紊乱多在腹部揪痧；腰背痛可选疼痛最明显处揪痧。

**3. 挤痧**　常用于因感受风寒暑湿之气，或因接触秽浊之邪而引起的头痛，有时也用于除痧之外所致的某些头痛。

**4. 拍痧**

（1）心火亢盛，肝气郁滞引起的烦躁、胸闷、心悸、失眠。

（2）感冒、咽喉肿痛、便秘、腹胀。

（3）腰腿疼痛。

### （五）注意事项

1. 严格掌握适应证和禁忌证。有严重的皮肤感染性疾病、凝血功能异常及有出血倾向的疾病，如白血病、血小板减少性紫癜等禁用；饱食或空腹状态不宜得痧（搌痧疗法）；婴幼儿、年老体弱者慎用。

2. 根据不同病证和 4 种得痧（搌痧疗法），选择不同的得痧（搌痧疗法）部位，部位不宜过多，防止出现虚脱、身体不适等。

3. 得痧（搌痧疗法）的力不宜过重，不可损伤皮肤，以患者能耐受为度。

4. 对皮肤干燥或皮肤柔嫩者，可先在治疗部位涂抹润滑剂，以免损伤皮肤。

5. 每次治疗 10 ～ 20 分钟，须待痧斑（皮下瘀血）消退，局部皮肤颜色恢复正常，才能再次在同一部位治疗。

6. 得痧（搌痧疗法）后反应，由于体质与病情不同，皮肤表面的出痧可呈现鲜红色、红色、紫色及青黑色，痧的形态有散在、密集或斑块状。不可一味追求出痧而重用手法或延长治疗时间。

7. 得痧（搌痧疗法）治疗过程中密切观察患者，如有异常反应，如心悸、出汗、头晕等不适或出现皮肤过敏等情况，应立即停止治疗并对症处理。

8. 得痧（搌痧疗法）术者应先除去手上饰物（如戒指等），手应严格消毒。

9. 治疗结束后，患者应休息片刻，并饮温水一杯。治疗当天局部应避免接触冷水，禁食生冷、辛辣、油腻之品。

## 第三节 过（拔罐疗法）

### 一、定义

过（拔罐疗法）指以傣医“四塔”“五蕴”理论为指导思想，根据患者病情选择适宜的火罐或水罐，用棉签蘸取相应药酒、药油或药汁，涂于患处的同时运用皮肤针等叩刺局部皮肤，最后在叩刺部位拔罐并留罐的一种外治方法。

### 二、操作

**1. 药物** 配制相应雅烘（傣药）药酒、药油或药汁。

**2. 叩刺** 皮肤常规消毒后，涂搽与叩刺同时进行，一边涂搽，一边叩刺。一手以蘸药液棉签反复涂搽皮肤，一手持皮肤针叩刺，叩刺时以腕部发力，针尖起落与叩刺皮肤呈垂直方向，轻叩皮肤，刺激力度以局部不出血、皮肤潮红、无明显疼痛为主。

**3. 火罐法** 利用燃烧时的火焰热力排去空气，使罐内形成负压，将罐吸着在皮肤上。

（1）投火法：将薄纸卷成纸卷，或裁成薄纸条，点燃，燃到1/3时投入罐内，将火罐迅速按在施治的部位上。

（2）闪火法：选用合适的止血钳或镊子，夹取95%乙醇棉球，点燃，将棉球伸入罐中，迅速撤出，同时将火罐按在施治部位上。

（3）滴酒法：向罐子内壁中部滴1～2滴乙醇，将罐子转动1周，使乙醇均匀地附着于罐子的内壁上（不要沾到罐口），将乙醇点燃，将罐口朝下，迅速将罐子按在施治的部位上。

（4）贴棉法：扯取$5cm^2$的脱脂棉一小块，蘸适量乙醇，紧贴在罐壁中段，点燃，迅速将罐子按在施治的部位上。

（5）架火法：准备一个不易燃烧及传热的块状物，直径2～3cm，放在应拔的部位上，上置小块乙醇棉球，将棉球点燃，马上将罐子扣上，可产生较强的吸力。

**4. 水罐法** 一般应用竹罐，先将罐子放在相应容器内加药水或水煮沸，拔罐时将罐子倾倒，用镊子夹出，用折叠的毛巾紧按罐口，在移开毛巾的同时将罐口迅速按在施治部位上。

**5. 抽气法**

（1）将罐具顶部活塞上提一下，以保证通气，将罐具放置于拔罐施治部位。

（2）将抽气枪口轻轻套住罐具顶部活塞后，垂直快速提拉杆数次，以罐内皮肤隆起，患者可耐受为度。

（3）在不能直接操作的部位（如脊椎、腰部）可使用连接器。连接器安装方法：先将连接器一端的连接杆大头连接备用前嘴的大孔，再将另一端连接杆小头连接负压枪口，使之成为一体，然后前嘴与气罐有活塞的一头套在一起，再将罐具放在施治部位上。

（4）罐具吸附于体表之后，将抽气枪口左右轻轻旋动向后退下，轻按一下罐具活塞以防漏气。

**6. 起罐** 左手轻按罐子，向左倾斜，右手示、中二指按准倾斜对侧罐口的肌肉处，轻轻下按，使罐口露出空隙，透入空气，吸力消失，罐子自然脱落。

## 三、操作要点

**1. 涂搽与叩刺同时进行** 一手持棉签蘸药汁或药酒涂搽患部皮肤（或穴位），一手持皮肤针叩刺。

**2. 叩刺宜轻** 运用较轻的腕力垂直叩刺，即将针尖垂直叩击在皮肤上，并立刻弹起。如此反复进行，直至局部皮肤略见潮红（不出血），患者感到局部微热、轻微疼痛为度。

**3. 拔罐的松紧度适宜** 拔罐的松紧度应以患者能耐受，没有明显疼痛或不适为度。

## 四、临床应用

过（拔罐疗法）整合了药物涂搽、皮肤针叩刺和罐法三者的综合作用，具有祛风除湿、散寒止痛的作用，临床主要用于治疗拢梅兰申（寒性风湿性关节炎）肢体关节酸麻胀痛或拘挛剧痛、拢阿麻巴（风湿热痹、急性风湿热、类风湿病、痛风）肢体关节红肿热痛或拘挛剧痛、中风后遗症、疔疮肿痛、跌打损伤等。

## 五、注意事项

1. 治疗前应详细了解患者身体情况，尤其是心肺功能，患有严重心脑血管疾病、急危重症、外伤出血、血小板减少性疾病、皮肤破溃的患者，体质虚弱、晕针者，孕妇及处于经期的妇女禁用。

2. 治疗前使用的罐具和皮肤针应按要求进行消毒，防止交叉感染。

3. 治疗部位应用 75% 乙醇或碘伏予以消毒处理。

4. 投火时，不论使用纸卷或纸条，都必须高出罐口 1 寸多，等到燃烧 1 寸左右后，纸卷或纸条靠于罐内侧壁，防止灼伤皮肤；闪火时点燃的乙醇棉球应伸入罐内三分之二处，不宜离罐口过近，防止罐口受热灼伤患者；滴酒法时，滴入罐具的乙醇应在内壁中部或靠近罐底的部位，不宜靠近罐口，乙醇 1 ～ 2 滴，不宜过多；贴棉法使用的脱脂棉不宜过大，脱脂棉吸附乙醇不宜过多，应紧贴在罐壁中段，不宜靠近罐口；架火法使用的乙醇棉球不宜过大，吸附乙醇不宜过多，操作中应注意不要将乙醇棉球碰倒掉落到皮肤上；水罐法操作时应注意罐口温度，防止烫伤局部皮肤。

5. 一次拔罐的罐具不宜过多，罐的松紧度不宜过松或过紧，过松起不到治疗作用，过紧可能出现晕罐等不适。

6. 一般留罐 5 ～ 10 分钟。罐大、吸拔力强的应适当减少留罐时间，肌肤娇嫩或肌肤薄处，留罐时间也不宜过长，以免损伤皮肤。

7. 起罐时不宜直接拔除罐具，应一手扶罐，一手按压罐口周围的皮肤，让空气进入罐具，罐具自然脱落。

8. 过（拔罐疗法）治疗后，应嘱患者注意治疗部位保暖，防止受风受寒，治疗当日尽量避免洗澡。

## 第四节　秧夯（脚踏热铁按摩疗法）

### 一、定义

秧夯（脚踏热铁按摩疗法）以傣医“四塔”“五蕴”理论为指导思想，根据患者病情，以脚蘸取适量朋亳命（姜黄水）后快速把脚踏在烧红的犁头上，趁热将脚踏踩揉按在患处的一种外治疗法。

### 二、操作

1. 根据患者病情，确定好秧夯（脚踏热铁按摩疗法）的治疗部位。

2. 准备好朋亳命（姜黄水）和长年耕地的犁头，将犁头置于火炉上，加热至发红。

3. 医者以脚掌前部或足后跟皮肤较厚处蘸取适量的朋亳命（姜黄水），快速接触烧红的犁头并迅速离开，趁热以适宜的力度踏踩揉按治疗部位，可根据患者体质和病证反复操作。

### 三、操作要点

1. 医者在接触烧红的犁头时，动作宜轻并且迅速，宜轻触即离开，操作讲求即沾即起、即踏即起。

2. 医者以脚掌前部或足后跟接触施术部位，在踏踩揉按施术部位过程中，速度由快到慢，快慢结合，病位轻浅者以快为主，病位深重者以慢为主。

3. 治疗过程中保持施术者足底的温度，以局部有热感又不至灼伤为度。

### 四、临床应用

秧夯（脚踏热铁按摩疗法）具有疏通经络、散寒止痛的作用，临床主要用于治疗风湿病、类风湿病、中风后遗症、老年性腰腿痛等。

### 五、注意事项

1. 秧夯（脚踏热铁按摩疗法）具有一定风险，操作须由具有执业医师资格的人员在具备执业条件的医疗场所开展。

2. 治疗前应详细了解患者身体情况，严重心脑血管疾病、骨质疏松、骨折、治疗局部皮肤破溃、体质虚弱的患者，孕妇及处于经期的妇女禁用。

3. 在治疗过程中密切观察患者情况，如出现心悸、胸闷气短、疼痛加剧或皮肤过敏、皮肤烫伤等不适，应立即停止治疗，并根据病情及时采取相应措施对症处理。

4. 治疗后注意保暖，24 小时内避免沐浴，施术部位避免沾水。

# 第四章　徒手操作外治法

## 第一节　扬（踩法）

### 一、定义

扬（踩法），指医者以单脚或双脚着力于患者腰背及腿，产生垂直、均匀踩踏力量的推拿方法。

### 二、操作

1. 嘱患者放松并俯卧于治疗床上，医者用双足足掌、足跟或足趾，选择适宜的力度踩压、揉按搓擦、滑推、颤抖，根据傣医经筋循行路线，从上而下、从下而上反复施于患者的背腰及下肢后侧等部位。

2. 治疗时间及疗程应根据病情和体质确定，一般每次 30 ～ 60 分钟，3 天为 1 个疗程，可连续治疗数个疗程。

### 三、操作要点

1. 踩压的幅度应由小到大，用力应先轻渐重，通过双臂的支撑来控制下压力的大小。

2. 术脚接触部位要吸定于操作部位，不得在皮肤表面摩擦或滑动。

3. 操作者呼吸自然，不要屏气，用力平稳，当患者有明显的得气感时再慢慢抬起术脚。

4. 频率以 100 ～ 160 次 / 分钟为宜，操作时间一般为 5 ～ 10 分钟。

### 四、临床应用

本法具有舒筋活络、松解粘连的作用，主要适用于腰背及腿部肌肉痉挛紧张。本法适用于身体强壮的患者，老年及骨质疏松者慎用。

### 五、注意事项

1. 踩法主要适用于慢性疾病及功能性疾病，对某些疾病的急性期也有很好的治疗效果，操作时注意力度要适中，以患者能耐受为度，不能使用蛮力、暴力。

2. 严格掌握踩法的禁忌证。急性传染病、脓毒血症、出血性疾病、各种皮肤病、骨结核、肿瘤、骨折及肌腱断裂、妊娠等均为踩法的禁忌证，年老体弱者及骨质疏松患者应慎用。

3. 临床上应先详细询问病史，全面体格检查，明确诊断，排除踩法禁忌证患者。

4. 踩压部位以腰、骶、臀、大腿及上臂为主，胸背部踩压时应注意脚的力度、位置、角度等，以免损伤胸廓。

5. 踩法治疗时不可过饥过饱，治疗前 1 小时患者不得进食或过度饮水，患者出现严重疲劳或其他不适应立即停止治疗，并积极对症处理。

## 第二节 灭（捏法）

### 一、定义

灭（捏法），指医者用拇指与屈曲的示指中节桡侧相对用力，捏拿经筋或肌腱的起止点，产生对称捏拿力量的手法，分为单手捏法和双手捏法两种。

### 二、操作

1. 受术者取俯卧位或坐位，全身放松，充分暴露治疗部位；操作者取站立位或坐位，单手捏时以单手拇指与示、中二指指面着力，双手操作时以双手拇指与示、中二指指面着力。

2. 操作时可配合使用药酒、药液或滑石粉等介质，拇指与示指、中指指面夹持住治疗部位的皮肤，相对用力提捏捻搓，随即放松。一捏一放反复施术，也可以循傣医经筋或沿病变部位肌肉走行方向移动。

### 三、操作要点

1. 术者用指面着力，避免用指端着力抠掐。
2. 夹捏的力量要松紧适宜，每次提捏的皮肤要适中，两指相对而不要拧转。
3. 动作要连贯而有节律性，用力要均匀而柔和。

### 四、临床应用

本法具有舒筋通络、解除粘连的作用。腰背、四肢的肌肉粘连，常先通过赶朴害（摸诊），主要通过赶南斤（摸肌肤）来感受肌肉紧张度，找到条索状物，沿此摸至条索两端，捏住再相对旋转运动。如患者落枕时，医者一手托起患者下巴，转向健侧，让患者头稍稍后仰，另一手捏住胸锁乳突肌和斜方肌，反复几次后可按住肌肉不动，同时使头左右旋转几次，使痉挛紧张的肌肉在捏拿与运动中获得松解。

### 五、注意事项

1. 操作者腕关节放松，动作柔和并富于节律。

2. 捏揉的劲力要深重，但加力要缓慢柔和而均匀，用力要由轻到重，再由重到轻。

3. 本法的作用部位主要是人体深层的肌肉、肌腱、韧带等各种条索状、结节状组织，捏揉时不要仅捏拿表皮，更不能用指甲着力抠掐治疗部位，以免引起疼痛等不适感，捏后常继以揉摩，以缓和刺激。

## 第三节 好（抖法）

### 一、定义

好（抖法）是用双手或单手握住关节的远端，在向外拔伸时，做上下前后摆动的手法。其活动幅度须在生理许可的范围内进行，常用于四肢部，主要治疗腰部和肩部的病证。

### 二、操作

**1. 抖上肢** 患者取坐位，操作者站在其侧方，并将双手拇指在上并拢，四指在下握住患者腕关节，操作时轻轻用力将患肢或关节拉直，使其掌面向下，牵引至前伸 15°，同时外展 45°左右的位置，再小幅度快速地上下抖动上肢。

**2. 抖下肢** 患者取俯卧位，操作者站在其足侧，用双手握住其患肢小腿下端，操作时先用力将其牵引至自然伸直并抬离床面约 30°处，再小幅度快速地上下抖动。

**3. 抖腰** 患者俯卧，操作者站在其足侧，用双手握住其双下肢小腿下端，操作时先用力将其双下肢拉直，再将其提起、放下数次，每次上提角度均大于前次，最后将其腰腹快速提离床面，再用大力抖拉下肢。

### 三、操作要点

1. 操作时动作要连续、轻松，固定患肢的双手不能捏得太紧，否则会使动作滞涩。

2. 被抖动的肢体要自然伸直、放松，使其处于充分放松状态，不能将抖动的肢体牵拉得太紧。

3. 抖动的幅度要由大到小，有节律性，频率要快，上肢 250 次 / 分钟，下肢 100 次 / 分钟。

4. 操作者呼吸自然，不能屏气。

### 四、临床应用

本法具有疏通经脉、放松肌肉、通利关节、松解粘连、消除疲劳、调气和血等作用，适用于腰部和肩部肌肉紧张的病证。

### 五、注意事项

1. 受术者肩、肘、腕有习惯性脱位者禁用。
2. 受术者腰部疼痛较重，活动受限，肌肉不放松者禁用。
3. 抖动幅度不能超过关节活动生理范围。
4. 抖拉腰椎时，每次治疗做 1 ～ 2 次即可。

## 第四节　剁（捶筋疗法）

### 一、定义

剁（捶筋疗法）是傣医长期用于治疗冷热风湿病的常用方法。术者用拳头、手掌小鱼际、手掌根部在患者身上进行有规律的定点敲打，通过捶击体表，激发人体的经气，并通过经筋的传导，起到促进血液循环、恢复脏腑功能、排除病邪的作用。

### 二、操作

1. 根据傣医经筋循行的路线或痛点，医者用拳头、手掌小鱼际、手掌根部随患者经脉路线移动，用适当力度敲击，对于痛部剧烈或久痛者，可适当加大力度。
2. 每次治疗 15 ～ 30 分钟，每日 1 ～ 2 次，3 日为 1 个疗程，可根据病情，连续治疗多个疗程。

### 三、操作要点

1. 捶击时动作要平稳而有节奏，要使患者感觉刺激量渗透而无局部皮肤的刺痛感。
2. 用力要先轻渐重，舒适而渗透。
3. 轻捶以皮肤轻度发红、发热为度，捶动的频率较快；中、重度捶法操作平稳流畅。
4. 操作时，捶击力度应果断、快速，击打后立即弹起，捶击的时间不宜过长，使捶击既有一定的力度，又使受试者感觉缓和舒适。切忌暴力捶击，以免给受术者造成不应有的伤痛。

### 四、临床应用

本法具有舒筋通络、活血祛瘀、镇咳定喘、放松肢体等作用，主要用于治疗感冒、发痧、周身肌肉酸痛、风湿病、消化不良、咳嗽痰喘、肌肉痉挛、软组织挫伤等病证。

### 五、注意事项

1. 年老体弱、骨质疏松者敲击力度不能过重，中风急性期、各种出血性疾病、血小板减少症患者、婴幼儿及孕产妇不能使用。

2. 患有严重心脑血管疾病的患者若接受本法治疗可能诱发疾病，若发病应及时送相应的医院抢救。

## 第五节 摩（摩法）

### 一、定义

摩（摩法）是用掌面或示指、中指、无名指、小指四指螺纹面贴附于体表一定部位上，以腕关节连同前臂做有规律的环形摩动的手法。根据施术部位的不同，可将其分为掌摩法、指摩法。

### 二、操作

**1. 掌摩法** 医者以手掌全掌作用于患者的受术部位，腕关节放松，手掌自然伸直，以肩、肘关节的运动带动手掌做环形摩动。

**2. 指摩法** 医者以示指、中指、无名指、小指四指的指面作用于患者的受术部位，手指自然伸直、并拢，腕关节放松微屈，沉肩、垂肘，以肘关节为支点，做肘关节的轻度屈伸运动，带动手指在体表做环形摩动。

### 三、操作要点

1. 指摩法的频率为每分钟 120 次左右，掌摩法的频率为每分钟 100 次左右。

2. 指摩法操作时腕关节要保持一定的紧张度，掌摩法操作时则腕关节要放松。

3. 摩法动作要轻柔缓和，协调而有节奏，摩动的速度和压力要均匀。

### 四、临床应用

摩法轻柔舒适，适用于全身各部，以面部、胸部、腹部为常用，有疏肝理气、健脾和胃、消积导滞、活血化瘀、消肿止痛的作用。

适用病证：主要适用于面部、胸部、腹部疾病，临床主要用于脘腹胀满、消化不良、泄泻、便秘、咳嗽、气喘、月经不调、痛经、阳痿、遗精、外伤肿痛等病证，还可用于面部、腹部保健。该法可以调节胃肠蠕动，顺时针摩腹可消积通便，逆时针摩腹可温阳止泻。掌摩胸胁部，对胸胁屏伤及软组织损伤等有较好的效果。

### 五、注意事项

1. 操作时注意摩动的速度不宜过快，也不宜过慢。

2. 压力不宜过轻，也不宜过重。

3. 严格掌握适用部位和适应证。

4. 皮肤疾病、局部皮肤破损、危急重症患者忌用。

# 第六节　通（通法）

## 一、定义

通（通法）是医者以指或掌根抵住患者骶管裂孔处，通过手腕抖动带动手指或掌根，从而产生快速而强烈振荡力的手法，分为指通法与掌通法两种。

## 二、操作

**1. 指通法**　患者取俯卧位或俯卧膝胸位，医者站在患者左侧以示指、中指指腹抵住患者骶管裂孔处，通过手腕抖动带动手指从而产生快速而强力的振荡。

**2. 掌通法**　患者取俯卧位或俯卧膝胸位，医者站在患者左侧以掌根抵住患者骶管裂孔处，通过手腕抖动带动掌根从而产生快速而强力的振荡。

## 三、操作要点

1. 以指腹或掌根部自然抵压施术部位，靠手腕抖动来施力。

2. 着力部位应紧贴皮肤，不能在皮肤上搓动，着力点要固定。

3. 抖动频率为 8 ～ 11 次 / 秒。

## 四、临床应用

“通”法为傣医闭诺（推拿按摩疗法）基本手法之一，具有壮脊强腰、温补肾阳、温经通络的作用，主要适用于腰背冷痛、腰椎间盘突出症、骶髂关节炎、强直性脊柱炎等脊柱病证。本手法常与小鱼际击打法配合使用，每通 2 分钟配合小鱼际击打，沿脊柱自上而下 1 次。

## 五、注意事项

1. 医者操作过程中切忌屏气，应调整呼吸，以意领气，运气至手，发出震颤，并将震颤传达至治疗部位。

2. 使用本法时，医者的手不应离开治疗部位。

3. 操作时手臂不要有主动运动，即除手臂静止性用力外，不能故意摆动，也不要向治疗部位施加压力。

# 第七节　秧朗（踩背疗法）

## 一、定义

秧朗（踩背疗法）是医者用两足足掌或足跟，选用适宜的力度，利用踩压、揉按搓擦、滑推、颤抖等足法技巧，根据傣医筋经循行路线施于患者的背部，并运用双手握住吊杆调整足法力度踩揉背部的一种外治法。

## 二、操作

患者俯卧，胸部和大腿部各垫枕头两个，使腰部腾空。医者双手握住特制的吊杆或攀住预先备好的扶手，以帮助稳定身躯，调节自身的体重和控制踩踏的力量。再用双足足掌或者足跟部位沿背部脊柱旁两侧 1 ～ 4cm 处自上而下进行踩压、揉按搓擦、滑推、颤抖等技法。治疗时需根据患者体质，选择适当的踩压力度，切忌用力过猛或过急，以免造成肌肉组织或骨骼的损伤。

## 三、操作要点

1. 踩压的速度不可过快，要有节律性，足底离开体表不要太高，以身体重心能移至对侧足部即可。

2. 弹压踩踏时足尖不可离开施术部位。

3. 医者弹压起落的动作必须与患者呼吸相配合，即弹起时患者吸气，压下时患者呼气，切不可屏气，以免胸胁损伤。

4. 踩压时的力量、次数和时间根据受术者的体质状况和病情灵活调节，在操作过程中，如其难以忍受或不愿配合，应立即停止，不可勉强。

## 四、临床应用

秧朗（踩背疗法）为傣医闭诺（推拿按摩疗法）手法之一，具有舒筋通络、理筋整复、行气止痛的作用，临床应用于腰椎间盘突出症、腰背部筋膜炎、头痛等病证，适用于腰骶部、背部、肩胛部肌肉较丰厚处。

## 五、注意事项

1. 医者操作过程中切忌屏气，应随时与患者沟通，根据患者的耐受程度调整踩压强度，不能采用重力踩压。

2. 不可于一处过长时间踩压，如腰骶部及肾区踩压时间稍久即会产生头晕等症状。

3. 医者体重过重者应慎用此法，一般以体重 50 ～ 75kg 为宜。

4. 操作前 1 小时患者不宜进食或过多饮水。

5. 严格把握适应证，明确诊断，凡体质虚弱，有心、肝、肾等疾患，有骨质疏松或曾有骨质病变和脊柱骨折者禁用。

# 第八节　打博（击打法）

## 一、定义

打博（击打法）是用掌、拳背、拳心或小鱼际击打治疗部位的手法。根据病位或病情的差异，选用不同的施术部位。根据施术部位的不同，可以分为掌击打法、拳背击打法、拳心击打法和小鱼际击打法。

## 二、操作

**1. 掌击打法**　两手掌平放在肌肉上，一先一后有节奏地击打。

**2. 拳背击打法**　两手握空拳，手腕伸直，运用肘关节屈伸力量击打施术部位。

**3. 拳心击打法**　两手握空拳，手背朝上，拇指置于掌心，腕关节放松，以前臂主动用力，用拳心（鱼际、小鱼际、四指指背）捶打受术部位。

**4. 小鱼际击打法**　把两手掌侧立，大拇指朝上，小指朝下，指与指间，要分开 1cm 许，手掌落下时，手指合拢，抬手时又略有分开，一起一落，两手交替进行。

## 三、操作要点

1. 击打时用力要平稳，含力蓄劲，手法自如。
2. 击打时要有反弹感，疾发疾收。
3. 击打力量要垂直向下，当一触及受术部位后即迅速弹起，不要停顿或拖拉。
4. 速度适中，动作要连续而有节奏。
5. 力量均匀、适度，应因人因病而异；切忌暴力击打，以免给患者造成不应有的伤痛。

## 四、临床应用

打博（击打法）适用于全身各部的劳损酸痛，有舒筋通络、放松肢体的作用。对于老人和儿童手法宜轻，对于肌肉丰厚处宜用重手法。掌击打法适用于腰臀部及下肢肌肉丰厚处；拳背击打法适用于腰臀部；拳心击打法适用于肌肉丰厚处，如腰腿部及肩部；小鱼际击打法适用于肩背部、四肢部。

## 五、注意事项

1. 避免暴力击打。
2. 严格掌握适用部位和适应证。
3. 皮肤疾病、局部皮肤破损、急危重症患者忌用。

# 第九节　拥西（搓揉法）

## 一、定义

拥西（搓揉法）是用双手掌面夹住肢体一定部位，相对用力，做快速的交替或来回搓揉的一种手法。

## 二、操作

双手掌伸开，掌心空虚，对施术部位做对称性的托抱，做上下或左右往返移动，或两手掌平行夹住肢体，动作如搓绳状，做上下往返移动。

## 三、操作要点

1. 频率为每分钟 200 次左右。
2. 搓揉时要带动皮下组织一起运动，不要与皮肤有明显的摩擦。
3. 动作保持轻巧灵活，肢体不可夹持得太紧。
4. 操作时不要屏气。
5. 搓揉背部、四肢时，双手可沿肢体的纵轴做上下方向的移动。
6. 搓揉上肢时，搓动要快，移动要慢，移动到肘关节时力量要轻。

## 四、临床应用

拥西（搓揉法）属于放松类手法，临床上常作为辅助手法或结束手法，有行气活血、舒筋通络的作用，适用于腰背、胁肋及四肢部，以上肢部最为常用。

## 五、注意事项

1. 避免使用暴力。
2. 严格掌握适用部位和适应证。
3. 皮肤疾病、局部皮肤破损、急危重症患者忌用。

# 第十节　爹拥（按揉法）

## 一、定义

爹拥（按揉法）是医者以拇指、掌或肘尖部位为着力面，垂直用力作用于受术部位，同时做带动皮肤的回旋动作的一种手法，分为爹拥龙猛（普通按揉法）、过猛爹拥（叠掌按揉法）、百先爹拥（交叉分压按揉法）。

## 二、操作

**1. 爹拥龙猛（普通按揉法）** 医者以拇指、单掌或肘尖着力于施术部位，垂直向下按压并做带动皮肤的回旋动作。

**2. 过猛爹拥（叠掌按揉法）** 医者以两掌重叠置于施术部位，配合患者呼吸在按压的同时做带动皮肤的回旋动作。

**3. 百先爹拥（交叉分压按揉法）**（以棘突向右偏为例）患者取俯卧位，医者站于患者的右侧，将右手掌根置于患者脊柱的右侧（靠近脊柱），左手掌根置于脊柱的左侧（略远离脊柱），两手交叉，待患者呼气末，分别向外下方瞬间用力，听到弹响即表明复位。

## 三、操作要点

1. 普通按揉中用拇指按揉操作时易与拿法混淆，其区别是拿法以拇指与其他四指对称性用力，而拇指按揉法的着力点在拇指侧，余指仅起到助力、助动的作用。

2. 按压时力量应垂直向下，逐渐加力，切不可用猛力。

3. 要将按法与揉法进行有机结合，做到按中含揉，揉中寓按，刚柔并济，缠绵不绝。

4. 注意按揉时的节奏，既不要过快，又不可过于缓慢。

## 四、临床应用

爹拥（按揉法）为傣医常用手法之一，适用范围广，具有放松肌肉、开通闭塞、通经止痛、活血行气、温阳解痉的作用。不同的按揉法因着力点或着力面的不同，适用部位和作用也不同。

**1. 爹拥龙猛（普通按揉法）** 拇指按揉法接触面积较小，按揉力量集中，适用于颈项部、肩部、肩胛骨内侧缘及全身各部腧穴。单掌按揉法力量相对较弱，多用于腹部、肩部、上肢、脊柱两旁的膀胱经两侧线。肘按揉力量强而深透，适用于背部、腰部。本法常用于头痛、胃脘痛、颈椎病、项背肌筋膜炎、腰肌劳损、腰椎间盘突出症等。

**2. 过猛爹拥（叠掌按揉法）** 按揉力量强而深透，适用于背部、腰部及下肢后侧，常用于腰背部痛及四肢部的风湿痹痛等。

**3. 百先爹拥（交叉分压按揉法）** 本法具有一定的整复作用，主要用于脊柱小关节紊乱的治疗。

## 五、注意事项

1. 医者操作过程中切忌屏气，应随时与患者沟通，根据患者的耐受程度调整手法强度，不能采用重力按压。

2. 可充分利用介质，避免皮肤损伤。

3. 皮肤破损、皮肤疾病、危急重症、脊椎损伤、骨折患者忌用，骨质疏松患者注意手法力度。

# 第十一节　挪突（推擦法）

## 一、定义

挪突（推擦法）为以肘、小臂、膝、手掌或指面为着力面，与皮肤相对摩擦的手法。根据病位或病情的差异，可选用不同的治疗路线和不同的施术部位。根据着力点或着力面的不同，可将本法分为先刷挪（肘推擦法）、先挪（小臂推擦法）、活好挪（膝推擦法）、法么挪（手掌推擦法）和扭么挪（五指推擦法）。

## 二、操作

**1. 先刷挪（肘推擦法）** 受术者俯卧，术者身体稍前倾，屈曲肘关节，以肘尖为着力点，以自身重力为主要作用力，在受术部位进行推擦。

**2. 先挪（小臂推擦法）** 受术者俯卧，术者身体前倾，屈曲肘关节，以小臂尺侧面为着力面，沿脊背自上而下推擦。

**3. 活好挪（膝推擦法）** 受术者正坐位，术者双手扶住受术者双肩以固定并相对用力，同时膝关节屈曲，以膝盖部为着力点，沿脊柱或其两侧自上而下推擦。

**4. 法么挪（手掌推擦法）** 术者以全手掌掌面为着力面，全掌贴附于受术者体表部位，腕关节背伸约 5°～ 10°，以肩关节和肘关节联合屈伸运动，带动手掌进行推擦。

**5. 扭么挪（五指推擦法）** 术者以手拇指桡侧及其余四肢指腹为着力点，五指贴附于受术者体表部位，腕关节背伸约 5°～ 10°，以肩关节和肘关节联合屈伸运动，带动五指进行推擦。

## 三、操作要点

1. 挪突（推擦法）主要特点是着力面或点和皮肤相对摩擦，手法方向不一定沿直线，根据病位或病情的差异，选用不同的治疗路线和不同的施术部位，推擦幅度及距离尽量拉大。

2. 受术者充分暴露施术部位，术者沉肩垂肘，自然呼吸，动作连续有节律，频率 100 ～ 120 次 / 分钟。

3. 在操作过程中，着力面与施术部位的皮肤充分贴合，力量均匀、适中，速度由缓到快，以局部微微发热为度。

4. 推擦法可配合傣药外涂，也可采用油剂、膏剂等润滑皮肤，有助于保护皮肤及增强疗效。

## 四、临床应用

挪突（推擦法）为傣医常用手法之一，适用范围广，常配合傣药外涂，手法与药力同时发挥作用，相得益彰，主要适用于脊背寒痛、肌肉痉挛等。推擦法因着力点或着力面的不同，适用部位和作用也有所不同。

1. 肘推擦、小臂推擦及膝推擦作用于面积较大的部位，如颈肩、背部、腰部等，可祛湿散寒，行气活血，常用于颈椎病、项背肌筋膜炎、腰肌劳损、腰椎间盘突出症、强直性脊柱炎、中风后遗症等。

2. 手掌推擦作用于中等面积部位，如腰骶部、四肢部等，可温经止痛，消肿散结，常用于腰骶部及四肢部的风湿痹痛、肌肉痉挛、泌尿及生殖系统疾病等。

3. 五指推擦作用于面积较小的部位，如头面、肋间及小儿全身各部位，可祛湿散寒，疏肝理气，宁心安神，常用于头痛恶寒、咳嗽气喘、胸闷腹胀、烦躁失眠等。

### 五、注意事项

1. 术者操作过程中切忌屏气，随时与受术者沟通，根据受术者的耐受程度调整手法强度，避免使用蛮力。

2. 充分利用傣药、油剂、膏剂等介质，避免皮肤损伤。

3. 对于老人、小儿、体质较差的患者，避免采用肘推擦、小臂推擦、膝推擦，而以手掌或五指推擦为主。

4. 皮肤破损、皮肤疾病、急危重症患者忌用。

## 第十二节　灭拗（拿捏法）

### 一、定义

灭拗（拿捏法）是以拇指与其余四指或示、中二指相对用力，将筋腱或肌束夹紧并提起，提起的同时再相对水平左右移动或旋转的方法。

### 二、操作

受术者取正坐位或俯卧位，术者沉肩、垂肘，拇指与其余四指或示、中二指夹持住治疗部位的肌腱、肌束，提起的同时再相对水平左右移动或旋转，如此反复操作。

### 三、操作要点

1. 灭拗（拿捏法）的动作要柔软、缓和，不能断断续续，用力时要由轻到重，不可突然用力。

2. 拿和捏须要协调连贯，力量均匀，腕部要放松。

3. 拿捏法作用于肌腱、肌束，不能夹持表皮或指端用力抠掐。

### 四、临床应用

灭拗（拿捏法）来源于佛教医学。根据《摩诃止观辅行》记载，运用拿捏法拿捏手指就可治疗五脏疾病。如拿捏大拇指治肝脏疾病；拿捏示指治疗肺脏疾病；拿捏中指治疗心脏疾病；拿捏无名指治疗脾脏疾病；拿捏小指治疗肾脏疾病。

拿捏法因作用于肌腱、肌束，其刺激力量重而柔和，临床可单独使用，亦可配合其他手法，可单手操作，亦可双手拿捏，治以散寒除湿，行气活血，疏经通络。本法临床主要应用于失眠、外感头痛、颈椎病、肩背肌筋膜炎、落枕、肩周炎、偏瘫、四肢部肌肉劳损、消化不良、腹部肥胖等。

### 五、注意事项

1. 力量要柔和，不可突然用力，避免指端抠掐皮肤。
2. 女性妊娠期腹部禁用拿捏。
3. 皮肤破损、皮肤疾病、急危重症患者忌用。

## 第十三节　闭（捏按法）

### 一、定义

闭（捏按法）是用拇指和示指或其余四指对称性用力，夹持提起治疗部位的皮肤，向前捻搓，放松的同时利用拇指或示指、掌根向下缓慢按压的手法。

### 二、操作

受术者取正坐位或卧位，充分暴露治疗部位皮肤，术者以拇指和示指或其余四指对称性夹持住治疗部位皮肤，相对用力提捏捻搓，随即放松，同时用拇指、示指或掌根向治疗部位垂直按压。

### 三、操作要点

1. 用指面相对用力，不可拧转，避免指端用力抠掐。
2. 向下按压时力量由轻到重，由浅到深，刚柔相济，不可突然用力。
3. 按压后稍作停留，缓慢抬手，随即捏浅层皮肤，如此反复。

### 四、临床应用

傣医曾有记载，闭（捏按法）是根据塔拢（风气）、塔喃（水血）循行的通道，自上而下、从左到右、从前到后进行捏按。傣医认为，经筋循行的路线是从前到后、从左到右、从上到下、从内向外，但具体并没有描述。气血运行的通道与中医经络系统类似，捏法可沿疾病相关的经络进行，然后在重点穴位、疼痛点按压。拇指、示指按压又有“以指代针”的作用，掌根按压作用面积大，力量强。该法具有活血化瘀、疏通经络、祛风除湿的功效，临床上可用于面肌痉挛、美容、风湿痹痛、食积腹胀、肌肉劳损等。

### 五、注意事项

1. 直接接触治疗部位皮肤可配合介质。
2. 女性妊娠期腹部禁用捏按。
3. 皮肤破损、皮肤疾病、急危重症患者忌用。

## 第十四节　多挪（折曲法）

### 一、定义

多挪（折曲法）是术者用一手固定住受术者病变关节，另一手活动关节部，做前后屈伸、内收外展的被动动作，以加强关节活动的手法。

### 二、操作

受术者取正坐位或仰卧位，术者站其身旁一侧，一手固定住受术者病变关节，另一手缓慢活动关节部，嘱受术者放松并配合在生理范围内做前后屈伸、内收外展的被动手法，如此反复。

### 三、操作要点

1. 在生理范围内被动前后屈伸、内收外展，不可与受术者对抗用力。
2. 受术者取正坐位，身体不可随术者前后左右倾倒。
3. 避免用力过度或跨过生理范围损伤肌腱或韧带。

### 四、临床应用

多挪（折曲法）可单独使用，亦可配合其他手法（比如摇法）一起使用，主要作用于肩、肘、腕、髋、膝、踝关节等。此法作为放松手法，具有缓解肌肉痉挛及关节周围软组织紧张、粘连的作用，常用于肩关节周围炎、网球肘、腕管综合征、髋关节滑囊炎、膝关节退行性改变、踝扭伤等。

### 五、注意事项

1. 关节处骨折、脱位、外伤不可用本法。
2. 不可暴力牵拉、过度活动。
3. 老人、婴幼儿慎用。
4. 急危重症禁用。

# 第十五节　桩拉（牵拉法）

## 一、定义

桩拉（牵拉法）是指沿相邻关节纵轴方向施以相反方向的牵拉力，并在牵拉的过程中施以关节横轴方向的相对运动，使相对关节面分离，从而使关节间隙增宽的手法，牵拉法相当于中医推拿的拔伸法。根据作用部位的不同，主要分为颈椎、腰部脊椎关节牵拉法和肩、肘、腕、髋、膝、踝、指间关节等四肢关节牵拉法。

## 二、操作

**1. 颈椎牵拉法**　包括掌托牵拉法、肘托牵拉法和仰卧位牵拉法三种。

（1）颈椎掌托牵拉法：受术者取坐位，术者立于其后，以双手拇指顶按住其后枕部两侧的凹陷处，两掌分置于两侧下颌部助力，然后以掌指及臂部同时协调用力，拇指向上，双掌上托，缓慢地向上牵拉 1 ～ 2 分钟，使颈椎在短时间内得到持续牵引。

（2）颈椎肘托牵拉法：受术者取坐位，术者立于其后方，一手扶于其枕后部固定助力，另一侧上肢的肘弯部托住受术者下颌部，手掌则扶住对侧颜面以加强固定，托住其下颌部的肘臂与扶枕后部的手协调用力向上缓慢地牵拉 1 ～ 2 分钟，使颈椎在短时间内得到持续牵引。

（3）颈椎仰卧位牵拉法：受术者取仰卧位，术者坐于其头端，以一手托扶其枕后部，另一手扶托其下颌部，双手臂协调施力，向其头端缓慢拔伸一定时间，使颈椎得到持续的水平方向的牵引。

**2. 腰部牵拉法**　受术者取俯卧位，双手用力抓住床头，术者立于其足端，以两手分别握住其两踝部，向足端逐渐用力牵引；身体上半部应顺势后仰，以加强牵拉的力量。

**3. 肩关节牵拉法**　包括上举牵拉法、对抗牵拉法。

（1）肩关节上举牵拉法：受术者坐于低凳上，两臂自然下垂。术者立于其身体后方，两手握住其腕和前臂，向上缓慢牵拉，至阻力位时，以钝力持续进行牵拉。

（2）肩关节对抗牵拉法：受术者取坐位，术者立于施术侧，两手分别握住其前臂和肘部，手肩关节外展位逐渐用力牵拉，同时嘱受术者身体向另一侧倾斜，或有助手协助，助手固定其身体上半部，与术者相对牵拉拔伸。

**4. 肘关节牵拉法**　受术者取坐位，患者肩关节前伸，前臂掌面向上，肘关节伸直，受术者在患者前方取坐位或站位，一手紧握住其肱骨下端、患肘上方，另一手握住其前臂下端，握肘上方手用力向肩侧拉伸，握前臂手同时向手侧沿前臂纵轴方向牵拉肘关节，使肱尺关节受到拔伸。也可在以上牵引动作下，同时使前臂向尺侧做小幅度尺屈拉伸，以拉伸在桡侧的肱桡关节，使其间隙增宽。

**5. 腕关节牵拉法**　受术者取坐位，术者立于其体侧，一手握住其前臂下端，另一手握其手掌部，缓慢拔伸腕关节。

**6. 指间关节牵拉法** 受术者取坐位，术者立于其体侧，一手握住受术者腕部，另一手捏住其患指末节，两手同时施力，向相反方向牵拉。

**7. 髋关节牵拉法** 受术者取仰卧位，术者一手掌按住受术者的膝部，另一手以上臂夹住受术者足踝部，而前臂从小腿下面穿过，扣住另一手的前臂，双手将其下肢交锁，上身用力逐渐后仰，利用躯干的力量拔伸其下肢。也可在受术者会阴部垫一软枕，术者以一足跟部抵住其会阴部软枕处，手牵足蹬，持续牵引。此法亦可用于骶髂关节。

**8. 膝关节牵拉法** 受术者取俯卧位，屈膝 90°，术者立于其患侧，用膝部压住其股后近腘窝部，双手握着其踝部，向上拔伸膝关节并停留片刻。或受术者取仰卧位，下肢自然伸直，术者双手握着受术者一腿的踝部牵拉膝部，并用膝部顶住受术者另一侧下肢足底。

**9. 踝关节牵拉法** 受术者取仰卧位，术者一手托住其患肢足跟部，另一手握住其足掌前部，两手协同施力，持续牵拉踝关节。

### 三、操作要点

1. 牵拉时动作要平稳缓和，用力要均匀持续。
2. 牵拉过程一般要持续 1 ～ 2 分钟。
3. 牵拉的开始阶段，用力要由小到大逐渐增加，拉伸到一定程度后，则须保持稳定的持续牵拉力。
4. 要掌握好拉伸操作术式，根据病情轻重缓急和施术部位的不同，控制好作用的力量和方向。

### 四、临床应用

古人就有“欲合先离，离而复合”的治疗原则。牵拉法具有理筋整复，松解粘连，滑利关节，舒筋通络的治疗作用，主要适用于关节错位、伤筋等引起的各种颈肩、腰腿痛。

### 五、注意事项

1. 根据病情和施术部位的不同，控制好作用力的角度、力量和方向。
2. 关节复位时不可在疼痛、痉挛较重的情况下进行牵拉，以免增加受术者的痛苦。
3. 牵拉时不可使用暴力，一般不使用瞬间拉伸牵引，以免造成牵拉损伤。

## 第十六节 帕（旋摇法）

### 一、定义

帕（旋摇法）是指傣医用两手固定住患者病变关节部位的两端，摇动关节部，做内旋、外旋、环旋的被动运动，以加强关节活动能力的一种运动手法。根据作用部位不同，主要分为颈椎旋摇法、腰椎旋摇法及四肢关节旋摇法。

## 二、操作

**1. 颈椎旋摇法**　受术者取坐位，颈项部放松，术者立于其背后或侧后方。以一手扶按其头顶后部，另一手托扶于其下颌部，双手臂协调运动，反方向施力，使头颈部按顺时针或逆时针方向进行环形摇转，可反复摇转数次。

**2. 腰椎旋摇法**

（1）仰卧位旋摇腰法：受术者取仰卧位，双下肢并拢，屈髋屈膝，术者双手按住其两膝部，做顺时针或逆时针方向的摇转运动。

（2）俯卧位旋摇腰法：受术者取俯卧位，两下肢伸直，术者一手按压其腰部，另一手臂托抱住双下肢，做顺时针或逆时针方向的摇转。

**3. 肩关节旋摇法**　可分为托肘旋摇肩法、握手旋摇肩法、大幅度摇肩法等。

（1）托肘肩部旋摇法：受术者取坐位，肩部放松，肘关节屈曲，术者立于其侧，两腿呈弓步，上半身略前倾，一手扶按住肩关节上部，另一手托于其肘部，使其前臂放在术者前臂上。然后手臂部协同用力，做肩关节顺时针或逆时针方向的环转摇动。

（2）握手肩部旋摇法：受术者取坐位，两肩部放松，术者立于其侧，以一手扶按近侧肩部，另一手握住其手部，稍用力将其手臂牵伸，待拉直后协同施力，做肩关节顺时针或逆时针方向的环转摇动。

（3）大幅度摇肩法：又称运肩法。受术者取坐位，两上肢自然下垂放松，肩关节略外展。术者立于其前外侧，两足呈丁字步，两掌相合，夹持住受术者前臂下端近腕部，牵伸并抬高其上肢至其前外方约45°时，将其上肢慢慢向其前外上方托起，在此过程中，位于下方的一手逐渐反掌，当上举至160°时，即可虎口向下握住其腕部。另一手随其上举之势由腕部沿前臂、上臂滑移至肩关节上部，略停之后，两手协调用力，即按于肩部的一手将肩关节略向下按并固定，握腕的手则略上提，使肩关节伸展。随即握腕一手握腕摇向后下方，经下方后复于原位，此时扶按肩部一手随势沿其上臂、前臂滑落于腕部，呈动作初时两掌夹持腕部状态。此为肩关节大幅度摇转一周，可反复摇转数次。在大幅度摇转肩关节时，要配合脚步的移动，以调节身体重心。当肩关节向上、向后外方摇转时，前足进一小步，身体重心在前；当向下、向前外下方复原时，前足退步，身体重心后移。

**4. 肘部旋摇法**　受术者取坐位，屈肘45°，术者用一手托握住其肘后部，分一手握住其腕部，做顺时针或逆时针方向的肘关节环转摇动。

**5. 腕关节旋摇法**　受术者取坐位或仰卧位，掌心朝下，术者双手合握其手掌部，以两拇指扶按于腕背，余手指扣于大小鱼际部，两手协同用力，在稍用力牵引的情况下做腕关节的顺时针和逆时针方向的旋转摇动。或受术者取坐位或仰卧位，掌心朝下，术者以一手握受术者手掌部，另一手握其并拢的四指部，在稍用力牵引的情况下做腕关节的顺时针和逆时针方向旋转摇动。

**6. 掌指关节旋摇法** 受术者取坐位或仰卧位，术者一手握受术者手掌部，另一手以拇指和其余四指握捏住某一手指，在稍做牵拉的状态下做该掌指关节的顺时针或逆时针方向的旋转摇动。

**7. 髋关节旋摇法** 受术者取仰卧位，一侧屈髋屈膝。术者立于其身体一侧，一手扶按其膝部，另一手握其足踝部或足跟部，将其髋关节、膝关节屈曲角度均调整到90°，然后两手协调用力，使髋关节做顺时针或逆时针方向的旋转摇动。

**8. 膝关节旋摇法**

（1）仰卧位膝关节旋摇法：受术者取仰卧位，一侧下肢伸直放松，另一侧下肢屈髋屈膝，术者以一手托扶其屈曲侧下肢的腘窝部，另一手握其足踝部或足跟部，按顺时针或逆时针方向环转摇动。

（2）俯卧位膝关节摇法：受术者取俯卧位，一侧下肢伸直放松，另一侧下肢屈膝，术者以一手固定其屈曲侧下肢的大腿后部近腘窝处，另一手握其足跟部，按顺时针或逆时针方向环转摇动。

**9. 踝关节旋摇法**

（1）仰卧位踝关节旋摇法：受术者取仰卧位，下肢自然伸直，术者立于其足端，用一手托握起足踝上部以固定，另一手握住足趾部，在稍用力拔伸的情况下做顺时针或逆时针方向的环转摇动。

（2）俯卧位踝关节旋摇法：受术者取俯卧位，一侧下肢屈髋屈膝，术者以一手握住小腿下端，另一手握住其足趾部，做顺时针或逆时针方向的环转摇动。

## 三、操作要点

1. 旋摇法环转摇动的幅度应由小到大，逐渐增加，要在人体各关节的生理活动范围内进行。

2. 刚开始操作时，旋转摇动的速度宜缓慢，逐渐适应之后，可稍微增快速度，操作1～2分钟。

## 四、临床应用

本法主要适用于四肢关节及颈、腰部关节强硬、活动不利等，治疗时常与折曲法相配合。

## 五、注意事项

1. 旋摇活动范围要在人体关节生理活动范围内。

2. 手法宜缓慢进行，不可突然快速摇转。

3. 对于有习惯性关节脱位者禁用旋摇法。

4. 对椎动脉型颈椎病、交感型颈椎病、颈部外伤、颈椎骨折等病证，禁用旋摇法。

5. 摇动施力时要协调、稳定，因势利导，适可而止。

# 第十七节 鲁打（抹擦法）

## 一、定义

鲁打（抹擦法）是操作者用掌及四指螺纹面作用于患者治疗部位皮肤，做直线抹擦运动，以起到开窍醒神、宽胸理气、舒筋通络的作用。

## 二、操作

患者取舒适体位，医者固定患处，一手以拇指或四指螺纹面抹擦于患处皮肤，用力宜轻，施力均匀，动作柔缓，沿直线做反复单向运动。

## 三、操作要点

1. 患者根据病情选取舒适体位，避免紧张情绪。
2. 操作者应做到凝神静气，形神合一。
3. 在操作过程中，着力面与施术部位的皮肤充分贴合，力量均匀、适中，速度由缓到快，以局部微微发热为度。
4. 治疗时间持续 3 ～ 5 分钟。

## 四、临床应用

广泛应用于头面、颈项、胸腹和四肢部位，用于治疗头痛、失眠、面瘫、胸闷、腹胀、痛经等内、妇、儿科病证，治疗时多配合傣药“劳雅打拢玫兰申（外用追风镇痛酒）”外搽，以提高临床疗效。

## 五、注意事项

1. 操作者操作前须修理指甲及硬茧、倒刺，避免指甲一侧暴力操作，导致刮伤患者皮肤。
2. 皮肤破损、皮肤疾病、急危重症等患者忌用。

# 第十八节 霍（抱法）

## 一、定义

霍（抱法）是操作者通过环抱患者胸背部，向上顿挫提拉患者，以改善腰部疼痛的一种傣医外治手法，该手法具有疏经通络、行气活血的作用。

## 二、操作

患者取坐位，医者立于患者身后，双手穿过患者腋下，在胸前两手相握，环抱患者，向上小幅度提拉患者。

## 三、操作要点

1. 患者选取坐位靠于操作者身前，身体放松，尽量避免紧张情绪。

2. 操作者站于患者背后，施力时须环抱患者提拉稍后仰至舒展体位，以患者感腰部被拉伸为度，双臂以轻微顿挫之力向上提拉患者，可听到腰椎小关节弹响声。

3. 治疗过程中患者双下肢向前自然体位摆放。

## 四、临床应用

霍（抱法）通过患者自身重力的作用来拉伸腰背部脊柱及肌肉，具有疏经通络、行气活血的作用，适用于腰背部肌肉紧张、腰椎椎间小关节错位等。

## 五、注意事项

1. 在操作过程中动作要轻巧，忌暴力提拉，以防挫伤腰部。

2. 严重骨质疏松症、腰椎骨折的患者禁用，腰椎滑脱患者要慎用。

# 第十九节　依（掐法）

## 一、定义

依（掐法）是以指甲端掐治疗部位的一种强刺激傣医外治手法，具有开窍醒神的作用。

## 二、操作

用单手或者双手拇指指端着力于体表反应点，力度要由轻到重，以推筋着骨、不刺破皮肤为宜。

## 三、操作要点

1. 若晕厥患者应尽量取仰卧位，下肢抬高，头偏向一侧摆放，避免气道阻塞。

2. 操作者指甲端垂直作用于穴位如人中、老龙（小儿推拿）等位置，力度均匀适中，避免皮肤、肌肉等软组织损伤。

## 四、临床应用

依（掐法）常见于民间傣医急救晕厥患者或痛症的治疗中，具有开窍醒神、回阳救逆、祛风散寒、镇惊安神的作用。

### 五、注意事项

1. 该手法多用于休克、昏迷、晕厥等急救，根据患者病情，必要时配合西医急救措施，避免延误抢救时机。

2. 操作过程中忌指甲过于尖锐，并且不能抠动指端下软组织，避免用力过度，损伤皮肤。

## 第二十节 爹挪（一指调整/点揉法）

### 一、定义

爹挪（一指调整/点揉法）是以双手拇指叠加作用于患者棘突或者背部筋结处来回推动，以减轻局部疼痛的傣医外治手法。

### 二、操作

患者俯卧，医者用一拇指横置于患者脊柱棘突旁，用另一拇指螺纹面抵住拇指指背，两拇指协同均匀而有节奏地着力于患者腰椎棘突或背部筋结处。

### 三、操作要点

1. 操作前诊断明确，病位定位清楚。

2. 力度均匀适中，深透持久，避免暴力操作。

### 四、临床应用

此法常用于调整腰部椎间小关节紊乱、脊柱侧弯等脊源性改变。同时亦可用于紧张的竖脊肌（筋结）等，以达骨正筋柔、柔筋止痛的效果。

### 五、注意事项

1. 两拇指端须根据患者情况“量力而行”，其中老年骨质疏松症、腰椎骨结核、腰椎骨折及腰椎滑脱等患者禁用。

2. 操作时间依据患者情况而定，避免长时间刺激引起局部水肿。

## 第二十一节 挪拥啊别（孔雀开屏法）

### 一、定义

挪拥啊别（孔雀开屏法）是傣医中复合运动手法的一种。患者取坐位，医者双手从患者腋下穿过，以肘关节夹住肩部，身体靠住患者背部，先做肩部被动外展动作，继以做肩部被动上举动作，状似孔雀开屏，故名。该手法用于改善肩部上举、外展功能的障碍。

## 二、操作

1. 患者取正坐位，双手向体侧上举，双手指自然伸直，操作者在其背后双脚踏地，双足分开与肩同宽。

2. 操作者双手从患者腋下穿过，以双肘关节夹住双侧肩部，身体稍前倾靠住患者背部。

3. 操作者紧紧夹住肩关节，先做被动外展动作，接着再做肩关节被动上举动作，待肩关节受力后继续保持提拉力 5 ～ 10 秒，如此反复 3 ～ 5 次。

## 三、操作要点

1. 操作时注意双手同时向对称方向用力，动作协调配合。

2. 选择肩关节在何种体位下拔伸，应根据患者功能障碍的程度、类型的具体评估情况来操作；如肩关节运动障碍不能上举时，则可选择垂直向上牵引；或在患肢病理位上，在其功能位上且患者微痛情况下使用本法。

3. 动作应轻柔缓和，切忌用蛮力和暴力，关节伸展后应停留几秒时间，不应立即松开。

4. 掌握各项省力原则应用的操作要领。

## 四、临床应用

本法对肩关节及其周围软组织有增宽关节间隙、疏通狭窄、解除痉挛、分离粘连的功能，临床上常用于治疗肩周炎及各种肩部伤筋所致的肩关节运动障碍。

## 五、注意事项

1. 操作时双侧肩关节的拉力应该大小相等，同步协调，用力不能一大一小、一先一后。

2. 实施本法时，双肘关节的环抱力、患者及其受术关节的预备姿势、体位要准确，确保上拉力量经过施术关节轴心，以达到理想的关节活动度治疗效果。

3. 操作时不能用蛮力、死力，而是要充分利用运动生物力学省力原则，使手法轻松完成。

4. 在用力上提肩关节时，要注意对用力部位与邻近组织的保护，不要死抠、死掐，以免损伤皮肤、神经。

# 第二十二节 哟哈爹丁（抬腿弯脚法）

## 一、定义

哟哈爹丁（抬腿弯脚法）是傣医中复合运动手法的一种。患者仰卧，医者站于床旁，嘱患者抬高一侧腿，医者以肩部扛住，同时用扛腿一侧的手握住患者足五趾，边抬高腿边背屈足部。

## 二、操作

1. 患者取正仰卧位，双手自然伸直置于体侧，操作者在病变侧站立，双足分开与肩同宽。

2. 嘱患者缓慢抬高一侧下肢，膝关节伸直，操作者用一手辅助患者抬高患肢，双膝下蹲，将患侧肢体置于操作者同侧肩部。

3. 操作者将肢体稳稳扛住，再用扛腿一侧的手握住患侧肢体的五趾，边抬高腿边背屈足部，当达到腰腿部放射性疼痛并产生阻力时，缓慢放下肢体，再重复以上动作。

## 三、操作要点

1. 在缓力上举时，一定要先嘱咐患者对手法疼痛反应做好充分的心理准备，同时，随时观察患者的反应，一定要在患者能耐受的范围内进行操作，如出现明显的应激反应，应即刻停止操作并及时处理。

2. 每次治疗可用缓力的大小与反复缓抬的次数，取决于患者对手法疼痛的耐受能力。

3. 动作手向前背屈足部的力量要缓缓发力，对严重腰椎退行性变的老年患者下肢抬高的角度不宜过大。

4. 手法结束后，对疼痛反应较明显的部位，要及时施行手法放松、止痛。

## 四、临床应用

本法具有拉伸与舒展腰背部软组织紧张与痉挛，并使腰椎后关节向前伸展、椎体后相对缘间隙增宽的功效，临床可治疗腰肌劳损、急性腰肌扭挫伤、强直性脊柱炎及腰椎间盘突出症等。

## 五、注意事项

1. 在下肢上举前，一定要先向患者做好解释工作，嘱咐患者对手法疼痛反应做好心理准备，同时，应随时观察患者的反应，如出现明显的应激反应，应即刻停止操作并及时处理。

2. 根据患者的耐受能力决定每次治疗用力的大小、操作的时间及次数。

3. 动作要轻柔缓和，注意感受上抬阻力的大小及患者的反应，对严重腰椎退行性变或重度骨质疏松老年患者下肢抬高的角度不宜过大。

## 第二十三节　活好哟哈（屈膝后抬法）

### 一、定义

活好哟哈（屈膝后抬法）是一种复合运动手法。患者取俯卧膝胸位，施术者站于床旁，嘱受术者后伸腿，施术者扶住下肢上抬。该手法主要用于腰椎间盘突出症。

### 二、操作

受术者取俯卧膝胸位，施术者站于床旁，嘱受术者后伸腿，施术者扶住患侧下肢上抬。

### 三、操作要点

1. 受术者取俯卧膝胸位，即受术者跪于床上，小腿平放，大腿与床面垂直，两腿稍分开，胸部贴于床面，腹部悬空，臀部抬起，两臂屈肘放于头两侧，头转向一侧的体位。
2. 施术者在患侧站立。
3. 嘱受术者缓慢后伸患侧下肢，膝关节伸直。

### 四、临床应用

活好哟哈（屈膝后抬法）具有滑利关节，松解粘连和理筋整复的作用，主要用于腰椎间盘突出症。

### 五、注意事项

1. 患者放松，不宜屏气。
2. 医者把握力度，避免使用蛮力。
3. 骨折、严重骨质疏松、皮肤破损、危急重症患者忌用。

## 第二十四节　与坏摆病（倒骑水牛法）

### 一、定义

与坏摆病（倒骑水牛法）是一种由拔伸法、牵抖法、扳法相结合而成的复合运动手法。受术者取俯卧位，施术者坐于患者背部，双手握住受术者足踝部用力上提，至扳机点后，两手突然用一短暂、快速而有控制的力量上提。该手法多用于治疗下腰段和腰骶关节病变。

### 二、操作

受术者取俯卧位，全身放松，施术者坐于患者背部，双手握住受术者足踝部用力上提，至扳机点后，两手突然用一短暂、快速而有控制的力量上提。

### 三、操作要点

1. 施术者在操作前，应该具备良好的脊柱解剖学知识，必须对脊柱关节的结构特征和生理活动范围了然于胸。
2. 施术者在行拔伸动作时要平稳和缓，用力要均匀持续。
3. 所发的“寸劲”，是指短促有力地、目的明确地、有控制地发力，要求随发随收，中病即止。这种功夫，要靠较长时间的训练和临床实践才能获得。在没有把握之前，切忌在人体上试验。
4. 操作时不可逾越关节运动的生理活动范围，否则可能伤及脊髓、马尾及神经根组织。
5. 不可使用暴力和蛮力。
6. 操作时受术者自然呼吸，不可屏气。
7. 拔伸动作时要平稳和缓，用力要均匀持续。

### 四、临床应用

与坏摆病（倒骑水牛法）有滑利关节、整复错位、舒筋通络、缓解痉挛的功效，适用于治疗下腰段和腰骶关节病变。

### 五、注意事项

1. 诊断不明确的脊柱外伤及伴有脊髓症状、体征者禁用。
2. 老年人有较严重的骨质增生、骨质疏松者慎用或禁用该法，对骨关节结核、骨肿瘤者禁用该法。
3. 骨折、皮肤疾病、局部皮肤破损、急危重症患者忌用。

## 第二十五节　哟腰拐哈（弯腰床摆法）

### 一、定义

哟腰拐哈（弯腰床摆法）是医者用手握住患者双踝关节，使腰部做连续左右摆动的手法。

## 二、操作

患者仰卧，腰部搭于床沿处，下肢伸出床外，一助手固定患者腋下，医者用手托住患者双踝关节，与助手相对用力，牵引患者腰部，待患者腰部放松后，医者托住患者双踝关节并左右摆动。

## 三、操作要点

1. 做左右摆动手法之前患者身体要自然伸直，在一条直线上，并使肌肉处于最佳松弛状态，不要屈膝。
2. 操作过程中腰部不要抬离床面。
3. 摆动幅度不宜过大，频率不宜过快。
4. 摆动过程中始终要有牵引的力量。

## 四、临床应用

哟腰拐哈（弯腰床摆法）为复合运动手法之一，具有疏通经络、滑利关节、松解粘连等作用，主要适用于腰椎间盘突出症、髋部伤筋、骶髂关节紊乱等病证，为辅助治疗手段。

## 五、注意事项

1. 摆动过程中应使患者腰部充分活动。
2. 摆动幅度在生理活动范围内进行，应由小到大，逐渐增加。

# 第二十六节　索先老挖（仙猴摘桃法）

## 一、定义

索先老挖（仙猴摘桃法）是患者将患肩一侧的手置于项部，医者以同侧的手穿过患者腋下再握住其患侧手腕，做肩部被动的环转动作的手法，称为仙猴摘桃法。

## 二、操作

以右肩为例，患者取坐位，嘱其将右手置于项部，医者站在患者的右后方，左手置于患者的右肩后，右手穿过患者腋下再握住其右侧手腕，医者左右手与右臂协同用力做肩部被动的环转动作，使其肩关节的活动范围逐渐增大。

## 三、操作要点

1. 医生腹部应顶住患者背部。
2. 环转动作的方向应为①前下→前上→后上→后下→前下；②前上→前下→后下→

后上→前上，两组交替进行。

3. 运动的幅度应由小到大，逐渐增加。

### 四、临床应用

索先老挖（仙猴摘桃法）为复合运动手法之一，具有疏通经络、滑利关节、松解粘连等作用，主要用于治疗各种原因导致的肩关节粘连、活动受限，骨折及关节脱位引起的活动受限除外。

### 五、注意事项

1. 被动运动过程中应使肩关节充分活动。
2. 被动运动的范围应在生理活动范围内或者患者能承受的范围内进行，应从小到大，逐渐增加。
3. 若患肩一侧的手无法抬举到项部，应不必勉强。
4. 若患侧肢体有骨折或者关节脱位，禁止使用该手法。

## 第二十七节 活腰劳多（提摆腰法）

### 一、定义

活腰劳多（提摆腰法）是术者以双手穿过受术者腰部，双掌根抵住髂骨后缘或髂骨前缘，环抱腰部，用力上提同时左右摆动身体的手法。

### 二、操作

受术者仰卧或俯卧，术者于受术者两侧胯旁分脚站，术者以双手穿过受术者腰部，双掌根抵住髂骨后缘或髂骨前缘，环抱腰部，同时嘱受术者放松，术者用力上提同时左右摆动身体。

### 三、操作要点

1. 操作过程中术者不能屏气，受术者要充分放松配合。
2. 术者双掌根要固定髂骨后缘或髂骨前缘，环抱腰部。
3. 左右摆动身体幅度不宜过大。

### 四、临床应用

活腰劳多（提摆腰法）具有舒展腰背部软组织紧张、缓解痉挛的作用，临床可用于腰肌劳损、腰椎间盘突出症、腰椎小关节紊乱等。

### 五、注意事项

1. 体形较胖者慎用。
2. 椎体滑脱者禁用。
3. 诊断不明确者慎用。
4. 术者要量力而行。

## 第二十八节 丢麻拐腰（提肩摆腰法）

### 一、定义

丢麻拐腰（提肩摆腰法）是术者固定受术者前臂或环抱受术者胸前，并随呼吸向上端推，边上提边左右摆动，或用力之后再左右摆动身体的方法。

### 二、操作

受术者取正坐位，双上肢外展上举、屈肘、五指交叉环抱于后颈部，同时两脚分开与肩同宽。术者站于其身后，双手从受术者腋下向前穿出、屈肘、掌心向上握其前臂，下肢外旋呈丁字步态。嘱受术者放松，随其吸气，顺势向上端推，至呼气最深时，再稍施向上之力，使受术者离开座位，在上提同时左右摆动身体；或受术者取正坐位，双上肢自然下垂，术者立于其身后，两手从腋下穿出，五指交叉，环抱于受术者胸前，随其吸气亦行顺势端提之力，至吸足气时憋住气，再令其大口快速吐气，待其吐气时，施向上顿挫之力，再左右摆动身体。

### 三、操作要点

1. 操作过程中术者不能屏气，受术者要充分放松，并配合呼吸。
2. 术者上提及左右摆动身体时可闻及受术者关节弹响声。
3. 左右摆动时幅度不宜过大。
4. 向上用力时要将受术者身体充分举起，瞬间发力。

### 四、临床应用

丢麻拐腰（提肩摆腰法）具有舒展颈项、肩背部软组织紧张，缓解痉挛的作用，并有整复小关节紊乱的效果，要配合其他放松手法使用。本法临床可用于颈椎病、胸椎小关节紊乱、落枕、颈肩背部肌肉劳损、肌筋膜炎等。

### 五、注意事项

1. 年老体弱、伴有眩晕症状者以及不能充分放松者慎用。
2. 颈椎失稳、脊髓型颈椎病慎用，诊断不明确者忌用。

3. 术者要量力而行，不可刻意追求关节弹响。

## 第二十九节　划好格腰（抱膝滚腰法）

### 一、定义

划好格腰（抱膝滚腰法）是受术者屈膝抱腿，在术者的指导下通过身体重力在床上左右或前后滚动牵伸腰背部肌肉的方法。

### 二、操作

受术者取仰卧位，屈膝屈髋，双大腿紧贴腹部，双手十指交叉，抱住膝下小腿部，在术者指导下或协助下，在床上左右或前后翻转滚动，停留时间 1 ～ 2 秒，回到原位，如此反复。

### 三、操作要点

1. 嘱患者大腿根部尽量紧贴腹部，屈膝时双腿要并拢。
2. 前后滚动时腹部发力，带动头、肩、手臂一起，腰背离开床面。
3. 左右滚动时腰背部发力，背部不能离开床面。
4. 左右或前后翻转滚动时借助惯性作用，一般操作 30 次左右。

### 四、临床应用

划好格腰（抱膝滚腰法）可牵拉腰背部肌肉肌纤维和韧带，增强血液循环，促进炎症吸收和肿胀消退；并可防止瘢痕组织粘连、肌肉萎缩和骨质增生；还能快速缓解腰背疼痛，改善胃肠胀气及消化不良，燃烧腹部脂肪等。本法临床常用于慢性腰肌劳损、腰椎间盘突出症、腰椎椎管狭窄症、功能性消化不良、腹部肥胖等。

### 五、注意事项

1. 腰背疼痛者早期可能无法完成连贯动作，需要术者的指导及协助。
2. 腰椎滑脱、腰背部肿瘤患者忌用。
3. 年老体弱者慎用。
4. 诊断不明确者忌用。

## 第三十节　赛水（温热水按摩疗法）

### 一、定义

赛水（温热水按摩疗法）是以温热水为介质，根据患者受伤时间和来诊时间，配合温热水在局部推拿的一种傣医手法。该手法具有舒筋活络、消肿止痛、祛瘀生新的作用，多用于骨折后的康复治疗。

### 二、操作

用小毛巾或纱布浸温热水反复浇洗或热敷患部，边浇洗边轻轻搓洗，推揉患部，手法轻重以患者耐受和不影响骨折的复位稳定为准。时间以 5 ～ 10 分钟为宜，可根据患者受伤后不同的就诊时间分为早、中、晚期来进行分期施术。早期为受伤第 1 至 7 天，待手法复位后，用温热水边浇洗，边轻轻搓洗，推揉患部；中期为受伤第 2 至 3 周，用温热水边浇洗边按摩，手法以按压、推、拿、揉、捏为主；晚期为受伤第 3 周后，用温热水边浇洗的同时，推拿手法采用按压、推、拿、挤、捏、拍、轻抖等，配合一定正骨复位手法，手法轻重以患者耐受和不影响骨折的复位稳定为准（限闭合性骨折）。按摩复位完毕，根据情况可配合傣医呆雅治疗及小夹板固定。

### 三、操作要点

1. 温热水反复浇洗患处。取温热水以不烫手为度。

2. 推揉、牵拉、复位时，用力由轻到重，由浅到深，作用面积宜宽，动作幅度要细而柔。

### 四、临床应用

温热水按摩疗法仅限用于闭合性骨折。用温热水按摩骨伤部位，既能使紧张挛缩的肌纤维舒展，利于局部血液循环，以达到舒筋活络、消肿止痛、活血化瘀之目的；又能使松弛乏力的肌纤维增加张力，以维持屈伸肌组之间的平衡，利于骨折的愈合；同时也可使受术者由疼痛紧张的精神状态转变为舒适、轻松的状态。

该法的优点是骨折部位静中有动、动中有静，不是长时间固定，而是隔日松开按摩后再次固定，直到骨折愈合为止。

### 五、注意事项

1. 操作前仔细问诊，完善影像学检查，明确诊断。

2. 手法轻重以患者耐受和不影响骨折的复位稳定为准，避免使用暴力。

3. 开放性骨折、皮肤破损、皮肤疾病、急危重症患者忌用。

## 第三十一节　哟好怀棍（屈膝摆臀法）

### 一、定义

哟好怀棍（屈膝摆臀法）是以患者腰骶部为支点，通过适度摇摆患者双膝或腿部以带动腰骶关节运动、改善腰骶部活动度的一种治疗手法。

## 二、操作

受术者仰卧，术者站于床上，双脚分置于受术者双膝旁，或站于床旁，嘱受术者屈膝屈髋，术者双手扶住患者双膝，用力下按，使受术者膝关节尽量贴近前胸，嘱其放松，同时左右摆动其双膝或腿部。

## 三、操作要点

1. 手法操作前要充分放松腰臀部的肌肉。

2. 术者双手扶住患者双膝，用力下按力量不宜太大，屈膝、摆臀摇动幅度应由小到大，逐渐增加，屈膝、摆臀要在人体膝关节和髋关节的生理活动范围内进行，摇摆要适度。

## 四、临床应用

本手法主要适用于腰痛患者，对于体形偏胖患者宜多用此法。

## 五、注意事项

1. 手法宜缓慢进行，不可突然快速运动。

2. 对于有腰椎后滑脱者禁用屈膝摆臀法。

3. 对于脊柱骨折，严重的髋关节、膝关节疾病影响关节活动者，禁用屈膝摆臀法。

# 第三十二节　划扼多腰（弯腰垫胸法）

## 一、定义

划扼多腰（弯腰垫胸法）是傣医与患者配合，医者双手按压分推胸背部，治疗背部伤筋疾病的一种治疗手法。

## 二、操作

取一方凳（高度大约相当于患者弯腰的高度），取方枕置于方凳上，患者俯身以胸腹部贴于方凳上，或患者俯卧于治疗床上，胸前垫枕头，全身放松，医者以双手按压分推患者胸背部。

## 三、操作要点

1. 患者取俯卧位，胸前垫枕头，使后背尽量向后。

2. 医者双手交叉，按压、分推时向头侧及骶尾部同时用力，头侧向前向下用力，骶尾部向后向下用力，按压力、分推力度适中。

### 四、临床应用

本手法主要适用于治疗胸背部筋伤。

### 五、注意事项

1. 选择的方凳高度要合适，大约相当于患者弯腰的高度。
2. 手法要注意发力的方向及力量的大小，以免手法造成其他损伤。
3. 腰背部后凸畸形、骨折、骨质疏松患者禁用弯腰垫胸法。

## 第三十三节　罕扶乐朗（天鹅浮水法）

### 一、定义

罕扶乐朗（天鹅浮水法）是医者手脚协同作用，使患者腰背部被牵拉后伸形似“天鹅浮水”的一种治疗手法。

### 二、操作

患者俯卧，全身放松，医者一足置于患者两腿间，另一足置于患者背部，双手紧拉患者双手并向后上用力拉提，脚反向用力下蹬。

### 三、操作要点

1. 医者自身体重重心应落在患者两腿间一足上。
2. 医者双手向后上拉提患者双手，置于患者背部另一足反向下蹬背部，作用力度要适中，要注意拉伸力和下蹬力的方向。

### 四、临床应用

本手法主要用于治疗下腰段和胸段病变。

### 五、注意事项

1. 要注意发力的方向及力的大小，切忌暴力，以免手法造成其他损伤。
2. 腰背部后骨折、骨质疏松患者禁用天鹅浮水法。
3. 受术者被后伸牵拉幅度不宜太大，以免引起损伤。

## 第三十四节 那么嘎安（麻油推捏诊治法）

### 一、定义

那么嘎安（麻油推捏诊治法）是以麻油（花椒浸泡）为介质，傣医以手指推捏配合钝刀叩切患者痛处的一种治疗方法。

### 二、操作

医者将麻油擦于患处，手掌紧贴于施术部位，用拇指或拇指与食指掌指关节处推捏痛处，确诊经筋阻塞部位、深浅大小、疼痛程度及放射范围后，再用钝刀叩切疼痛部位至发红发热为度。

### 三、操作要点

1. 推捏力度要适中，操作过程中力要着实平稳。
2. 钝刀叩切疼痛处要充分达到肌肉组织，使受术者产生红热效应，切忌用力过度、作用时间太长，使皮肤损伤。

### 四、临床应用

本法适用于风湿病、类风湿病、中风后遗症、老年性腰腿痛、骨关节病、皮下结节等病证。

### 五、注意事项

1. 手法要轻柔，切忌暴力，以免手法造成其他损伤。
2. 手法要以麻油为介质，不仅起到润滑皮肤、增加透热的作用；还能辅助确诊经络阻塞部位、深浅、大小、疼痛程度及放射范围。

## 第三十五节 补涛挪乐（仙人捋须法）

### 一、定义

补涛挪乐（仙人捋须法）是傣医以双手大鱼际着力，沿斜方肌从颈部推至肩峰处，状似手捋胡须，以改善患者颈肩部疼痛的一种手法。

### 二、操作

患者端坐位，操作者站于其身后，或患者俯卧位，操作者站于患者身侧，以双掌大鱼际着力，沿患侧斜方肌从颈部推至肩峰处，以解痉止痛，舒筋活络。

## 三、操作要点

1. 操作前明确诊断，明确斜方肌颈肩背部解剖位置，由颈侧推向肩部。
2. 力度均匀柔缓，深透持久，避免暴力操作。

## 四、临床应用

本法临床用于落枕、颈椎病、颈肩部肌群紧张及肩关节功能障碍等。

## 五、注意事项

1. 必要时可配合傣药劳雅打拢玫兰申（外用追风镇痛酒）外用。
2. 颈肩部带状疱疹、严重心脑血管疾病、胆囊炎等患者禁用。

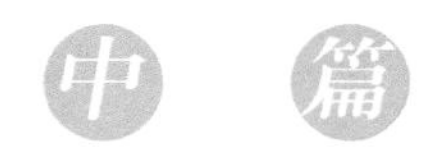

# 第五章 内科疾病

## 第一节　兵哇（感冒）

### 一、概述

兵哇（感冒），简称“哇”，临床主要表现为恶寒发热、头身疼痛、咳嗽、痰黄或白、咽痒或痛、鼻塞流涕、打喷嚏、全身不适等。根据发病的季节分为哇皇（热季感冒）、哇嘎（冷季感冒）、哇芬（雨季感冒）三季感冒，同时根据四塔辨证进一步在临床分为兵哇皇塔拢想（风塔偏盛型热季感冒）、兵哇皇塔喃软（水塔不足型热季感冒）、兵哇嘎塔菲软（火塔不足型冷季感冒）、兵哇芬塔喃想（水塔偏盛型雨季感冒）、兵哇芬塔拢塔喃软（气血不足型雨季感冒）来辨治。西医学中的普通感冒、流行性感冒及其他上呼吸道感染具有本节各型感冒特点的均可参照辨治。

### 二、外治方法

**1. 兵哇皇塔拢想（风塔偏盛型热季感冒）**

（1）罕帕雅（主症）：发热，头身痛，微恶寒，汗出，咽痛口干，咳嗽有痰色黄，鼻流脓涕，尿黄，苔薄白或微黄，三部脉（前额脉、手腕脉、足背脉）快而表浅。

（2）多雅（治法治则）：清解热风毒邪，除风化痰止咳。

（3）治疗方法

咱雅嘎（冷拖擦药物疗法）：取傣药鲜皇旧（墨旱莲）捣烂，加酒适量，拌匀将药物装入布袋内，扎紧袋口，从上到下、从前到后、从左到右，顺着人体的经筋循行路线拖擦周身或局部。

**2. 兵哇皇塔喃软（水塔不足型热季感冒）**

（1）罕帕雅（主症）：发热，头身痛，微恶风寒，少汗，五心烦热，干咳少痰，舌红少苔，脉行细而快。

（2）多雅（治法治则）：补水清热，除风化痰。

（3）治疗方法

咱雅嘎（冷拖擦药物疗法）：取傣药鲜皇旧（墨旱莲）、楠楞嘎（木蝴蝶）、宋先嘎（酢浆草）等量共捣烂，加水盐适量，将药物置入布袋内，扎紧袋口，从上到下、从前到后、从左到右，顺着人体的经筋循行路线拖擦周身或局部。

**3. 兵哇嘎塔菲软（火塔不足型冷季感冒）**

（1）罕帕雅（主症）：恶寒重发热轻，无汗，鼻塞流清涕，头痛，咳嗽，肢体酸痛，周身不适，四肢及前额摸之不温，小便清长，舌淡苔白，三部脉表浅而慢。

（2）多雅（治法治则）：除风散寒，通气止痛。

（3）治疗方法

①烘雅（熏蒸疗法）：取嘿罕盖（通血香）、叫哈荒（生藤）、沙海（香茅草）、摆管底（蔓荆叶）、摆习列（黑心树叶）、摆拢良（腊肠树叶）、芽沙板（除风草）、辛（生姜）各适量，放入容器内，待煮沸产生热气后将患者置于特制的熏蒸器（熏蒸木桶、蒸箱）内，进行全身熏蒸。

②阿雅（洗药疗法）：取摆管底（蔓荆叶）、叫哈荒（生藤）、摆拢良（腊肠树叶）、摆宾蒿（白花臭牡丹叶）、摆习列（黑心树叶）、摆娜龙（艾纳香叶）、芽沙板（除风草）、沙干（辣藤）、嘿罕盖（通血香）各适量，煎煮后取药水，放入适当的容器内，让患者全身或足部浸泡进行治疗。

③咱雅皇（热拖擦药物疗法）：取傣药叫哈荒（生藤）、摆拢良（腊肠树叶）、芽敏（艾叶）、嘿罕盖（通血香）、摆辛（姜叶）、摆嘿亮（桂叶）各等量，将药物碾成细粉装入布袋内，扎紧袋口，蒸热，或蘸热药水、药油或雅劳（药酒），从上到下、从前到后、从左到右，顺着人体的经筋循行路线拖擦周身或局部（如背部膀胱经等）。

④过（拔罐疗法）：按照操作要求，取风门、肺俞，边用雅兵哇嘎（冷感散）药棉涂搽局部，边用皮肤针叩刺皮肤，以不出血、微热、稍疼为度，同时在皮肤针刺后的部位拔罐，留罐时间为10分钟左右。

⑤剁（捶筋疗法）：以木棒、药棒、棉棒、药包，或以手握拳，顺着人体的经筋循行路线，或在穴位（如肺俞、风门）敲击。

⑥咱乎（滚热蛋除痧疗法）：煮制好的热蛋两个，趁热交替在患者头部、额部、颈部、胸部、背部、四肢、手足心依次反复滚动热熨。

**4. 兵哇芬塔喃想（水塔偏盛型雨季感冒）**

（1）罕帕雅（主症）：头昏胀，身重倦怠，身热汗多，心烦口干，胸闷欲呕，鼻流清涕，咳嗽痰多，舌淡苔白腻或黄，脉慢而无力。

（2）多雅（治法治则）：除风利水，解毒止痛。

（3）治疗方法

①烘雅（熏蒸疗法）：取傣药摆扎阿亮（紫苏叶）、嘿罕盖（通血香）、叫哈荒（生

藤）、沙海（香茅草）、芽敏（艾叶）、广哥（荆芥）各适量，共碾细粉，放入锅内，待煮沸产生热气后将患者置于特制的熏蒸器（熏蒸木桶、蒸箱）内，进行全身熏蒸。

②阿雅（洗药疗法）：取摆管底（蔓荆叶）、叫哈荒（生藤）、摆拢良（腊肠树叶）、摆宾蒿（白花臭牡丹叶）、摆习列（黑心树叶）、摆娜龙（艾纳香叶）、芽沙板（除风草）、嘿罕盖（通血香）、沙海（香茅草）各适量，煎煮后取药水，放入适当的容器内，让患者全身或足部浸泡进行治疗。

③咱雅皇（热拖擦药物疗法）：取芽敏（艾叶）、芽英热（车前草）、摆扎阿亮（紫苏叶）、摆拢良（腊肠树叶）、芽沙板（除风草）各等量，共碾细粉，将药物装入布袋内，扎紧袋口，蒸热，或蘸热药水、药油或雅劳（药酒）从上到下、从前到后、从左到右，顺着人体的经筋循行路线拖擦周身或局部治疗疾病。

④过（拔罐疗法）：按照操作要求，在背部拔排罐，留罐时间为10分钟左右。

⑤剁（捶筋疗法）：以木棒、药棒、棉棒或药包，或以手握拳，顺着人体的经筋循行路线或穴位（如肺俞、风门）敲击。

⑥呵痧（刮痧疗法）：用更方（苏木）刮片，或松木刮片、沉香刮片，或边缘光滑的汤匙、铜钱或硬币，蘸取药油、药液等润滑剂，在头、颈项、背、肘关节内侧面等部位上顺序刮拭。

**5. 兵哇芬塔拢塔喃软（气血不足型雨季感冒）**

（1）罕帕雅（主症）：恶寒发热，无汗，鼻塞流涕，头痛，周身酸楚，咳嗽痰白，咳痰无力，平素神疲体倦、乏力，舌质淡苔薄白，脉行浅而无力。

（2）多雅（治法治则）：补益气血，调平四塔。

（3）治疗方法

①阿雅（洗药疗法）：取摆沙海（香茅草叶）、摆扎阿亮（紫苏叶）、叫哈荒（生藤）、摆管底（蔓荆叶）、摆拢良（腊肠树叶）、摆宾蒿（白花臭牡丹叶）、芽沙板（除风草）、嘿罕盖（通血香）各适量，煎煮后取药水，全身或足部进行浸泡。

②咱雅皇（热拖擦药物疗法）：取芽敏（艾叶）、摆管底（蔓荆叶）、叫哈荒（生藤）、摆拢良（腊肠树叶）、摆习列（黑心树叶）、摆娜龙（艾纳香叶）、芽沙板（除风草）、嘿罕盖（通血香）各等量，碾细粉，装入布袋内，扎紧袋口，蒸热，或蘸热药水、药油或雅劳（药酒），从上到下、从前到后、从左到右，顺着人体的经筋循行路线拖擦周身或局部穴位。

## 三、注意事项

1. 治疗前须明确诊断，必要时须结合临床相应的实验室和影像检查，一旦病情加重，须进一步检查或送上级医院诊治。

2. 根据患者体质和临床分型，选用相应的治疗方法，同时遵守各类外治法的使用注意事项。

3. 感冒治疗期间，应避风寒，饮食清淡，避免剧烈运动，多饮水，多休息。

## 四、思考题

1. 兵哇（感冒）可选用哪些外治疗法?
2. 请列举兵哇芬塔喃想（水塔偏盛型雨季感冒）的两种治疗方法。
3. 兵哇（感冒）不同分型使用的外治疗法有何异同?
4. 感冒与外感咳嗽在外治疗法上有何异同?

# 第二节 唉（咳嗽）

## 一、概述

唉（咳嗽），临床主要表现为咳嗽、有痰（咳吐脓痰或清痰）或无痰，可伴发热、咽喉肿痛或喉痒、胸痛、胸闷等。按性质可分为唉哇皇（外感热咳）和唉哇嘎（外感寒咳），根据“四塔”理论在临床分为唉哇皇塔拢塔菲想（风火塔偏盛型外感热咳）、唉哇皇塔喃软（水塔不足型外感热咳）、唉哇嘎塔菲软（火塔不足型外感寒咳）、唉哇嘎塔喃想（水塔偏盛型外感寒咳）来辨治。西医学的上呼吸道感染，急性气管炎、支气管炎，慢性支气管炎、支气管扩张、肺炎等以咳嗽为主的疾病均可参照辨治。

## 二、外治方法

### （一）唉哇皇（外感热咳）

**1. 唉哇皇塔拢塔菲想（风火塔偏盛型外感热咳）**

（1）罕帕雅（主症）：咳嗽，咳吐黄痰或带血丝，伴发热，咽喉肿痛，口干唇燥，舌红苔黄腻或干燥少水，脉行快。

（2）多雅（治法治则）：除风清热，止咳化痰。

（3）治疗方法

①咱雅嘎（冷拖擦药物疗法）：取傣药楠楞嘎（木蝴蝶）、皇旧（墨旱莲）、摆皇曼（马蓝叶）鲜品各等量，共捣烂，或干品，碾细粉，装袋，扎紧袋口，蘸喃皇旧（墨旱莲汁）从上到下、从前到后、从左到右，顺着人体的经筋循行路线拖擦周身或局部。

②果雅（包药疗法）：取傣药楠楞嘎（木蝴蝶）、皇旧（墨旱莲）、摆皇曼（马蓝叶）鲜品各等量，捣烂后包敷肺俞、膻中、咳喘穴等穴。

③过（拔罐疗法）：按照操作要求，楠楞嘎（木蝴蝶）、皇旧（墨旱莲）、摆皇曼（马蓝叶）鲜品各等量捣烂取汁，边用药棉蘸取药汁涂搽患处，边用皮肤针叩刺咳喘穴、肺俞，以不出血、微热、稍疼为度，用闪火法在所刺部位拔罐，留罐 10 分钟；也可在背部拔排罐。

**2. 唉哇皇塔喃软（水塔不足型外感热咳）**

（1）罕帕雅（主症）：干咳，咳声短促，痰少黏白，或带血丝，伴发热，咽喉肿痛，口干唇燥，常伴午后潮热，手足心热，舌红少苔，脉行快而细。

（2）多雅（治法治则）：滋阴清热，止咳化痰。

（3）治疗方法

①咱雅嘎（冷拖擦药物疗法）：取傣药楠楞嘎（木蝴蝶）、皇旧（墨旱莲）、摆皇曼（马蓝叶）鲜品各等量，共捣烂，或干品，碾细粉，装袋，扎紧袋口，蘸喃皇旧（墨旱莲汁）从上到下、从前到后、从左到右，顺着背部的经筋循行路线拖擦周身或局部；或取上药捣烂包敷肺俞、膻中、咳喘穴。

②果雅（包药疗法）：按照操作要求，取傣药楠楞嘎（木蝴蝶）、皇旧（墨旱莲）、摆皇曼（马蓝叶）鲜品各等量，捣烂后包敷天突、肺俞、肾俞、太溪等穴。

③过（拔罐疗法）：按照操作要求，可在背部顺着人体的经筋循行路线拔排罐。

### （二）唉哇嘎（外感寒咳）

**1. 唉哇嘎塔菲软（火塔不足型外感寒咳）**

（1）罕帕雅（主症）：咳嗽，痰稀薄、色白，伴恶寒重，发热轻，头痛，肢节酸疼，鼻塞声重，时流清涕，喉痒，舌苔薄白而润，脉行慢。

（2）多雅（治法治则）：温散风寒，化痰止咳，除风止痛。

（3）治疗方法

①烘雅（熏蒸疗法）：取嘿罕盖（通血香）、叫哈荒（生藤）、沙海（香茅草）、摆拢良（腊肠树叶）、芽沙板（除风草）、辛（生姜）各适量，碾成细粉，装袋，每袋50g，将之置入熏蒸器的锅内，煮沸产生热气，将患者置于熏蒸器（熏蒸木桶、蒸箱）内，以药物蒸汽进行全身熏蒸。

②过（拔罐疗法）：按照操作要求，取定喘、风门和肺俞，嘿罕盖（通血香）、叫哈荒（生藤）、沙海（香茅草）、摆拢良（腊肠树叶）、芽沙板（除风草）、辛（生姜）各适量捣烂取汁，边用药棉蘸取药汁涂搽患处，边用皮肤针叩刺皮肤，以不出血、微热、稍疼为度，用闪火法在所刺部位拔罐，留罐10分钟。

③呵痧（刮痧疗法）：用更方（苏木）刮片，或松木刮片、沉香刮片、傣医特制的牛角刮片等边缘光滑而略薄的器具，蘸药酒、药油等润滑的介质，沿着背部经筋的循行线路或其他施治部位进行刮拭，直至局部出现痧斑（皮下瘀血）。

**2. 唉哇嘎塔喃想（水塔偏盛型外感寒咳）**

（1）罕帕雅（主症）：咳嗽反复发作，尤以晨起咳甚，咳声重浊，痰多、黏腻、色白，胸闷，痰出则咳缓，伴鼻塞，流清涕、色白，打喷嚏，恶寒重，四肢不温，身体困重乏力，大便时溏，舌苔白腻，脉深而慢。

（2）多雅（治法治则）：利水化湿，止咳化痰。

（3）治疗方法

①过（拔罐疗法）：按照操作要求，取定喘、风门、肺俞和脾俞，嘿罕盖（通血香）、叫哈荒（生藤）、沙海（香茅草）、芽英热（车前草）、百样解（文尚海）、芽沙板（除风草）、辛（生姜）各适量煮水，边用药棉蘸取药汁涂搽患处，边用皮肤针叩刺皮

肤，以不出血、微热、稍疼为度，用闪火法在所刺部位拔罐，留罐10分钟。

②呵痧（刮痧疗法）：用更方（苏木）刮片，或松木刮片、沉香刮片、傣医特制的牛角刮片等边缘光滑而略薄的器具，蘸药酒、药油等润滑的介质，沿着背部经筋的循行线路或其他施治部位进行刮拭，直至局部出现痧斑（皮下瘀血）。

③烘雅（熏蒸疗法）：取嘿罕盖（通血香）、叫哈荒（生藤）、沙海（香茅草）、芽英热（车前草）、百样解（文尚海）、芽沙板（除风草）、辛（生姜）各适量，碾成细粉，装袋，每袋50g，将之置入熏蒸器的锅内，煮沸产生热气，将患者置于熏蒸器（熏蒸木桶、蒸箱）内，以药物蒸汽进行全身熏蒸。

## 三、注意事项

1. 治疗前须明确诊断，必要时须结合临床相应的实验室和影像检查，如血常规、血沉、痰培养等，一旦病情加重，须进一步检查或送上级医院诊治。

2. 治疗时须根据患者的具体病证，结合患者的年龄、体质，选用相应的治疗方法。

3. 提高机体卫外功能，增强抗病能力，注意气候变化，防寒保暖，饮食不宜肥甘厚腻、辛辣、过咸，避免刺激性气体伤肺，适当参与体育锻炼，以增强体质，注意劳逸结合。

## 四、思考题

1. 唉哇皇塔拢塔菲想（风火塔偏盛型外感热咳）可选用哪些外治疗法？

2. 唉（咳嗽）在生活上、饮食上的调护有哪些？

3. 外感咳嗽与感冒在外治疗法上有何异同？

# 第三节　拢唉习火（哮喘）

## 一、概述

拢唉习火（哮喘），临床主要表现为反复咳嗽、痰多、张口抬肩、喉中有哮鸣声、喘息不得卧、呼吸急促等。根据“四塔辨证”分为拢唉习火皇塔拢塔菲想（风火塔偏盛型热喘）、拢唉习火嘎塔菲软（火塔不足型寒喘）、拢唉习火塔喃想（水塔偏盛型哮喘）、拢唉习火塔拢软（风塔不足型哮喘）四个证型。西医学的支气管哮喘、喘息性支气管炎、各型肺炎、慢性阻塞性肺疾病、心源性哮喘、重症肺结核、肺不张、硅肺、成人呼吸窘迫综合征、睡眠呼吸暂停综合征、癔症，以及其他急性肺部过敏所致的哮喘均可参照辨治。

## 二、外治方法

**1. 拢唉习火皇塔拢塔菲想（风火塔偏盛型热喘）**

（1）罕帕雅（主症）：发病突然，息粗气憋，胸闷、胸痛，咽中如窒，但喉中痰声不明显，平素多忧思抑郁，失眠、心悸，舌苔薄白，脉行有力。

（2）多雅（治法治则）：除风通气，止咳平喘。

（3）治疗方法

①沙雅（刺药疗法）：按照操作要求，取哈利（旋花茄根）、巴闷烘（苦冬瓜）、哈麻喝（洗碗叶根）各适量配制雅烘（傣药）药酒、药油或药汁，用棉签蘸取相应药酒、药油或药汁，边涂于定喘、肺俞、肾俞等穴位处，边用皮肤针等叩刺穴位局部皮肤，以有轻微疼痛、不出血为度。

②过（拔罐疗法）：按照操作要求，取定喘、风门和肺俞，哈利（旋花茄根）、巴闷烘（苦冬瓜）、哈麻喝（洗碗叶根）各适量配制雅烘（傣药）药酒，边用药棉蘸取药酒涂搽患处，边用皮肤针叩刺皮肤，以不出血、微热、稍疼为度，用闪火法在所刺部位拔罐，留罐10分钟。

**2. 拢唉习火嘎塔菲软（火塔不足型寒喘）**

（1）罕帕雅（主症）：形寒怕冷，咳喘，痰多色白或呈泡沫痰，张口抬肩，口唇青紫，遇寒加剧，胸闷气短，腰膝冷痛，舌质淡，苔白厚腻或青紫，脉行慢、无力。

（2）多雅（治法治则）：补火除痰，平喘止咳。

（3）治疗方法

①果雅（包药疗法）：按照操作要求，取傣药景郎（黑种草子）一枚，贴于背部（定喘、肺俞、肾俞等穴），每天换药1次，连贴7天。

②咱雅皇（热拖擦药物疗法）：取傣药叫哈荒（生藤）、摆拢良（腊肠树叶）、芽敏（艾叶）、嘿罕盖（通血香）、摆辛（姜叶）、摆嘿亮（桂叶）各等量，将药物碾成细粉装入布袋内，扎紧袋口，蒸热，或蘸热药水、药油或雅劳（药酒），从上到下、从前到后、从左到右，顺着人体的经筋循行路线拖擦周身或局部（如背部膀胱经等）。

**3. 拢唉习火塔喃想（水塔偏盛型哮喘）**

（1）罕帕雅（主症）：胸部满闷，短气喘息，咳喘痰多、色白黏腻，恶心欲呕，倦怠乏力，舌质淡苔白腻，脉行慢。

（2）多雅（治法治则）：利水祛痰，平喘止咳。

（3）治疗方法

①沙雅（刺药疗法）：按照操作要求，取哈利（旋花茄根）、巴闷烘（苦冬瓜）、哈麻喝（洗碗叶根）各适量配制雅烘（傣药）药酒、药油或药汁，用棉签蘸取相应药酒、药油或药汁，边涂于定喘、肺俞、肾俞等穴位处，边用皮肤针等叩刺穴位局部皮肤，以有轻微疼痛、不出血为度。

②阿雅（洗药疗法）：按照操作要求，取摆扎阿亮（紫苏叶）、楠埋丁别（灯台树皮）、皇旧（墨旱莲）、芽英热（车前草）、荒嫩（薄荷）各适量，将煎煮后药液置于相应的容器内，待温度适中后，让患者全身或足部浸泡半小时。

**4. 拢唉习火塔拢软（风塔不足型哮喘）**

（1）罕帕雅（主症）：胸部满闷，短气喘息，气怯声低，喉有鼾声，吐痰稀薄，咳声低弱，自汗畏风，舌质淡苔薄白，脉行无力。

（2）多雅（治法治则）：补气祛痰，平喘止咳。

（3）治疗方法

①果雅（包药疗法）：按照操作要求，取嘿罕盖（通血香）、叫哈荒（生藤）、沙海（香茅草）、辛（生姜）各适量，碾细粉，加喃皇旧（墨旱莲汁）炒热后，外敷胃脘部、足底部。

②过（拔罐疗法）：按照操作要求，在背部定喘、肺俞、脾俞、肾俞等穴位处拔罐，留罐10分钟。

## 三、注意事项

1. 治疗前须明确诊断，必要时须结合临床相应的实验室和影像检查，如血液检查、X线检查等，一旦病情加重，须进一步检查或送上级医院诊治。

2. 根据患者体质和临床分型，选用相应的治疗方法，同时遵守各类外治法的使用注意事项。

3. 注意保暖，防止感冒，根据身体状况适当进行体育锻炼，饮食宜清淡，劳逸适当。

## 四、思考题

1. 拢唉习火皇塔拢塔菲想（风火塔偏盛型热喘）可选用哪些外治疗法？

2. 拢唉习火塔喃想（水塔偏盛型哮喘）选用沙雅（刺药疗法）如何操作？

3. 拢唉习火（哮喘）进行外治疗法后在生活上、饮食上的调护有哪些？

# 第四节　拢贺接办留（偏头痛）

## 一、概述

拢贺接办留（偏头痛），临床主要表现为单侧或两侧头痛剧烈，遇情绪波动或冷、热刺激可诱发或加剧，反复发作，时轻时重。根据“四塔辨证”在临床分为拢贺接办留皇塔拢塔菲想（风火塔偏盛型热性偏头痛）、拢贺接办留嘎塔菲塔拎软（火土塔不足型寒性偏头痛）、拢贺接办留塔拢塔喃想（风水塔偏盛型偏头痛）、拢贺接办留勒巴（瘀血阻滞型偏头痛）四个证型来辨治。西医学中血管神经性头痛等均可参照治疗。

## 二、外治方法

**1. 拢贺接办留皇塔拢塔菲想（风火塔偏盛型热性偏头痛）**

（1）罕帕雅（主症）：单侧或两侧头痛剧烈，遇情绪波动或热刺激可诱发或加剧，反复发作，时轻时重。同时可见面红目赤，烦躁不安，失眠多梦，口臭而干苦，喜冷饮，小便短黄，大便干结，舌质红，苔黄厚腻或干燥，脉行快。

（2）多雅（治法治则）：清火泄热，除风止痛。

（3）治疗方法

①闭（捏按法）：按操作要求，取毫命（姜黄）100g，加酒500mL，浸泡1个月后，再取药酒，涂搽于疼痛部位，用拇指和示指或其余四指对称性用力，夹持提起治疗部位的皮肤，向前捻搓，放松的同时利用拇指或示指、掌根向下缓慢按压、揉按，推拿全头和背部。

②过（拔罐疗法）：按照操作要求，取太阳穴或局部阿是穴，边用药棉蘸取毫命（姜黄）药酒涂搽，边用皮肤针叩刺皮肤，以不出血、微热、稍疼为度，用闪火法在所刺部位拔罐，留罐10分钟。

**2. 拢贺接办留嘎塔菲塔拎软（火土塔不足型寒性偏头痛）**

（1）罕帕雅（主症）：单侧或两侧头痛剧烈，遇寒冷刺激可诱发或加剧，反复发作，时轻时重。同时可见周身困乏，精神不振，头重眩晕，肩背酸痛，饮食不佳，口淡乏味，小便清长，大便溏，舌质淡，苔白厚腻，脉行慢而无力。

（2）多雅（治法治则）：补火除寒，通血止痛。

（3）治疗方法

①烘雅（熏蒸疗法）：按照操作要求，取摆管底（蔓荆叶）、叫哈荒（生藤）、摆拢良（腊肠树叶）、摆宾蒿（白花臭牡丹叶）、摆习列（黑心树叶）、摆娜龙（艾纳香叶）、芽沙板（除风草）、沙干（辣藤）、嘿罕盖（通血香）、该嘿（吊吊香）、罕好帕（石菖蒲）、哈嘿别龙（葛根）、辛（生姜）、罕好喃（水菖蒲）各适量，放入容器内，待煮沸产生热气后将患者置于特制的熏蒸器（熏蒸木桶、蒸箱）内，进行全身熏蒸。

②闭（捏按法）：按照操作要求，取鲜喃皇旧（墨旱莲汁）、毫命（姜黄）、喃辛（姜汁）、劳（酒）各100mL，混匀，涂搽于疼痛部位，用拇指和示指或其余四指对称性用力，夹持提起治疗部位的皮肤向前捻搓，放松的同时利用拇指或示指、掌根向下缓慢按压、揉按，推拿全头和背部。

③皇登（捶打疗法）：以木棒、药棒、棉棒、药包，或以手握拳，根据疼痛所在部位，顺着人体的经筋循行路线敲击。

**3. 拢贺接办留塔拢塔喃想（风水塔偏盛型偏头痛）**

（1）罕帕雅（主症）：头痛如裹，肢体困重，胸闷，同时可见周身困乏，精神不振，头重眩晕，饮食不佳，口淡乏味，小便清长，大便溏薄，舌质淡，苔白腻，脉行慢而无力。

（2）多雅（治法治则）：利水化湿，除风止痛。

（3）治疗方法

①咱雅皇（热拖擦药物疗法）：按照操作要求，取芽敏（艾叶）、皇旧（墨旱莲）各适量，将药物碾成细粉装入布袋内，扎紧袋口，蒸热，或蘸热药水、药油或雅劳（药酒），从上到下、从前到后、从左到右，根据疼痛所在部位，顺着人体的经筋循行路线拖擦周身或局部。

②剁（捶筋疗法）：以木棒、药棒、棉棒、药包，或以手握拳，顺着人体的经筋循行路线或在穴位（如百会、风门）敲击。

**4. 拢贺接办留勒巴（瘀血阻滞型偏头痛）**

（1）罕帕雅（主症）：头痛经久不愈，痛有定处，固定不移，痛如锥刺或头部有外伤史，舌质紫暗或有瘀点，苔薄白，脉行不畅。

（2）多雅（治法治则）：通气活血，化瘀止痛。

（3）治疗方法

①过（拔罐疗法）：按照操作要求，用棉签蘸取相应药酒、药油或药汁，涂于疼痛部位，同时运用皮肤针叩刺或采血针点刺后拔罐，留罐10分钟。

②沙雅（刺药疗法）：按照操作要求，取嘿罕盖（通血香）、更方（苏木）、贺波亮（小红蒜）、罗罕（红花）各适量配制雅烘（傣药）药酒、药油或药汁，用棉签蘸取相应药酒、药油或药汁，边涂于疼痛部位，边用皮肤针等叩刺穴位局部皮肤，以有轻微疼痛、不出血为度。

## 三、注意事项

1. 治疗前须明确诊断，必要时须结合临床相应的实验室和影像检查，如脑电图、经颅多普勒，颅脑CT、MRI等，一旦病情加重，须进一步检查或送上级医院诊治。

2. 根据患者体质和临床分型，选用相应的治疗方法，同时遵守各类外治法的使用注意事项。

3. 注意休息，保持环境安静，光线不宜过强，保持情绪舒畅，避免精神刺激，参加体育锻炼，增强体质。

## 四、思考题

1. 拢贺接办留皇塔拢塔菲想（风火塔偏盛型热性偏头痛）可选用哪些外治方法？

2. 拢贺接办留嘎塔菲塔拎软（火土塔不足型寒性偏头痛）选用烘雅（熏蒸疗法）应如何操作？

3. 拢贺接办留（偏头痛）不同分型使用的外治疗法有何异同？

# 第五节　暖冒拉（失眠）

## 一、概述

暖冒拉（失眠），临床主要表现为失眠多梦，伴头昏头晕、精神不振，或五心烦热、心悸气短等。根据“四塔辨证”在临床分为暖冒拉塔拢塔菲想（风火塔偏盛型失眠）、暖冒拉塔拢软（风塔不足型失眠）来辨治。西医学的神经衰弱、高血压、脑动脉硬化、更年期综合征及某些精神疾病等，凡有失眠表现者，均可参考辨治。

## 二、外治方法

**1. 暖冒拉塔拢塔菲想（风火塔偏盛型失眠）**

（1）罕帕雅（主症）：头晕头胀、目赤耳鸣，心慌心悸、失眠多梦、胸部闷胀、食欲下降，大小便次数增多，舌质红少苔，脉行快。

（2）多雅（治法治则）：除风理气，清心安神。

（3）治疗方法

①闭（捏按法）：按照操作要求，取喃皇旧（墨旱莲汁）、喃皇曼（马蓝汁）混匀，手指蘸取药汁，用拇指和示指或其余四指对称性用力，夹持提起治疗部位的皮肤，向前捻搓，放松的同时利用拇指或示指、掌根向下缓慢按压、揉按，推拿全头和背部。

②过（拔罐疗法）：用棉签蘸取相应药酒、药油或药汁，涂于背部肝俞、心俞处，同时运用皮肤针叩刺，或采血针点刺后拔罐，留罐10分钟。

**2. 暖冒拉塔拢软（风塔不足型失眠）**

（1）罕帕雅（主症）：失眠多梦，心慌心悸，面色苍白，神差，周身酸软乏力，气短胸闷，舌淡白，苔薄白，脉弱无力。

（2）多雅（治法治则）：补气活血，补血养心。

（3）治疗方法

①爹拥（按揉法）：按照操作要求，取喃辛（姜汁），拇指蘸取药水，以指腹为着力面，垂直用力作用于安眠、四神聪、心俞等穴位，同时做带动皮肤的回旋动作。

②烘雅（熏蒸疗法）：按照操作要求，取锅麻过（嘎哩啰果核）、沙英（甘草）、故罕（当归藤）、更方（苏木）各适量，放入容器内，待煮沸产生热气后将患者置于特制的熏蒸器（熏蒸木桶、蒸箱）内，进行全身熏蒸。

## 三、注意事项

1. 治疗前须明确诊断，必要时须结合临床相应的实验室和影像检查。临床采用多导睡眠图检查：平均睡眠潜伏时间延长（长于30分钟）、实际睡眠时间减少（每夜不足6.5小时）、觉醒时间增多（每夜超过30分钟），一旦病情加重，须进一步检查，或送上级医院诊治。

2. 根据患者体质和临床分型，选用相应的治疗方法，同时遵守各类外治法的使用注意事项。

3. 重视精神调摄，讲究睡眠卫生，建立有规律的作息制度，从事适当的体育锻炼，增强体质，促进身心健康。

## 四、思考题

1. 暖冒拉塔拢塔菲想（风火塔偏盛型失眠）可选用哪些外治疗法？

2. 暖冒拉塔拢软（风塔不足型失眠）选用爹拥（按揉法）如何操作？

3. 暖冒拉（失眠）进行外治后在生活上、饮食上的调护有哪些？

4. 失眠与偏头痛在外治法上有何异同？

# 第六节 拢匹巴母（癫痫）

## 一、概述

拢匹巴母（癫痫），临床主要表现为突然昏倒、不省人事，醒后如常人，常反复发作。根据“四塔”理论在临床分为拢匹巴母皇（风火痰热偏盛型癫痫）、拢匹巴母嘎（冷风寒湿偏盛型癫痫）、拢匹巴母勒拢软（气血不足型癫痫）三个证型，与西医学所称的癫痫基本相同，无论原发性癫痫或继发性癫痫均可参照辨治。

## 二、外治方法

**1. 拢匹巴母皇（风火痰热偏盛型癫痫）**

（1）罕帕雅（主症）：突然昏倒，不省人事，面红目赤，双目上翻，口眼㖞斜，口吐白沫，喉中痰鸣，发出异常吼叫声，并见四肢抽搐，双拳紧握，醒后如常人，舌质红，苔黄厚腻，脉行快、有力。

（2）多雅（治法治则）：清火化痰，清心开窍，解痉止痫。

（3）治疗方法

①烘雅（熏蒸疗法）：按照操作要求，取嘿罕盖（通血香）、叫哈荒（生藤）、沙海（香茅草）、摆管底（蔓荆叶）、摆习列（黑心树叶）、摆拢良（腊肠树叶）、芽沙板（除风草）、辛（生姜）各适量，放入容器内，待煮沸产生热气后将患者置于特制的熏蒸器（熏蒸木桶、蒸箱）内，进行全身熏蒸。

②沙雅（刺药疗法）：按照操作要求，取嘿罕盖（通血香）、邓嘿罕（定心藤）、楠晚（三丫苦）、哈芽拉勐囡（决明根）、哈罕满龙（大拔毒散根）各适量配制雅烘（傣药）药酒、药油或药汁，用棉签蘸取相应药酒、药油或药汁，边涂于水沟、内关、太冲等穴位处，边用皮肤针等叩刺穴位局部皮肤，以有轻微疼痛、不出血为度。

③皇登（捶打疗法）：以木棒、药棒、棉棒、药包，或以手握拳，顺着人体的经筋循行路线敲击。

**2. 拢匹巴母嘎（冷风寒湿偏盛型癫痫）**

（1）罕帕雅（主症）：突然昏倒，不省人事，面色苍白，双目上翻，口唇青紫，口眼㖞斜，口吐白沫，口中发出异常叫声，四肢抽搐，双拳紧握，醒后如常人，形寒怕冷，遇寒则频频发作，舌质淡，苔白腻，脉行慢、无力。

（2）多雅（治法治则）：补火除寒，解痉止痫。

（3）治疗方法

①暖雅（睡药疗法）：按照操作要求，取沙海（香茅草）、摆扎阿亮（紫苏叶）、沙勐拉（藿香）、沙海藤（山鸡椒）、摆莫哈爹（小驳骨叶）、摆拢良（腊肠树叶）、摆保龙（光叶巴豆叶）、摆管底（蔓荆叶）、皇旧（墨旱莲）、皇曼（马蓝）各适量，切碎，置于锅内加水、劳（酒）炒热或蒸热，取出平摊于睡药床上，加劳（酒）充分拌匀（取出一

半备用），用纱布覆盖于热药上，待温度适中时令患者睡于药上，用纱布盖于患者身上，再将余药覆盖于患部或全身（除头颅外）接受治疗。

②烘雅（熏蒸疗法）：按照操作要求，取摆扎阿亮（紫苏叶）、怀免王（白钩藤）、嘿罕盖（通血香）、叫哈荒（生藤）、沙海（香茅草）、摆拢良（腊肠树叶）、芽沙板（除风草）、辛（生姜）各适量，放入容器内，待煮沸产生热气后将患者置于特制的熏蒸器（熏蒸木桶、蒸箱）内，进行全身熏蒸。

③沙雅（刺药疗法）：按照操作要求，取比比亮（红花丹）、哈抱囡（中华巴豆根）、竹扎令（宽筋藤）、罕好喃（水菖蒲）、辛蒋（小姜）各适量配制雅烘（傣药）药酒、药油或药汁，用棉签蘸取相应药酒、药油或药汁，边涂于水沟、内关、太冲等穴位处，边用皮肤针等叩刺穴位局部皮肤，以有轻微疼痛、不出血为度。

④皇登（捶打疗法）：以木棒、药棒、棉棒、药包，或以手握拳，顺着人体的经筋循行路线敲击。

**3. 拢匹巴母勒拢软（气血不足型癫痫）**

（1）罕帕雅（主症）：形瘦体弱，少气懒言，突然昏倒，不省人事，面色苍白，双目上翻，口唇青紫，口眼㖞斜，口吐白沫，口中发出异常叫声，四肢抽搐，双拳紧握，醒后如常人，频频发作，舌质淡，苔白腻，脉行深、慢、无力。

（2）多雅（治法治则）：调补“四塔”，养血除风。

（3）治疗方法

①暖雅（睡药疗法）：按照操作要求，取摆宾蒿（白花臭牡丹叶）、摆宾亮（红花臭牡丹叶）、摆莫哈爹（小驳骨叶）、摆拢良（腊肠树叶）、摆保龙（光叶巴豆叶）、摆管底（蔓荆叶）、皇旧（墨旱莲）各适量，切碎，置于锅内加水、劳（酒）炒热或蒸热，取出平摊于睡药床上，加劳（酒）充分拌匀（取出一半备用），用纱布覆盖于热药上，待温度适中时令患者睡于药上，用纱布盖于患者身上，再将余药覆盖于患部或全身（除头颅外）。

②烘雅（熏蒸疗法）：按照操作要求，取嘿涛勒（鸡血藤）、嘿亮龙（大血藤）、嘿罕盖（通血香）、叫哈荒（生藤）、沙海（香茅草）、摆拢良（腊肠树叶）、芽沙板（除风草）、辛（生姜）各适量，放入容器内，待煮沸产生热气后将患者置于特制的熏蒸器（熏蒸木桶、蒸箱）内，进行全身熏蒸。

③果雅（包药疗法）：按照操作要求，取芽楠嫩（荷包山桂花）、芽把路（麦冬）、故罕（当归藤）、嘿涛勒（鸡血藤）、嘿亮龙（大血藤）鲜品等量，捣烂后包敷印堂、太冲、心俞、脾俞等穴。

## 三、注意事项

1. 治疗前须明确诊断，必要时须结合临床相应的实验室和影像检查，常规脑电图或诱发试验脑电图可见癫痫波型，一旦病情加重，须进一步检查，或送上级医院诊治。

2. 根据患者体质和临床分型，选用相应的治疗方法，同时遵守各类外治法的使用注意事项。

3. 加强护理，预防意外，加强休止期治疗，预防再发，注意调补，饮食清淡，少食肥甘厚腻之品，保证充足的睡眠。

## 四、思考题

1. 拢匹巴母勒拢软（气血不足型癫痫）可选用哪些外治疗法？
2. 拢匹巴母嘎（冷风寒湿偏盛型癫痫）选用暖雅（睡药疗法）的注意事项有哪些？
3. 拢匹巴母（癫痫）进行外治后，生活上、饮食上的调护有哪些？
4. 癫痫与中风后遗症如何鉴别？

# 第七节　接崩（胃痛）

## 一、概述

接崩（胃痛），临床主要表现为胃脘部胀痛、隐痛或刺痛，空腹、饭后或遇寒（热）发作或加剧，嗳气或呃逆频频，恶心呕吐、饮食不佳或厌食等。根据“四塔”理论将接崩（胃痛）分为接崩嘎塔菲塔拎软（火土塔不足型寒性胃痛）、接崩皇塔喃软（水塔不足型热性胃痛）、接崩皇塔拢塔菲想（风火塔偏盛型热性胃痛）、接崩勒巴（瘀血阻滞型胃痛）四个证型。西医学的慢性胃炎、胃窦炎、胃溃疡、十二指肠溃疡、胃癌等均可参照辨治。

## 二、外治方法

**1. 接崩短嘎塔菲塔拎软（火土塔不足型寒性胃痛）**

（1）罕帕雅（主症）：胃脘隐痛，形瘦面白，口泛清水，饮食不佳，恶心呕吐，嗳气呃逆，少气懒言，腹痛腹泻，遇寒发作或加剧，舌苔白厚腻，脉行慢。

（2）多雅（治法治则）：补土健胃，除寒止痛。

（3）治疗方法

①呵痧（刮痧疗法）：按照操作要求，用更方（苏木）刮片，或松木刮片、沉香刮片、傣医特制的牛角刮片等边缘光滑而略薄的器具，蘸取喃辛（姜汁），沿着胃脘部及经筋的循行线路进行刮拭，直至局部出现痧斑（皮下瘀血）。

②果雅（包药疗法）：按照果雅（包药疗法）的操作要求，取毫命（姜黄）、晚害闹（莪术）、干姜、皇旧（墨旱莲）、麻娘（砂仁）、芽敏（艾叶）各适量，捣烂后包敷中脘、天枢、足三里等穴。

**2. 接崩皇塔喃软（水塔不足型热性胃痛）**

（1）罕帕雅（主症）：胃脘灼热、疼痛、䐜胀，消谷善饥，恶心呕吐，胃中嘈杂，口干苦，喜冷饮，空腹痛剧，大便硬结难下，小便短黄，舌苔黄燥，脉行快。

（2）多雅（治法治则）：补水清火，行气止痛。

（3）治疗方法

①果雅（包药疗法）：按照操作要求，取荒嫩（薄荷）、毫命（姜黄）、晚害闹（莪术）、习高（石膏）、借蒿（芒硝）、芽敏（艾叶）各等量，捣烂，加醋或喃皇旧（墨旱莲汁）拌匀后包敷中脘、天枢、足三里等穴。

②摩（摩法）：取鲜喃皇旧（墨旱莲汁）、喃毫命（姜黄汁）、喃辛（姜汁）共混合，涂搽于胃脘部，用掌面贴附于胃脘部，以腕关节连同前臂做有规律的环形摩动。

③呵痧（刮痧疗法）：按照操作要求，用更方（苏木）刮片，或松木刮片、沉香刮片、傣医特制的牛角刮片等边缘光滑而略薄的器具，蘸取鲜喃皇旧（墨旱莲汁）、鲜喃辛（姜汁）、鲜喃毫命（姜黄汁）共混合，沿着胃脘部及经筋的循行线路进行刮拭，直至局部出现痧斑（皮下瘀血）。

**3. 接崩皇塔拢塔菲想（风火塔偏盛型热性胃痛）**

（1）罕帕雅（主症）：胃脘疼痛，呈周期性发作，食后胃脘膜胀明显，泛吐酸水，嗳气频频，口苦口臭，大便干结，或解柏油样大便，舌质红，脉快。

（2）多雅（治法治则）：调补塔拎（土塔），清火解毒，凉血止血。

（3）治疗方法

①果雅（包药疗法）：按照操作要求，取宋拜（蛇藤）、芽赶转（重楼）、摆埋丁别（灯台叶）、毫命（姜黄）、晚害闹（莪术）、莫来（瓜蒌）、借蒿（芒硝）、荒嫩（薄荷）、芽敏囡（青蒿）、皇旧（墨旱莲）、摆皇曼（马蓝叶）、咪火蛙（山大黄）、习高（石膏）各适量，碾细粉，加喃皇旧（墨旱莲汁）拌匀后包敷中脘、天枢、足三里等穴。

②摩（摩法）：取鲜喃皇旧（墨旱莲汁）、喃毫命（姜黄汁）、喃辛（姜汁）、喃吻牧（苦藤汁）、鲜喃帕利（大苦凉菜汁）共混合，涂搽于胃脘部，用掌面贴附于胃脘部，以腕关节连同前臂做有规律的环形摩动。

③沙雅（刺药疗法）：按照操作要求，取荒嫩（薄荷）、芽敏囡（青蒿）、皇旧（墨旱莲）各适量配制雅烘（傣药）药酒、药油或药汁，用棉签蘸取相应药酒、药油或药汁，边涂于膈俞、三阴交、内庭、曲池等穴位处，边用皮肤针等叩刺穴位局部皮肤，以有轻微疼痛、不出血为度。

**4. 接崩勒巴（瘀血阻滞型胃痛）**

（1）罕帕雅（主症）：胃脘部疼痛，痛如针刺，痛处固定、拒按，饮食不佳，恶心呕吐，嗳气频频，舌质紫暗或有瘀斑，脉行不畅。

（2）多雅（治法治则）：温通气血，健胃止痛。

（3）治疗方法

①摩（摩法）：取鲜喃摆更方（苏木叶汁）、喃皇旧（墨旱莲汁）、喃毫命（姜黄汁）、喃辛（姜汁）、鲜喃贺波亮（小红蒜汁）共混合涂搽于胃脘部，用掌面贴附于胃脘部，以腕关节连同前臂做有规律的环形摩动。

②果雅（包药疗法）：按照操作要求，取贺姑（九翅豆蔻根）、贺嘎（傣草蔻根）、嘿罕盖（通血香）、毫命（姜黄）、贺罗呆亨（黄姜）、贺波亮（小红蒜）共碾细粉，加醋、酒适量，炒热，包敷中脘、天枢、足三里等穴。

③沙雅（刺药疗法）：按照操作要求，取嘿罕盖（通血香）、毫命（姜黄）、贺罗呆

亨（黄姜）、匹囡（胡椒）各适量配制雅烘（傣药）药酒、药油或药汁，用棉签蘸取相应药酒、药油或药汁，边涂于膈俞、三阴交等穴位处，边用皮肤针等叩刺穴位局部皮肤，以有轻微疼痛、不出血为度。

## 三、注意事项

1. 治疗前须明确诊断，必要时须结合临床相应的实验室和影像检查，如胃镜、X线钡餐、大便潜血等，一旦病情加重，须进一步检查或送上级医院诊治。

2. 根据患者体质和临床分型，选用相应的治疗方法，同时遵守各类外治法的使用注意事项。

3. 重视精神与饮食的调摄，养成有规律的生活和饮食习惯，忌暴饮暴食、饥饱不均，进食宜细嚼慢咽，尽量避免进食浓茶、咖啡和辛辣食物。

## 四、思考题

1. 接崩（胃痛）可选用哪些外治疗法？

2. 接崩勒巴（瘀血阻滞型胃痛）选用果雅（包药疗法）有哪些注意事项？

3. 接崩（胃痛）进行外治后，生活上、饮食上的调护有哪些？

# 第八节　接短（腹痛）

## 一、概述

接短（腹痛），临床主要表现为胃脘以下、耻骨毛际以上部位发生疼痛。根据“四塔”理论分为接短嘎塔菲软（火塔不足型寒性腹痛）、接短皇塔菲想（火塔偏盛型热性腹痛）、接短勒拢巴（气滞血瘀型腹痛）三个证型。西医学的急慢性胰腺炎、胃肠痉挛、不完全性肠梗阻、结核性腹膜炎、腹型过敏性紫癜、肠易激综合征、消化不良性腹痛等病，以腹痛为主要表现，并能排除外科、妇科疾病时，均可参照本节辨治。

## 二、外治方法

**1. 接短嘎塔菲软（火塔不足型寒性腹痛）**

（1）罕帕雅（主症）：腹痛急起，剧烈拘急，得温痛减，遇寒尤甚，恶寒身蜷，手足不温，口淡不渴，小便清长，大便自可，舌苔薄白，脉深而慢。

（2）多雅（治法治则）：补火除寒，健胃止痛。

（3）治疗方法

①果雅（包药疗法）：按照操作要求，取鲜芽敏（艾叶）、鲜毫命（姜黄）、鲜晚害闹（莪术）、辛（生姜）各适量，捣烂，加酒、喃皇旧（墨旱莲汁）适量，炒热包敷于腹部疼痛部位。

②烘雅管（烟熏疗法）：按照操作要求，取芽敏（艾叶）、摆扎阿亮（紫苏叶）、摆

毫命（姜黄叶）等量，研磨成药绒后，置于烟熏勺内，点燃，使之产生药烟，左右上下摆动烟熏勺，熏烤腹部。

③摩（摩法）：取喃毫命（姜黄汁）、喃辛（姜汁）共混合，涂搽于腹部疼痛部位，用掌面贴附于腹部疼痛部位，以腕关节连同前臂做有规律的环形摩动。

**2. 接短皇塔菲想（火塔偏盛型热性腹痛）**

（1）罕帕雅（主症）：腹部胀痛，痞满拒按，得热痛增，胸闷不舒，烦渴喜冷饮，身热自汗，小便短赤，大便秘结，或溏滞不爽，舌苔黄燥或黄腻，脉快。

（2）多雅（治法治则）：清火解毒，行气止痛。

（3）治疗方法

①果雅（包药疗法）：按照操作要求，取鲜晚害闹（莪术）、鲜摆皇曼（马蓝叶）、摆皇丈（火焰花叶）各适量，捣烂，加喃皇旧（墨旱莲汁）、淘米水适量，炒热，包敷于腹部疼痛部位。

②摩（摩法）：取鲜喃皇旧（墨旱莲汁）、喃毫命（姜黄汁）、喃辛（姜汁）、喃吻牧（苦藤汁）、鲜喃帕利（大苦凉菜汁）共混合，涂搽于腹部疼痛部位，用掌面贴附于腹部疼痛部位，以腕关节连同前臂做有规律的环形摩动。

③沙雅（刺药疗法）：按照操作要求，取荒嫩（薄荷）、芽敏囡（青蒿）、皇旧（墨旱莲）各适量配制雅烘（傣药）药酒、药油或药汁，用棉签蘸取相应药酒、药油或药汁，边涂于膈俞、三阴交等穴位处，边用皮肤针等叩刺穴位局部皮肤，以有轻微疼痛、不出血为度。

**3. 接短勒拢巴（气滞血瘀型腹痛）**

（1）罕帕雅（主症）：腹痛如锥刺，痛势较剧，腹内或有结块，痛处固定而拒按，经久不愈，舌质紫暗或有瘀斑，脉行不畅。

（2）多雅（治法治则）：活血化瘀，行气止痛。

（3）治疗方法

①爹拥（按揉法）：按照操作要求，取鲜摆更方（苏木叶）、贺波亮（小红蒜）、鲜芽敏（艾叶）、鲜宋先嘎（酢浆草）、鲜毫命（姜黄）、鲜晚害闹（莪术）、鲜摆皇曼（马蓝叶）、摆皇丈（火焰花叶），共捣烂取汁，加醋调匀涂于痛处皮肤，以拇指为着力面，垂直用力作用于阿是穴，同时做带动皮肤的回旋动作。

②果雅（包药疗法）：按照操作要求，取文尚海（百样解）、尖亮（降香黄檀）、嘿罕盖（通血香）各30g，捣烂，炒热包敷于腹部疼痛部位。

③沙雅（刺药疗法）：按照操作要求，取吻牧（苦藤）、嘿罕盖（通血香）、贺姑（九翅豆蔻根）、毫命（姜黄）、贺罗呆亨（黄姜）各适量配制雅烘（傣药）药酒、药油或药汁，用棉签蘸取相应药酒、药油或药汁，边涂于膈俞等穴位处，边用皮肤针等叩刺穴位局部皮肤，以有轻微疼痛、不出血为度。

## 三、注意事项

1. 治疗前须明确诊断，必要时须结合临床相应的实验室和影像检查，如腹部X线、

B超、结肠镜。一旦病情加重，须进一步检查，或送上级医院诊治。

2. 根据患者体质和临床分型，选用相应的治疗方法，同时遵守各类外治法的使用注意事项。

3. 平素注意饮食，进食易消化、富有营养的食品，忌暴饮暴食及食生冷、不洁之食物。

## 四、思考题

1. 接短（腹痛）可选用哪些外治疗法？
2. 请列举接短勒拢巴（气滞血瘀型腹痛）的两种治疗方法。
3. 腹痛进行外治法治疗后在生活上、饮食上的调护有哪些？

# 第九节　拢胖腊里（便秘）

## 一、概述

拢胖腊里（便秘），临床主要表现为大便次数减少，超过两天以上，粪便干燥坚硬，排便艰涩不畅，或排便时间延长，或大便秘结不通。根据“四塔”理论分为拢胖腊里皇塔菲想（火塔偏盛型热秘）、拢胖腊里嘎塔菲塔拎软（火土塔不足型寒秘）、拢胖腊里塔拢软（气不足型便秘）、拢胖腊里勒软（血不足型便秘）、拢胖腊里拢巴（气不通型便秘）五个证型。西医学的功能性便秘、肠易激综合征型便秘、肠炎恢复期之便秘、药物性便秘、内分泌及代谢性疾病所致的便秘等均可参照辨治。

## 二、外治方法

**1. 拢胖腊里皇塔菲想（火塔偏盛型热秘）**

（1）罕帕雅（主症）：大便干燥，数日不行，面红身热，腹部疼痛、胀满不适，口臭咽干，心烦易怒，小便短赤，舌质红，苔黄厚、干燥，脉快。

（2）多雅（治法治则）：清火解毒，通便泻下。

（3）治疗方法

①果雅（包药疗法）：按照操作要求，取咪火蛀（山大黄）、摆嘛夯宋（酸角叶）各适量，捣烂后，包敷天枢、支沟、大肠俞等穴。

②摩（摩法）：取鲜嘿多吗（鸡屎藤）、借蒿（芒硝）、咪火蛀（山大黄）汁共混合，涂搽于腹部，用掌面贴附于腹部，以腕关节连同前臂做有规律的环形摩动。

③爹拥（按揉法）：按照操作要求，取咪火蛀（山大黄）汁，拇指蘸取药汁，以指腹为着力面，垂直用力作用于天枢、支沟、大肠俞等穴位，同时做带动皮肤的回旋动作。

**2. 拢胖腊里嘎塔菲塔拎软（火土塔不足型寒秘）**

（1）罕帕雅（主症）：形寒怕冷，口吐清水，饮食不佳，脘腹疼痛，大便硬结难下，或如羊屎状，矢气频频，舌淡苔白厚腻，脉行慢。

（2）多雅（治法治则）：温补塔菲（火塔），泻下通便。

（3）治疗方法

①果雅（包药疗法）：按照操作要求，取哈麻喝布（刺黄茄根）、灶心灰、雅叫哈顿散（五宝药散）各适量，捣烂，加水酒适量，炒热，包敷天枢、支沟、大肠俞等穴。

②烘雅管（烟熏疗法）：按照操作要求，取芽敏（艾叶）、摆扎阿亮（紫苏叶）、摆毫命（姜黄叶）各等量，研磨成药绒后，置于烟熏勺内，点燃，使之产生药烟，左右上下摆动烟熏勺，熏烤腹部。

③摩（摩法）：按照操作要求，取喃辛（姜汁）涂搽于腹部，用掌面贴附于腹部，以腕关节连同前臂做有规律的环形摩动。

**3. 拢胖腊里塔拢软（气不足型便秘）**

（1）罕帕雅（主症）：形瘦体弱，乏力气短，饮食不佳，脘腹饱胀，嗳气，大便数日不解，下腹硬满疼痛，舌淡苔白，脉行不畅、细弱。

（2）多雅（治法治则）：调补塔拢（风塔），行气通便。

（3）治疗方法

①爹拥（按揉法）：按照操作要求，取喃辛（姜汁）涂搽于腹部，以拇指为着力面，垂直用力作用于气海、关元、天枢等穴位，同时做带动皮肤的回旋动作。

②果雅（包药疗法）：按照操作要求，取芽楠嫩（荷包山桂花）、麻尖（肉豆蔻）、芽拉勐囡（草决明）各适量，捣烂，加热包敷于天枢、支沟、大肠俞等穴。

③摩（摩法）：按照操作要求，取喃辛（姜汁）涂搽于腹部，用掌面贴附于腹部，以腕关节连同前臂做有规律的环形摩动。

④烘雅管（烟熏疗法）：按照操作要求，取芽敏（艾叶）、摆麻尖（肉豆蔻叶）、芽拉勐囡（草决明）等量，研磨成药绒后，置于烟熏勺内，点燃，使之产生药烟，左右上下摆动烟熏勺，熏烤脐部。

**4. 拢胖腊里勒软（血不足型便秘）**

（1）罕帕雅（主症）：形瘦体弱，少气懒言，面色苍白，口舌干燥，饮食不佳，脘腹饱胀，硬满疼痛，大便如羊屎状，努挣难下，舌淡苔薄白，脉行弱、无力。

（2）多雅（治法治则）：调补塔喃（水塔），润肠通便。

（3）治疗方法

①爹拥（按揉法）：按照操作要求，取喃辛（姜汁），拇指蘸取药汁，以指腹为着力面，垂直用力作用于足三里、三阴交、血海、膈俞、天枢等穴位，同时做带动皮肤的回旋动作。

②果雅（包药疗法）：按照操作要求，取哈麻烘些亮（红蓖麻根）、嘿贺罗（青牛胆）各适量，捣烂，加热外包于天枢、支沟、大肠俞等穴。

③暖雅（睡药疗法）：取嘿涛勒（鸡血藤）、内咱阿亮（紫苏子）、阿郎（黑芝麻）、景毫白（莱菔子）、生首乌各适量，切碎，置于锅内加水、劳（酒）炒热或蒸热，取出平摊于睡药床上，加劳（酒）充分拌匀（取出一半备用），用纱布覆盖于热药上，待温

度适中时令患者睡于药上，用纱布盖于患者身上，再将余药覆盖于患部或全身（除头颅外）接受治疗。

**5. 拢胖腊里拢巴（气不通型便秘）**

（1）罕帕雅（主症）：大便干燥，数日不行，面红身热，腹部胀满疼痛，胸胁痞满，嗳气食少，欲便不得，得矢气稍舒，舌质红，苔黄厚干燥，脉快而涩。

（2）多雅（治法治则）：顺气行滞，通便泻下。

（3）治疗方法

①沙雅（刺药疗法）：按照操作要求，取芽敏（艾叶）、摆扎阿亮（紫苏叶）、摆芽依秀母（香附叶）、摆罕盖（通血香叶）、摆多吗（鸡屎藤叶）鲜品各适量，配制雅烘（傣药）药酒、药油或药汁，用棉签蘸取相应药酒、药油或药汁，边涂于天枢、中脘等穴位处，边用皮肤针等叩刺穴位局部皮肤，以有轻微疼痛、不出血为度。

②果雅（包药疗法）：按照操作要求，取芽依秀母（香附子）15g，嘿罕盖（通血香）30g，嘿多吗（鸡屎藤）15g，共碾成细粉，加水、醋、酒适量，炒热，外包于腹部。

③摩（摩法）：按照操作要求，取鲜喃皇旧（墨旱莲汁）涂搽于腹部，用掌面贴附于腹部，以腕关节连同前臂做有规律的环形摩动。

## 三、注意事项

1. 治疗前须明确诊断，必要时须结合临床相应的实验室和影像检查，如纤维肠镜、X线钡灌肠造影等，一旦病情加重，须进一步检查，或送上级医院诊治。

2. 根据患者体质和临床分型，选用相应的治疗方法，同时遵守各类外治法的使用注意事项。

3. 注意饮食调理，合理膳食，以清淡为主，多吃粗纤维的食物及香蕉、西瓜等水果，养成定时如厕的习惯。

## 四、思考题

1. 拢胖腊里（便秘）可选用哪些外治疗法？
2. 拢胖腊里勒软（血不足型便秘）使用果雅（包药疗法）如何操作？
3. 便秘进行外治后，生活上、饮食上的调护有哪些？

# 第十节　案答勒（黄疸）

## 一、概述

案答勒（黄疸），临床主要表现为全身皮肤发黄、巩膜黄染、小便发黄等。根据其性质分为案答勒皇（热性黄疸）和案答勒嘎（寒性黄疸）；应用“四塔”理论分为案答勒皇塔菲想（火塔偏盛型热性黄疸）、案答勒嘎塔喃想（水塔偏盛型寒性黄疸）、案答勒嘎塔拎软（土塔不足型寒性黄疸）三个证型。西医学的急性黄疸型肝炎可参照辨治。

## 二、外治方法

### （一）案答勒皇（热性黄疸）

**案答勒皇塔菲想（火塔偏盛型热性黄疸）**

（1）罕帕雅（主症）：发病较急，眼目、全身皮肤发黄，鲜明如橘子色，小便发黄，大便干结，发热口干，周身困乏无力，精神欠佳，胁下胀痛，舌苔黄厚腻，脉行快。

（2）多雅（治法治则）：清火解毒，利胆退黄。

（3）治疗方法

①阿雅（洗药疗法）：按照操作要求，取先勒龙（大树黄连）500g，哈英辛（吉龙草根）500g，埋闪罕（黄竹）500g，南晚（小黄伞）500g，邓嘿罕（定心藤）500g，先飞（香根）500g，嘿罕（无根藤）1000g，加水煎煮，将煎煮后药液置于相应的容器内，待温度适中后，让患者浸泡于药液中。

②达雅（搽药疗法）：按照操作要求，取傣药皇旧（墨旱莲）、皇曼（马蓝）、芽敏囡（青蒿）、芽害巴（叶下珠）、摆埋闪罕（黄竹叶）、南晚（小黄伞）、摆罕满龙（大拔毒散叶）、摆罕满囡（小拔毒散叶）各等量，捣烂，取汁，先用75%乙醇消毒患处，再用消毒棉签蘸取药液，涂搽周身。

### （二）案答勒嘎（寒性黄疸）

**1. 案答勒嘎塔喃想（水塔偏盛型寒性黄疸）**

（1）罕帕雅（主症）：发病较缓，眼目、全身皮肤发黄，色黄如烟熏或晦暗，腹胁闷胀，周身困乏无力，畏寒，精神欠佳，小便黄，大便溏薄，舌淡，苔白厚腻，脉行慢。

（2）多雅（治法治则）：温化水湿，利胆退黄。

（3）治疗方法

①阿雅（洗药疗法）：按照操作要求，取叫哈荒（生藤）、摆扎阿亮（紫苏叶）、嘿罕盖（通血香）、先勒（十大功劳）、嘿罕（无根藤）、沙海（香茅草）各等量，煎煮取药水，将煎煮后药液置于相应的容器内，待温度适中后，让患者浸泡于药液中。

②达雅（搽药疗法）：按照操作要求，取埋麻蒙（野芒果树皮）、楠埋嘎（绒毛番龙眼树皮）、罕好喃（水菖蒲）、毫命（姜黄）、补累（紫色姜）、辛（生姜）各等量，捣烂，取汁，先用75%乙醇消毒患处，再用消毒棉签蘸取药液，涂搽周身。

③烘雅（熏蒸疗法）：按照操作要求，取补累（紫色姜）、沙干（辣藤）、贺哈（红豆蔻根）、匹囡（胡椒）、辛蒋（小姜）、景郎（黑种草子）各适量，放入容器内，待煮沸产生热气后将患者置于特制的熏蒸器（熏蒸木桶、蒸箱）内，进行全身熏蒸。

**2. 案答勒嘎塔拎软（土塔不足型寒性黄疸）**

（1）罕帕雅（主症）：眼目、全身皮肤发黄，色黄如烟熏或晦暗，形体消瘦，精神欠佳，心烦呕吐，不思饮食，脘腹饱胀，小便短黄，大便稀溏，舌淡苔白厚腻，脉行慢、无力。

（2）多雅（治法治则）：温补塔拎（土塔），利水退黄。

（3）治疗方法

①阿雅（洗药疗法）：按照操作要求，取雅哈摆（绞股蓝）、哈嘿别龙（葛根）、荒嫩（薄荷）、嘿罕盖（通血香）、先勒（十大功劳）、嘿罕（无根藤）、摆管底（蔓荆叶）、摆拢良（腊肠树叶）、摆宾蒿（白花臭牡丹叶）、摆娜龙（艾纳香叶）、芽沙板（除风草）、摆芽拉勐龙（对叶豆叶）、扁（刺五加叶、茎）各适量，加水煎煮，将煎煮后药液置于相应的容器内，待温度适中后，让患者浸泡于药液中。

②咱雅皇（热拖擦药物疗法）：取芽敏（艾叶）、皇旧（墨旱莲）、摆管底（蔓荆叶）、摆拢良（腊肠树叶）、摆宾蒿（白花臭牡丹叶）、摆娜龙（艾纳香叶）、芽沙板（除风草）各适量，将药物碾成细粉装入布袋内，扎紧袋口，蒸热或蘸热药水、药油、雅劳（药酒），从上到下、从前到后、从左到右，顺着人体的经筋循行路线拖擦周身或局部（如背部膀胱经等）。

## 三、注意事项

1. 治疗前须明确诊断，必要时须结合临床相应的实验室和影像检查，如血常规、尿常规、生化、肝功检查等，一旦病情加重，须进一步检查或送上级医院诊治。

2. 根据患者体质和临床分型，选用相应的治疗方法，同时遵守各类外治法的使用注意事项。

3. 讲究卫生，避免不洁食物，注意饮食节制，勿过嗜辛热甘肥食物，应戒酒类饮料，适当加强体育锻炼，提高免疫力。

## 四、思考题

1. 案答勒（黄疸）可选用哪些外治疗法？

2. 案答勒嘎塔拎软（土塔不足型寒性黄疸）使用咱雅皇（热拖擦药物疗法）时有哪些注意事项？

3. 黄疸进行外治法治疗后，生活上、饮食上的调护有哪些？

# 第十一节 案答蒿（白疸）

## 一、概述

案答蒿（白疸），临床主要表现为神差乏力、饮食不佳，脘腹、胁肋胀痛或隐痛，或头晕目眩、腰酸腿软、口燥咽干、失眠多梦等。根据“四塔”理论将其分为案答蒿塔拢软（风气不足型白疸）、案答蒿塔喃软（水血不足型白疸）、案答蒿塔拎软（土塔不足型白疸）三个证型。西医学中多种原因而致的虚弱性疾病，如贫血、寄生虫病、无黄疸型肝炎、胆囊炎、胆结石、肝硬化、肝癌具有相应临床表现的均可参照辨治。

## 二、外治方法

**1. 案答蒿塔拢软（风气不足型白疸）**

（1）罕帕雅（主症）：精神不佳，周身困乏无力，脘腹胀满或胁肋胀痛，饮食不佳，大便溏泄，皮肤、眼目不发黄或轻度发黄，舌质淡，苔薄白或白厚腻，脉行慢、无力。

（2）多雅（治法治则）：调补"四塔"，解毒利胆。

（3）治疗方法

①阿雅（洗药疗法）：按照操作要求，取皇旧（墨旱莲）、雅哈摆（绞股蓝）、哈嘿别龙（葛根）、荒嫩（薄荷）、嘿罕盖（通血香）、摆管底（蔓荆叶）、摆拢良（腊肠树叶）、摆宾蒿（白花臭牡丹叶）、摆娜龙（艾纳香叶）、摆芽拉勐囡（决明叶）、摆扁（刺五加叶）各适量，加水煎煮，将煎煮后药液置于相应的容器内，待温度适中后，让患者浸泡于药液中。

②烘雅（熏蒸疗法）：按操作要求，取帕糯（马蹄金）、文尚海（百样解）、答楠过（嘎哩啰果树皮和树疙瘩）、更麻夯（酸角树心）、哈麻喝（洗碗叶根）、哈芽拉勐囡（决明根）各适量，放入容器内，待煮沸产生热气后将患者置于特制的熏蒸器（熏蒸木桶、蒸箱）内，进行全身熏蒸。

**2. 案答蒿塔喃软（水血不足型白疸）**

（1）罕帕雅（主症）：神差，头晕目涩，乏力懒言，腰酸腿软，胁肋隐痛，饮食不佳，口燥咽干，失眠多梦，舌质红少苔，脉细、无力。

（2）多雅（治法治则）：调补水血，解毒利胆。

（3）治疗方法

①阿雅（洗药疗法）：按照操作要求，取芽楠嫩（荷包山桂花）、嘿亮龙（大血藤）、先勒（十大功劳）、皇旧（墨旱莲）、雅哈摆（绞股蓝）、哈嘿别龙（葛根）、荒嫩（薄荷）、嘿罕盖（通血香）、摆宾亮（红花臭牡丹叶）、扁（刺五加叶、茎）各适量，煎煮取药水，将煎煮后药液置于相应的容器内，待温度适中后，让患者浸泡于药液中。

②达雅（搽药疗法）：按照操作要求，取芽楠嫩（荷包山桂花）、嘿亮龙（大血藤）、先勒（十大功劳）、皇旧（墨旱莲）、雅哈摆（绞股蓝）、哈嘿别龙（葛根）、荒嫩（薄荷）、嘿罕盖（通血香）、摆宾亮（红花臭牡丹叶）、扁（刺五加叶、茎）各等量，捣烂，取汁，先用75%乙醇消毒患处，再用消毒棉签蘸取药液，涂搽周身。

**3. 案答蒿塔拎软（土塔不足型白疸）**

（1）罕帕雅（主症）：形体消瘦，神差乏力，腰膝酸软，脘腹胀满或胁肋胀痛，饮食不佳或不思饮食，大便溏泄，舌质淡苔薄白，脉细、无力。

（2）多雅（治法治则）：补土健胃，解毒利胆。

（3）治疗方法

①阿雅（洗药疗法）：按照操作要求，取毫命（姜黄）、补累（紫色姜）、雅哈摆（绞股蓝）、哈嘿别龙（葛根）、荒嫩（薄荷）、嘿罕盖（通血香）、摆管底（蔓荆叶）、摆

宾蒿（白花臭牡丹叶）、摆娜龙（艾纳香叶）、扁（刺五加叶、茎）、摆桂地罕（粉芭蕉叶）、英辛（吉龙草）各适量，加水煎煮，将煎煮后药液置于相应的容器内，待温度适中后，让患者浸泡于药液中。

②烘雅（熏蒸疗法）：按照操作要求，取帕糯（马蹄金）、文尚海（百样解）、答楠过（嘎哩啰果树疙瘩）、更麻夯（酸角树心）、哈麻喝（洗碗叶根）、哈芽拉勐囡（决明根）各适量，放入容器内，待煮沸产生热气后将患者置于特制的熏蒸器（熏蒸木桶、蒸箱）内，进行全身熏蒸。

## 三、注意事项

1. 治疗前须明确诊断，必要时须结合临床相应的实验室和影像检查，如病毒血清学检查、肝功能检查、血清免疫学检查等，一旦病情加重，须进一步检查，或送上级医院诊治。

2. 根据患者体质和临床分型，选用相应的治疗方法，同时遵守各类外治法的使用注意事项。

3. 讲究卫生，避免不洁食物，注意饮食节制，勿过嗜辛热甘肥食物，应戒酒类饮料，适当加强体育锻炼，提高免疫力。

## 四、思考题

1. 案答蒿（白疸）可选用哪些外治疗法？
2. 案答蒿塔喃软（水血不足型白疸）使用阿雅（洗药疗法）应如何操作？
3. 白疸进行外治法治疗后，生活上、饮食上的调护有哪些？
4. 白疸与黄疸在外治疗法上有何异同？

# 第十二节　案答郎（黑疸）

## 一、概述

案答郎（黑疸），临床主要表现为身黄不泽、目黄、面黑如烟熏、肤燥等特征，根据“四塔”理论分为案答郎塔菲想（火塔过盛型黑疸）和案答郎勒巴（瘀血阻滞型黑疸）两个证型。西医学严重的肝、胆、脾、胃、胰腺病和癌症后期出现上述症状者均可参照辨治。

## 二、外治方法

**1. 案答郎塔菲想（火塔过盛型黑疸）**

（1）罕帕雅（主症）：身黄不泽，目黄，面额色黑，肤燥，腹胀，口干口苦，手足心发热，大便黑，小便如茶色，舌边尖红，苔黄厚腻、少津，脉行深快、细而无力。

（2）多雅（治法治则）：补水清火，利胆退黄。

（3）治疗方法

①阿雅（洗药疗法）：按照操作要求，取先勒龙（大树黄连）500g，英辛（吉龙草）500g，埋闪罕（黄竹）500g，南晚（小黄伞）500g，邓嘿罕（定心藤）500g，先飞（香根）500g，嘿罕（无根藤）1000g，加水煎煮，将煎煮后药液置于相应的容器内，待温度适中后，让患者浸泡于药液中。

②达雅（搽药疗法）：按照操作要求，取哈丹（大王棕根）、文尚海（百样解）、吻牧（苦藤）、哈英辛（吉龙草根）、梗巴闷烘（苦冬瓜把）、嘿蒿莫（滑叶藤仲）各等量，捣烂，取汁，先用75%乙醇消毒患处，再用消毒棉签蘸取药液，涂搽周身。

**2. 案答郎勒巴（瘀血阻滞型黑疸）**

（1）罕帕雅（主症）：面黑如烟熏，目身发黄，口苦，腹痛如锥刺，痛势较剧，腹内或有结块，痛处固定、拒按，经久不愈，舌质紫暗或有瘀斑，脉行不畅。

（2）多雅（治法治则）：活血化瘀退黄。

（3）治疗方法

①阿雅（洗药疗法）：按照操作要求，取嘿罕盖（通血香）100g，叫哈荒（生藤）50g，沙海（香茅草）50g，嘿亮龙（大血藤）100g，先勒龙（大树黄连）500g，英辛（吉龙草）100g，埋闪罕（黄竹）300g，南晚（小黄伞）300g，邓嘿罕（定心藤）300g，先飞（香根）100g，嘿罕（无根藤）100g，加水煎煮，将煎煮后药液置于相应的容器内，待温度适中后，让患者浸泡于药液中。

②沙雅（刺药疗法）：按照操作要求，取先勒龙（大树黄连）、哈英辛（吉龙草根）、埋闪罕（黄竹）、楠晚（三丫苦）、邓嘿罕（定心藤）各适量配制雅烘（傣药）药酒、药油或药汁，用棉签蘸取相应药酒、药油或药汁，边涂于胆俞、阳陵泉、阴陵泉等穴位处，边用皮肤针等叩刺穴位局部皮肤，以有轻微疼痛、不出血为度。

## 三、注意事项

1. 治疗前须明确诊断，必要时须结合临床相应的实验室和影像检查，如病毒血清学检查、肝功能检查、血清免疫学检查等，一旦病情加重，须进一步检查，或送上级医院诊治。

2. 根据患者体质和临床分型，选用相应的治疗方法，同时遵守各类外治法的使用注意事项。

3. 讲究卫生，避免不洁食物，注意饮食节制，勿过嗜辛热甘肥食物，应戒酒类饮料，适当加强体育锻炼，提高免疫力。

## 四、思考题

1. 案答郎（黑疸）可选用哪些外治疗法？

2. 案答郎勒巴（瘀血阻滞型黑疸）使用阿雅（洗药疗法）时有哪些注意事项？

3. 黑疸进行外治法治疗后，生活上、饮食上的调护有哪些？

# 第十三节 拢呆坟兵亨（中风后遗症）

## 一、概述

拢呆坟兵亨（中风后遗症），主要临床表现为口眼㖞斜、舌强语謇、口角流涎、喉中痰鸣、半身不遂、肢体麻木。根据“四塔”理论分为拢呆坟兵亨勒拢巴（气血瘀滞型中风后遗症）和拢呆坟兵亨勒拢软（气血不足型中风后遗症）两个证型。西医学的出血性脑血管病（高血压性脑出血）、缺血性脑血管病（脑血栓形成、脑栓塞和短暂性脑缺血发作）可参照辨治。

## 二、外治方法

**1. 拢呆坟兵亨勒拢巴（气血瘀滞型中风后遗症）**

（1）罕帕雅（主症）：半身不遂，口眼㖞斜，舌强语謇，口角流涎，喉中痰鸣，肢体麻木，舌边尖红，苔白厚腻，或黄厚腻，脉行涩、不畅。

（2）多雅（治法治则）：除风通血，化瘀通络。

（3）治疗方法

①暖雅（睡药疗法）：取沙海（香茅草）、沙海藤（山鸡椒）、摆莫哈爹（小驳骨叶）、摆拢良（腊肠树叶）、摆保龙（光叶巴豆叶）、摆管底（蔓荆叶）、皇旧（墨旱莲）、皇曼（马蓝）各适量，切碎，置于锅内加水、劳（酒）炒热或蒸热，取出平摊于睡药床上，加劳（酒）充分拌匀（取出一半备用），用纱布覆盖于热药上，待温度适中时令患者睡于药上，用纱布盖于患者身上，再将余药覆盖于患部或全身（除头颅外）接受治疗。

②烘雅（熏蒸疗法）：按照操作要求，取嘿罕盖（通血香）、叫哈荒（生藤）、沙海（香茅草）、摆管底（蔓荆叶）、摆习列（黑心树叶）、摆拢良（腊肠树叶）、芽沙板（除风草）、辛（生姜）各适量，放入容器内，待煮沸产生热气后将患者置于特制的熏蒸器（熏蒸木桶、蒸箱）内，进行全身熏蒸。

③阿雅（洗药疗法）：按照操作要求，取嘿亮龙（大血藤）、嘿罕盖（通血香）、摆管底（蔓荆叶）、叫哈荒（生藤）、摆拢良（腊肠树叶）、摆宾蒿（白花臭牡丹叶）、摆习列（黑心树叶）、摆娜龙（艾纳香叶）、芽沙板（除风草）各适量，加水煎煮，将煎煮后药液置于相应的容器内，待温度适中后，让患者浸泡于药液中。

**2. 拢呆坟兵亨勒拢软（气血不足型中风后遗症）**

（1）罕帕雅（主症）：口眼㖞斜，舌强语謇，口角流涎，喉中痰鸣，半身不遂，肢体麻木，舌边尖红，苔白厚腻或黄厚腻，脉行涩而不畅。

（2）多雅（治法治则）：补益气血，除风通络。

（3）治疗方法

①沙雅（刺药疗法）：按照操作要求，取嘿罕盖（通血香）、嘿亮龙（大血藤）、更

方（苏木）、代盾（大麻疙瘩）、妹滇（鱼子兰）配制雅烘（傣药）药酒、药油或药汁，用棉签蘸取相应药酒、药油或药汁，边涂于尺泽、委中、三阴交等穴位处，边用皮肤针等叩刺穴位局部皮肤，以有轻微疼痛、不出血为度。

②达雅（搽药疗法）：按照操作要求，取嘿亮龙（大血藤）、更方（苏木）、代盾（大麻疙瘩）各等量，捣烂，取汁，先用75%乙醇消毒患处，再用消毒棉签蘸取药液，涂搽周身。

③咱雅皇（热拖擦药物疗法）：取摆娜龙（艾纳香叶）、哟禾节（小野黄茄嫩叶）、哟麻喝布（刺黄茄嫩叶）、摆管底（蔓荆叶）、皇旧（墨旱莲）各等量，将药物碾成细粉装入布袋内，扎紧袋口，蒸热，或蘸热药水、药油或雅劳（药酒），从上到下、从前到后、从左到右，顺着人体的经筋循行路线拖擦周身或局部（如背部膀胱经等）。

④皇登（捶打疗法）：根据经筋循行路线，使用木槌或棉槌、药槌、药包，从上而下、从下而上反复捶打四肢，使其发红、发热为度。

## 三、注意事项

1. 治疗前须明确诊断，必要时须结合临床相应的实验室和影像检查，如血常规、头颅CT及MRI、脑脊液等，一旦病情加重，须进一步检查，或送上级医院诊治。

2. 根据患者体质和临床分型，选用相应的治疗方法，同时遵守各类外治法的使用注意事项。

3. 慎起居，节饮食，调情志，避免疲劳，加强护理。

## 四、思考题

1. 拢呆坟兵亨（中风后遗症）可选用哪些外治疗法？

2. 拢呆坟兵亨勒拢软（气血不足型中风后遗症）使用达雅（搽药疗法）有哪些注意事项？

3. 中风后遗症进行外治后，在生活上、饮食上的调护有哪些？

# 第十四节 害线（疟疾）

## 一、概述

害线（疟疾），临床主要表现为寒战高热、寒热往来、汗出热退等。根据“四塔”理论分为害线皇塔拢塔菲想（风火塔偏盛型热疟疾）和害线嘎塔菲塔拎软（火土塔不足型冷疟疾）两个证型。西医学的疟疾可参照辨治。

## 二、外治方法

**1. 害线皇塔拢塔菲想（风火塔偏盛型热疟疾）**

（1）罕帕雅（主症）：寒战高热，寒热往来，热多寒少，或只热不寒，面红目赤，头痛欲裂，烦渴引饮，周身骨节酸痛，胸胁苦满，汗出热退，舌质红，苔黄厚腻，脉行快。

（2）多雅（治法治则）：清火解毒，除风退热。

（3）治疗方法

①暖雅（睡药疗法）：取荒嫩（薄荷）、货别罕（树萝卜）、摆管底（蔓荆叶）、摆习列（黑心树叶）、摆娜龙（艾纳香叶）、摆宾蒿（白花臭牡丹叶）、摆宾亮（红花臭牡丹叶）、摆拢良（腊肠树叶）、芽沙板（除风草）各适量，切碎，置于锅内加水、劳（酒）炒热或蒸热，取出平摊于睡药床上，加劳（酒）充分拌匀（取出一半备用），用纱布覆盖于热药上，待温度适中时令患者睡于药上，用纱布盖于患者身上，再将余药覆盖于患部或全身（除头颅外）接受治疗。

②阿雅（洗药疗法）：按照操作要求，取故郎（黑蕨）、贺桂地罕（粉芭蕉根）、哈芽拉勐囡（决明根）、哈罕满（拔毒散根）、芽依秀母（香附子）、芽帕怀（蟋蟀草）各适量，加水煎煮，将煎煮后药液置于相应的容器内，待温度适中后，让患者浸泡于药液中。

**2. 害线嘎塔菲塔拎软（火土塔不足型冷疟疾）**

（1）罕帕雅（主症）：发冷发热，寒热往来，寒多热少，时发时止，肢体酸软，乏力气短，出冷汗，神倦，面色蜡黄，肝脾肿痛，腹大如鼓，饮食不佳，舌淡苔白厚腻，脉行弱、无力。

（2）多雅（治法治则）：调补“四塔”，温阳补土止泻。

（3）治疗方法

①暖雅（睡药疗法）：取叫哈荒（生藤）、摆扎阿亮（紫苏叶）、皇旧（墨旱莲）、荒嫩（薄荷）、沙海（香茅草）、摆管底（蔓荆叶）、摆习列（黑心树叶）、摆娜龙（艾纳香叶）、摆宾蒿（白花臭牡丹叶）、摆宾亮（红花臭牡丹叶）、摆拢良（腊肠树叶）、芽沙板（除风草）各适量，切碎，置于锅内加水、劳（酒）炒热或蒸热，取出平摊于睡药床上，加劳（酒）充分拌匀（取出一半备用），用纱布覆盖于热药上，待温度适中时令患者睡于药上，用纱布盖于患者身上，再将余药覆盖于患部或全身（除头颅外）接受治疗。

②烘雅（熏蒸疗法）：按照操作要求，取嘿罕盖（通血香）、叫哈荒（生藤）、沙海（香茅草）、摆管底（蔓荆叶）、摆习列（黑心树叶）、摆拢良（腊肠树叶）、芽沙板（除风草）、辛（生姜）各适量，放入容器内，待煮沸产生热气后将患者置于特制的熏蒸器（熏蒸木桶、蒸箱）内，进行全身熏蒸。

## 三、注意事项

1. 治疗前须明确诊断，可结合脾肿大、贫血、口唇疱疹等体征及实验室检查确诊，一旦病情加重，须进一步检查，或送上级医院诊治。

2. 根据患者体质和临床分型，选用相应的治疗方法，同时遵守各类外治法的使用注意事项。

3. 加强灭蚊、防蚊措施，注意卧床休息，注意保暖，加强饮食调补，加强护理。

### 四、思考题

1. 害线（疟疾）可选用哪些外治疗法？
2. 害线皇塔拢塔菲想（风火塔偏盛型热疟疾）使用暖雅（睡药疗法）应如何操作？
3. 疟疾进行外治后在生活上、饮食上的调护有哪些？
4. 疟疾不同分型使用的外治疗法有何不同？

## 第十五节 拢泵（水肿）

### 一、概述

拢泵（水肿），临床主要表现为周身浮肿，按之凹陷不起。根据“四塔”理论分为拢泵塔拢塔喃想（风水偏盛型水肿）、拢泵塔菲塔拎软（火土塔不足型水肿）两个证型。西医学的急慢性肾炎、肾结石及其他疾病出现以水肿为主者，除治疗原发疾病外，均可参照辨治。

### 二、外治方法

**1. 拢泵塔拢塔喃想（风水偏盛型水肿）**

（1）罕帕雅（主症）：开始面目浮肿，进而发展到四肢，甚至全身浮肿，病势发展较快，尤以面部浮肿为甚，小便不利，或见血尿、蛋白尿，血压增高，头晕，并伴有发热、恶风寒，肢体、腰部酸痛，舌质红、苔薄白，脉行快。

（2）多雅（治法治则）：清风解毒，利水消肿。

（3）治疗方法

①阿雅（洗药疗法）：按照操作要求，取摆麻弯（甜竹叶）15g，嘿南活（两面针）30g，或取故郎（黑蕨）、郎扁、嘿盖贯（倒心盾翅藤）各适量，加水煎煮，将煎煮后药液置于相应的容器内，待温度适中后，让患者浸泡于药液中。

②咱雅嘎（冷拖擦药物疗法）：按照操作要求，取水香菜捣烂，加哥（盐）少许，共捣烂，装袋，扎紧袋口，蘸喃皇旧（墨旱莲汁）从上到下、从前到后、从左到右，顺着人体的经筋循行路线拖擦周身或局部。

③果雅（包药疗法）：按照操作要求，取摆埋哈（羊屎果叶）、臭锯末、白浆藤叶各等量，捣烂加童尿炒热，外包局部或全身。或取里罗（文殊兰）、楠埋短（刺桐树皮）、摆补拎（芦子叶）捣烂，加喃蓬（蜂蜜）炒热后包敷委阳、水分、水道、肾俞、太溪等穴。

**2. 拢泵塔菲塔拎软（火土塔不足型水肿）**

（1）罕帕雅（主症）：身肿，腰以下为甚，按之凹陷不易恢复，脘腹胀闷，纳减便溏，食少，面色不华，神倦肢冷，小便短少，舌质淡，苔白腻或白滑，脉深、慢、弱。

（2）多雅（治法治则）：调补“四塔”，利水消肿。

（3）治疗方法

①阿雅（洗药疗法）：按照操作要求，取占电拎（大剑叶木）、芽楠嫩（荷包山桂花）、哈累牛（野芦谷根）、芽嫩妙（肾茶）、嘿盖贯（倒心盾翅藤）各适量，煎煮取药水，将煎煮后药液置于相应的容器内，待温度适中后，让患者浸泡于药液中。

②咱雅皇（热拖擦药物疗法）：取芽对约（含羞草）、故季马（大莲座蕨）、哈累牛（野芦谷根）、鸭跖草、嘿盖贯（倒心盾翅藤）、芽英热（车前草）各适量，将药物碾成细粉装入布袋内，扎紧袋口，蒸热，或蘸热药水、药油或雅劳（药酒），从上到下、从前到后、从左到右，顺着人体的经筋循行路线拖擦周身或局部（如背部膀胱经等）。

③果雅（包药疗法）：按照操作要求，取哈沙梗（毛叶巴豆根）、比比亮（红花丹）、帕糯（马蹄金）、哈麻喝（洗碗叶根）各适量，捣烂后包敷于肾俞、太溪等穴。

## 三、注意事项

1. 治疗前须明确诊断，必要时须结合临床相应的实验室和影像检查，如尿常规、血常规、肾功能等，一旦病情加重，须进一步检查，或送上级医院诊治。

2. 根据患者体质和临床分型，选用相应的治疗方法，同时遵守各类外治法的使用注意事项。

3. 注意保暖，注意调摄饮食，低盐饮食，劳逸结合，调畅情志。

## 四、思考题

1. 拢泵（水肿）可选用哪些外治疗法？

2. 拢泵塔菲塔拎软（火土塔不足型水肿）使用咱雅皇（热拖擦药物疗法）等外治疗法有哪些注意事项？

3. 水肿应用外治疗法后，在生活上、饮食上的调护有哪些？

# 第十六节　拢阿麻巴（急性风湿热）

## 一、概述

拢阿麻巴（急性风湿热），临床主要表现为肢体关节疼痛剧烈，局部灼热红肿，得冷则舒，遇热加剧，活动不灵等。根据“四塔”理论分为拢阿麻巴塔拢塔菲想（风火塔偏盛型急性风湿热）、拢旧斤贺栽塔拢塔喃软（风水塔不足型风湿性心脏病）两个证型。西医学的急性风湿热、痛风、类风湿关节炎、风湿性心脏病具有上述症状者可参照辨治。

## 二、外治方法

**1. 拢阿麻巴塔拢塔菲想（风火塔偏盛型急性风湿热）**

（1）罕帕雅（主症）：肢体关节、肌肉红肿热痛，关节活动不灵，发热恶热，烦躁，夜不得寐，口干舌燥，舌质红，苔黄厚腻或燥，脉行快。

（2）多雅（治法治则）：清火解毒，除风止痛。

（3）治疗方法

①达雅（搽药疗法）：按照操作要求，取更拢良（腊肠树）、内管底（蔓荆子）、哈芽旧压（含羞云实根）、竹扎令（宽筋藤）、哈贺罕朗（长序岩豆树根）各适量，捣烂，取汁，先用75%乙醇消毒患处，再用消毒棉签蘸取药液，涂搽周身。

②果雅（包药疗法）：按照操作要求，取皇旧（墨旱莲）、宋先嘎（酢浆草）、皇丈（火焰花）、皇曼（马蓝）、摆妹滇（鱼子兰叶）、晚害闹（莪术）、毫命（姜黄）鲜品各等量，捣烂后包敷于患处。

③咱雅嘎（冷拖擦药物疗法）：按照操作要求，取芽敏（艾叶）、芽敏囡（青蒿）、皇旧（墨旱莲）、宋先嘎（酢浆草）、皇丈（火焰花）、皇曼（马蓝）、摆妹滇（鱼子兰叶）、晚害闹（莪术）、毫命（姜黄）鲜品适量，共捣烂，或干品，碾细粉，装袋，扎紧袋口，蘸喃皇旧（墨旱莲汁）从上到下、从前到后、从左到右，顺着人体的经筋循行路线拖擦周身或局部。

④过（拔罐疗法）：按照操作要求，取局部阿是穴，更拢良（腊肠树）、内管底（蔓荆子）、哈芽旧压（含羞云实根）、竹扎令（宽筋藤）、哈贺罕朗（长序岩豆树根）各适量捣烂取汁，边用药棉蘸取药汁涂搽患处，边用皮肤针叩刺皮肤，以不出血、微热、稍疼为度，用闪火法在所刺部位拔罐，留罐10分钟。

**2. 拢旧斤贺栽塔拢塔喃软（风水塔不足型风湿性心脏病）**

（1）罕帕雅（主症）：心慌心悸，失眠多梦，肢体乏力，头昏头晕，肢体红肿疼痛。

（2）多雅（治法治则）：补气养血，清火解毒，除风安心。

（3）治疗方法：可任选1～2种配合治疗。

①达雅（搽药疗法）：按照操作要求，取晚害闹（莪术）、毫命（姜黄）、代盾（大麻疙瘩）各适量，捣烂，取汁，先用75%乙醇消毒患处，再用消毒棉签蘸取药液，涂搽周身。

②果雅（包药疗法）：按照操作要求，取摆多吗（鸡屎藤叶）、楠楞嘎（木蝴蝶）、晚害闹（莪术）、毫命（姜黄）、皇旧（墨旱莲）、宋先嘎（酢浆草）、皇曼（马蓝）各等量，捣烂后包敷于患处。

③闭（捏按法）：按照操作要求，取毫命（姜黄）100g，加酒500mL，浸泡1个月后，再取药酒涂于患处皮肤，用拇指和示指或其余四指对称性用力，夹持提起患处的皮肤，向前捻搓，放松的同时利用拇指或示指、掌根向下缓慢按压、揉按。

④咱雅嘎（冷拖擦药物疗法）：按照操作要求，取摆拢良（腊肠树叶）皇旧（墨旱莲）、宋先嘎（酢浆草）、皇曼（马蓝）、晚害闹（莪术）、毫命（姜黄）鲜品各适量，共捣烂，或干品，碾细粉，装袋，扎紧袋口，蘸喃皇旧（墨旱莲汁）从上到下、从前到后、从左到右，顺着人体的经筋循行路线拖擦周身或局部。

⑤过（拔罐疗法）：按照操作要求，取局部阿是穴，以晚害闹（莪术）、毫命（姜黄）、代盾（大麻疙瘩）各适量捣烂取汁，边用药棉蘸取药汁涂搽患处，边用皮肤针叩

刺皮肤，以不出血、微热、稍疼为度，用闪火法在所刺部位拔罐，留罐10分钟。

## 三、注意事项

1. 治疗前须明确诊断，必要时须结合临床相应的实验室和影像检查，如C反应蛋白、咽拭子培养链球菌、风湿因子、血清免疫球蛋白IgG、IgA、IgM等，一旦病情加重，须进一步检查或送上级医院诊治。

2. 根据患者体质和临床分型，选用相应的治疗方法，同时遵守各类外治法的使用注意事项。

3. 注意保暖，禁食肥甘厚腻之品，劳逸结合。

## 四、思考题

1. 拢阿麻巴（急性风湿热）可选用哪些外治疗法？

2. 拢旧斤贺栽塔拢塔喃软（风水塔不足型风湿性心脏病）使用咱雅嘎（冷拖擦药物疗法）有哪些注意事项？

3. 急性风湿热进行外治法治疗后，在生活上、饮食上的调护有哪些？

# 第十七节　拢梅兰申（寒性风湿性关节炎）

## 一、概述

拢梅兰申（寒性风湿性关节炎），临床主要表现为肢体、关节、肌肉、筋骨酸麻胀痛，或发冷痉挛剧痛，活动不灵，得温则减，遇冷加剧等。根据“四塔辨证”在临床分为拢梅兰申塔菲软（火塔不足型寒性风湿性关节炎）、拢梅兰申勒拢软（气血不足型寒性风湿性关节炎）和拢梅兰申勒拢巴（气血瘀滞型寒性风湿性关节炎）三个证型。西医学的风湿性关节炎可参照辨治。

## 二、外治方法

**1. 拢梅兰申塔菲软（火塔不足型寒性风湿性关节炎）**

（1）罕帕雅（主症）：肢体、关节、肌肉、筋骨酸麻胀痛，或发冷痉挛剧痛，活动不灵，得温则减，遇冷加剧，舌质淡苔白，脉行细而无力。

（2）多雅（治法治则）：补火除寒，消肿止痛。

（3）治疗方法：可根据不同证型选用1～3种疗法治疗。

①暖雅（睡药疗法）：取沙海（香茅草）、沙海藤（山鸡椒）、摆莫哈爹（小驳骨叶）、摆拢良（腊肠树叶）、摆保龙（光叶巴豆叶）、摆管底（蔓荆叶）、皇旧（墨旱莲）、皇曼（马蓝）各适量，切碎，置于锅内加水、劳（酒）炒热或蒸热，取出平摊于睡药床上，加劳（酒）充分拌匀（取出一半备用），用纱布覆盖于热药上，待温度适中时令患者睡于药上，用纱布盖于患者身上，再将余药覆盖于患部或全身（除头颅外）接受治疗。

②烘雅（熏蒸疗法）：按照操作要求，取嘿罕盖（通血香）、叫哈荒（生藤）、沙海（香茅草）、摆管底（蔓荆叶）、摆习列（黑心树叶）、摆拢良（腊肠树叶）、芽沙板（除风草）、辛（生姜）各适量，碾细粉放入容器内，待煮沸产生热气后将患者置于特制的熏蒸器（熏蒸木桶、蒸箱）内，进行全身熏蒸。

③阿雅（洗药疗法）：按照操作要求，取摆管底（蔓荆叶）、叫哈荒（生藤）、摆拢良（腊肠树叶）、摆宾蒿（白花臭牡丹叶）、摆习列（黑心树叶）、摆娜龙（艾纳香叶）、芽沙板（除风草）、沙干（辣藤）、嘿罕盖（通血香 ）、该嘿（吊吊香）、罕好帕（石菖蒲）、哈嘿别龙（葛根）各适量，加水煎煮，将煎煮后药液置于相应的容器内，待温度适中后，让患者浸泡于药液中。

**2. 拢梅兰申勒拢软（气血不足型寒性风湿性关节炎）**

（1）罕帕雅（主症）：肢体、关节、肌肉、筋骨酸麻胀痛，或发冷痉挛剧痛，反复发作，活动不灵，畏寒、腰膝酸软，舌质淡，苔薄白，脉行慢而无力。

（2）多雅（治法治则）：补益气血，散寒止痛。

（3）治疗方法

①暖雅（睡药疗法）：取摆尖欢（沉香叶）、摆芽拉勐囡（决明叶）、嘿罕盖（通血香）、沙海（香茅草）、沙海藤（山鸡椒）、摆莫哈爹（小驳骨叶）、摆拢良（腊肠树叶）、摆保龙（光叶巴豆叶）、摆管底（蔓荆叶）、皇旧（墨旱莲）各适量，切碎，置于锅内加水、劳（酒）炒热或蒸热，取出平摊于睡药床上，加劳（酒）充分拌匀（取出一半备用），用纱布覆盖于热药上，待温度适中时令患者睡于药上，用纱布盖于患者身上，再将余药覆盖于患部或全身（除头颅外）接受治疗。

②沙雅（刺药疗法）：按照操作要求，取嘿亮龙（大血藤）、叫哈荒（生藤）、嘿罕盖（通血香）、牙说痒（麻疙瘩）、毫命（姜黄）、补累（紫色姜）、晚害闹（莪术）各等量，加酒 5 倍，浸泡 1 个月后备用，用棉签蘸取相应药酒、药油或药汁，边涂于局部疼痛处，边用皮肤针等叩刺穴位局部皮肤，以有轻微疼痛、不出血为度。

③达雅（搽药疗法）：按照操作要求，取摆拢良（腊肠树叶）、摆宾蒿（白花臭牡丹叶）、摆习列（黑心树叶）、摆娜龙（艾纳香叶）、芽沙板（除风草）各等量，捣烂，取汁，先用 75% 乙醇消毒患处，再用消毒棉签蘸取药液，涂搽周身。

**3. 拢梅兰申勒拢巴（气血瘀滞型寒性风湿性关节炎）**

（1）罕帕雅（主症）：肢体、关节、肌肉、筋骨酸麻胀痛，或发冷痉挛剧痛或刺痛，活动不灵，痛有定处，舌质紫暗，少苔，脉行不畅。

（2）多雅（治法治则）：活血祛瘀，消肿止痛。

（3）治疗方法

①沙雅（刺药疗法）：按照操作要求，取更方（苏木）、嘿罕盖（通血香）、代盾（大麻疙瘩）、妹滇（鱼子兰）各等量，加酒 5 倍，浸泡 1 周，用棉签蘸取相应药酒或药油或药汁，边涂于定喘、肺俞、肾俞等穴位处，边用皮肤针等叩刺穴位局部皮肤，以有轻微疼痛，不出血为度。

②咱雅皇（热拖擦药物疗法）：取傣药芽敏（艾叶）、摆管底（蔓荆叶）、叫哈荒

（生藤）、摆拢良（腊肠树叶）、皇旧（墨旱莲）、摆亮龙（大血藤叶）、摆扎阿亮（紫苏叶）、摆宾蒿（白花臭牡丹叶）、摆习列（黑心树叶）、摆娜龙（艾纳香叶）、芽沙板（除风草）、嘿罕盖（通血香）各适量，将药物碾成细粉装入布袋内，扎紧袋口，蒸热或蘸热药水、药油、雅劳（药酒），从上到下、从前到后、从左到右，顺着人体的经筋循行路线拖擦周身或局部。

③过（拔罐疗法）：按照操作要求，取局部阿是穴，更方（苏木）、嘿罕盖（通血香）、代盾（大麻疙瘩）、妹滇（鱼子兰）各等量制药酒，边用药棉蘸取药酒涂搽患处，边用皮肤针叩刺皮肤，以不出血、微热、稍疼为度，用闪火法在所刺部位拔罐，留罐10分钟。

④闭（捏按法）：按照操作要求，取毫命（姜黄）100g，加劳（酒）500mL，浸泡1个月后，再取药酒涂于痛处皮肤，用拇指和示指或其余四指对称性用力，夹持提起疼痛部位的皮肤，向前捻搓，放松的同时利用拇指或示指、掌根向下缓慢按压、揉按，推拿疼痛部位。

### 三、注意事项

1. 治疗前须明确诊断，必要时须结合临床相应的实验室和影像检查，如一旦病情加重，须进一步检查，或送上级医院诊治。

2. 根据患者体质和临床分型，选用相应的治疗方法，同时遵守各类外治法的使用注意事项。

3. 避风寒，慎起居，注意饮食，适度体育锻炼，增强抵抗力，劳逸结合。

### 四、思考题

1. 拢梅兰申（寒性风湿性关节炎）可选用哪些外治疗法？

2. 拢梅兰申勒拢巴（气血瘀滞型寒性风湿性关节炎）使用过（拔罐疗法）有哪些注意事项？

3. 寒性风湿性关节炎进行外治法治疗后在生活上、饮食上的调护有哪些？

4. 寒性风湿性关节炎与急性风湿热在外治疗法上有何异同？

## 第十八节　拢蒙沙喉（类风湿关节炎、痛风）

### 一、概述

拢蒙沙喉（类风湿关节炎、痛风），临床主要表现为肌肉、筋骨、关节发生疼痛、麻木、重着、屈伸不利、晨僵、关节肿胀疼痛、关节畸形和关节活动受限等，根据“四塔辨证”在临床分为拢蒙沙喉塔拢塔菲想（风火塔偏盛型类风湿关节炎、痛风）、拢蒙沙喉塔拢塔喃想（风水塔偏盛类风湿关节炎、痛风）和拢蒙沙喉勒巴（瘀血阻滞型类风湿关节炎、痛风）三个证型。西医学中的类风湿关节炎和痛风，以及具有上述临床表现的骨关节病皆可参考辨治。

## 二、外治方法

**1. 拢蒙沙喉塔拢塔菲想（风火塔偏盛型类风湿关节炎、痛风）**

（1）罕帕雅（主症）：肢体关节红肿热痛、畸形，不可触压，心烦口渴，小便黄赤，舌质红，苔黄腻，脉行快而有力。

（2）多雅（治法治则）：清火解毒，除风止痛。

（3）治疗方法

①果雅（包药疗法）：按照操作要求，取皇曼（马蓝）、宋先嘎（酢浆草）、毫命（姜黄）、晚害闹（莪术）、皇丈（火焰花）、习高（石膏）、妹滇（鱼子兰）、摆吻牧（苦藤叶）各等量，捣烂后包敷局部阿是穴。

②过（拔罐疗法）：按照操作要求，取局部阿是穴，以毫命（姜黄）、晚害闹（莪术）、皇丈（火焰花）、习高（石膏）、妹滇（鱼子兰）、摆吻牧（苦藤叶）各等量捣烂取汁，用药棉蘸取药汁涂搽患处，边用皮肤针叩刺皮肤，以不出血、微热稍疼为度，用闪火法在所刺部位拔罐，留罐 10 分钟。

③达雅（搽药疗法）：按照达雅（搽药疗法）操作要求，取毫命（姜黄）、晚害闹（莪术）、皇丈（火焰花）、习高（石膏）、妹滇（鱼子兰）、摆吻牧（苦藤叶）各等量，捣烂，取汁，先用 75% 乙醇消毒患处，再用消毒棉签蘸取药液，涂搽局部疼痛部位。

**2. 拢蒙沙喉塔拢塔喃想（风水塔偏盛型类风湿关节炎、痛风）**

（1）罕帕雅（主症）：肢体关节剧痛，不可屈伸甚至强直，遇寒加重，得热缓解，每逢阴雨天加重，舌质淡，苔薄白，脉行深而紧。

（2）多雅（治法治则）：利水消肿，除寒止痛。

（3）治疗方法

①阿雅（洗药疗法）：按照操作要求，取罕好喃（水菖蒲）、芽英热（车前草）、皇旧（墨旱莲）、皇曼（马蓝）、宋先嘎（酢浆草）、毫命（姜黄），晚害闹（莪术）、皇丈（火焰花）、妹滇（鱼子兰）、摆吻牧（苦藤叶）各适量，加水煎煮，将煎煮后药液置于相应的容器内，待温度适中后，让患者浸泡于药液中。

②咱雅皇（热拖擦药物疗法）：取毫命（姜黄）、叫哈荒（生藤）、哈嘿别龙（葛根）、嘿亮龙（大血藤）、邓嘿罕（定心藤）、辛（生姜）、匹囡（胡椒）各适量，将药物碾成细粉装入布袋内，扎紧袋口，蒸热，或蘸热药水、药油、雅劳（药酒），从上到下、从前到后、从左到右，顺着人体的经筋循行路线拖擦周身或局部疼痛部位。

**3. 拢蒙沙喉勒巴（瘀血阻滞型类风湿性关节、痛风）**

（1）罕帕雅（主症）：肢体关节肿痛，痛有定处，疼痛如刺，颜色紫暗，畸形，不可触压，舌质暗，苔有瘀斑或瘀点，脉行不畅。

（2）多雅（治法治则）：活血散瘀，消肿止痛。

（3）治疗方法

①暖雅（睡药疗法）：取沙海（香茅草）、沙海藤（山鸡椒）、摆莫哈爹（小驳骨

叶）、摆拢良（腊肠树叶）、摆保龙（光叶巴豆叶）、摆管底（蔓荆叶）、皇旧（墨旱莲）、皇曼（马蓝）各适量，切碎，置于锅内加水、劳（酒）炒热或蒸热，取出平摊于睡药床上，加劳（酒）充分拌匀（取出一半备用），用纱布覆盖于热药上，待温度适中时令患者睡于药上，用纱布盖于患者身上，再将余药覆盖于患部或全身（除头颅外）接受治疗。

②烘雅（熏蒸疗法）：按照操作要求，取嘿罕盖（通血香）、叫哈荒（生藤）、沙海（香茅草）、摆管底（蔓荆叶）、摆习列（黑心树叶）、摆拢良（腊肠树叶）、芽沙板（除风草）、辛（生姜）各适量，放入容器内，待煮沸产生热气后将患者置于特制的熏蒸器（熏蒸木桶、蒸箱）内，进行全身熏蒸。

③阿雅（洗药疗法）：按照操作要求，取皇曼（马蓝）、皇丈（火焰花）、摆管底（蔓荆叶）、摆拢良（腊肠树叶）、摆宾蒿（白花臭牡丹叶）、皇旧（墨旱莲）、摆习列（黑心树叶）、摆娜龙（艾纳香叶）、芽沙板（除风草）各适量，加水煎煮，将煎煮后药液置于相应的容器内，待温度适中后，让患者浸泡于药液中。

④达雅（搽药疗法）：按照操作要求，取皇旧（墨旱莲）、毫命（姜黄）、补累（紫色姜）、晚害闹（莪术）、皇曼（马蓝）、皇丈（火焰花）各适量，捣烂，取汁，先用75% 乙醇消毒患处，再用消毒棉签蘸取药液，涂搽周身。

## 三、注意事项

1. 治疗前须明确诊断，必要时须结合临床相应的实验室和影像检查，如一旦病情加重，须进一步检查，或送上级医院诊治。

2. 根据患者体质和临床分型，选用相应的治疗方法，同时遵守各类外治法的使用注意事项。

3. 注意防风、防寒、防潮，禁食肥甘厚腻之品，饮食有度，注意保暖，加强体育锻炼，增强体质。

## 四、思考题

1. 拢蒙沙喉（类风湿关节炎、痛风）可选用哪些外治疗法？

2. 拢蒙沙喉塔拢塔喃想（风水塔偏盛型类风湿关节炎、痛风）使用阿雅（洗药疗法）应如何操作？

3. 类风湿关节炎、痛风进行外治后，在生活上、饮食上的调护有哪些？

# 第十九节　拢牛亨（石淋）

## 一、概述

拢牛亨（石淋），临床主要表现为小便热涩疼痛，频数急胀，或点滴而下，尿血、血尿、尿中夹沙石等。根据“四塔辨证”在临床分为拢牛亨塔菲想（火塔过盛型石淋）

和拢牛亨塔拢软（风气不足型石淋）两个证型。西医学的尿路结石、尿路感染均可参照辨治。

## 二、外治方法

**1. 拢牛亨塔菲想（火塔过盛型石淋）**

（1）罕帕雅（主症）：尿频、尿急、尿痛、淋浊，血尿带夹沙石，小腹拘急坠胀，或见发热腰痛，身倦乏力，肾区叩击痛，舌质红，苔黄腻或薄黄而腻，脉行快而不畅。

（2）多雅（治法治则）：清火解毒，利尿化石。

（3）治疗方法

①果雅（包药疗法）：按照操作要求，取借蒿（芒硝）、鲜芽罗勒（蒲公英）、鲜摆皇曼（马蓝叶）、鲜宋先嘎（酢浆草）、鲜皇旧（墨旱莲）各等量，捣烂后包敷中极、膀胱俞、三阴交、阴陵泉等穴。

②过（拔罐疗法）：按照操作要求，取中极、膀胱俞等穴位，鲜芽罗勒（蒲公英）、鲜摆皇曼（马蓝叶）、鲜宋先嘎（酢浆草）、鲜皇旧（墨旱莲）各等量捣烂取汁，边用药棉蘸取药汁涂搽患处，边用皮肤针叩刺皮肤，以不出血、微热、稍疼为度，用闪火法在所刺部位拔罐，留罐10分钟。

**2. 拢牛亨塔拢软（风气不足型石淋）**

（1）罕帕雅（主症）：尿频、尿急、尿痛、淋浊，血尿带夹砂石，小腹拘急坠胀、发热腰痛，少气懒言，声低语怯，身倦乏力，肾区叩击痛，舌质淡，苔薄白，脉行慢。

（2）多雅（治法治则）：调补风塔，利尿化石。

（3）治疗方法

①果雅（包药疗法）：按照操作要求，取贺咪火蛙（山大黄根）、哈哈（白茅根）、哈蒿修（大绿藤根）、哈歪郎（黑甘蔗根）、给抱（椰子皮）鲜品各等量，捣烂后包敷中极、膀胱俞、三阴交、阴陵泉等穴。

②烘雅管（烟熏疗法）：按照操作要求，取毫命（姜黄）、嘿罕盖（通血香）、嘿多吗（鸡屎藤）、皇旧（墨旱莲）、嘿档囡（小木通）各适量，研磨成药绒后，置于烟熏勺内，点燃，使之产生药烟，左右上下摆动烟熏勺，熏烤腰部。

③咱雅皇（热拖擦药物疗法）：取贺咪火蛙（山大黄根）、哈哈（白茅根）、哈蒿修（大绿藤根）各等量，将药物碾成细粉装入布袋内，扎紧袋口，蒸热，或蘸热药水、药油或雅劳（药酒），从上到下、从前到后、从左到右，顺着人体的经筋循行路线拖擦周身或局部（如背部膀胱经等）。

## 三、注意事项

1. 治疗前须明确诊断，必要时须结合临床相应的实验室和影像检查，如尿常规、尿细菌培养、血常规、腹部X线、肾盂造影、双肾和膀胱B超等，一旦病情加重，须进一步检查，或送上级医院诊治。

2. 根据患者体质和临床分型，选用相应的治疗方法，同时遵守各类外治法的使用注意事项。

3. 多饮水，不憋尿，养成良好的饮食起居习惯，饮食宜清淡，忌肥腻、辛辣、酒醇之品。

### 四、思考题

1. 拢牛亨（石淋）可选用哪些外治疗法？
2. 拢牛亨塔菲想（火塔过盛型石淋）使用过（拔罐疗法）应如何操作？
3. 石淋进行外治后在生活上、饮食上的调护有哪些？

## 第二十节 拢旧（痉挛风病）

### 一、概述

拢旧（痉挛风病），临床主要表现为由于机体感受冷热风邪以后引起的肢体、关节、肌肉痉挛、剧痛或红肿热痛等。根据“四塔辨证”在临床分为拢旧塔拢塔菲想（风火塔偏盛型痉挛风病）和拢旧塔菲软（火塔不足型痉挛风病）两个证型。西医学中的流行性脑脊髓膜炎、流行性乙型脑炎，颅内疾病如肿瘤、脑出血、脑梗死，风湿病、痛风，破伤风，外科感染性疾病，以及机体缺钙、缺钾引起的肢体、关节、肌肉痉挛、剧痛或红肿热痛为主要临床表现的疾病，均可参照本节辨证论治。

### 二、外治方法

**1. 拢旧塔拢塔菲想（风火塔偏盛型痉挛风病）**

（1）罕帕雅（主症）：肢体关节红肿热痛，或拘挛剧痛、畸形、不可触压，心烦口渴，小便黄赤，舌质红，苔黄腻，脉行快而有力。

（2）多雅（治法治则）：清火解毒，除风止痛。

（3）治疗方法

①咱雅嘎（冷拖擦药物疗法）：按照操作要求，取摆皇曼（马蓝叶）、皇旧（墨旱莲）、宋先嘎（酢浆草）、皇丈（火焰花）、摆习列（黑心树叶）、摆管底（蔓荆叶）、摆娜龙（艾纳香叶）鲜品各等量，共捣烂，或干品碾细粉，装袋，扎紧袋口，蘸喃皇旧（墨旱莲汁）从上到下、从前到后、从左到右，顺着人体的经筋循行路线拖擦周身或局部。

②阿雅（洗药疗法）：按照操作要求，取皇旧（墨旱莲）、更方（苏木）、故罕（当归藤）、妹滇（鱼子兰）适量，加水煎煮，将煎煮后药液置于相应的容器内，待温度适中后，让患者浸泡于药液中。

**2. 拢旧塔菲软（火塔不足型痉挛风病）**

（1）罕帕雅（主症）：肢体、关节、肌肉、筋骨酸麻胀痛，或发冷痉挛剧痛，活动不灵，得温则减，遇冷加剧，舌质淡，苔白腻，脉深而无力。

（2）多雅（治法治则）：除风散寒，通气止痛。

（3）治疗方法

①暖雅（睡药疗法）：取沙海（香茅草）、沙海藤（山鸡椒）、摆莫哈爹（小驳骨叶）、摆拢良（腊肠树叶）、摆保龙（光叶巴豆叶）、摆管底（蔓荆叶）、皇旧（墨旱莲）、皇曼（马蓝）各适量，切碎，置于锅内加水、劳（酒）炒热或蒸热，取出平摊于睡药床上，加劳（酒）充分拌匀（取出一半备用），用纱布覆盖于热药上，待温度适中时令患者睡于药上，用纱布盖于患者身上，再将余药覆盖于患部或全身（除头颅外）接受治疗。

②烘雅（熏蒸疗法）：按照操作要求，取嘿罕盖（通血香）、叫哈荒（生藤）、沙海（香茅草）、摆管底（蔓荆叶）、摆习列（黑心树叶）、摆拢良（腊肠树叶）、芽沙板（除风草）、辛（生姜）各适量，放入容器内，待煮沸产生热气后将患者置于特制的熏蒸器（熏蒸木桶、蒸箱）内，进行全身熏蒸。

③呵痧（刮痧疗法）：按呵痧（刮痧疗法）操作要求，用更方（苏木）刮片，或松木刮片、沉香刮片、傣医特制的牛角刮片等边缘光滑而略薄的器具，蘸药酒、药油等润滑的介质，沿着傣医经筋的循行线路或其他施治部位进行刮拭，直至局部出现痧斑（皮下瘀血）。

## 三、注意事项

1. 治疗前须明确诊断，必要时须结合临床相应的实验室和影像检查，如抗链球菌溶血素“O”试验、红细胞沉降率、C 反应蛋白、黏蛋白，以及血清免疫球蛋白 IgG、IgA、IgM 等，一旦病情加重，须进一步检查，或送上级医院诊治。

2. 根据患者体质和临床分型，选用相应的治疗方法，同时遵守各类外治法的使用注意事项。

3. 避风寒，慎起居，调节饮食，加强锻炼，保持情志舒畅。

## 四、思考题

1. 拢旧（痉挛风病）可选用哪些外治疗法？

2. 拢旧塔菲软（火塔不足型痉挛风病）使用暖雅（睡药疗法）有哪些注意事项？

3. 痉挛风病进行外治后在生活上、饮食上的调护有哪些？

# 第二十一节　塞滚缅（直肠脱垂）

## 一、概述

塞滚缅（直肠脱垂），临床主要表现为直肠黏膜、肛管、直肠和部分乙状结肠向下移位，脱出于肛门外。根据“四塔辨证”在临床分为塞滚缅塔拢塔拎软（风土塔不足型直肠脱垂）和塞滚缅塔喃塔菲想（水火塔过盛型直肠脱垂）两型论治。西医学各种原因导致的直肠脱垂均可参照治疗。

## 二、外治方法

**1. 塞滚缅塔拢塔拎软（风土塔不足型直肠脱垂）**

（1）罕帕雅（主症）：排便、行走及用力时直肠或肛管脱出于肛门外，脱出物色淡红，不易自行还纳，伴形瘦体弱，精神不佳，疲倦乏力，少气懒言，饮食不振，舌淡苔白厚腻，脉行缓而无力。

（2）多雅（治法治则）：补益四塔，补气缩肛。

（3）治疗方法

①阿雅（洗药疗法）：取罕满龙（大拔毒散）、罕满囡（小拔毒散）、摆多吗（鸡屎藤叶）、毫命（姜黄）、摆管底（蔓荆叶）、摆拢良（腊肠树叶）、摆宾蒿（白花臭牡丹叶）、摆娜龙（艾纳香叶）、摆芽拉勐龙（对叶豆叶）、摆扁（刺五加叶）各适量，煎煮后取药水，放入适当的容器内，让患者全身或局部浸泡进行治疗。

②难雅（坐药疗法）：是傣医广泛应用的治疗痔疮、直肠脱垂、子宫脱垂的外治疗法，分为坐药水和坐药。

坐药水：取傣药楠果缅（移椛树皮）、楠海嫩（水杨柳树皮）、楠麻罕泵（橄榄树皮）、楠楞嘎（木蝴蝶树皮）、楠秀（白花树皮）、楠罗埋西双勒（黄花夹竹桃树皮）各等量，冰片适量，加水煎煮后，取药水置于药盆内，待温度适中时，让患者直接坐在药水中接受治疗。

坐药：傣药帕滚姆（鱼眼草）鲜品捣烂，加喃满母（猪油）、淘米水，拌匀炒热，平摊在药凳上，待温度适中时，让患者直接坐在药上接受治疗。

**2. 塞滚缅塔喃塔菲想（水火塔过盛型直肠脱垂）**

（1）罕帕雅（主症）：排便、行走及用力时直肠或肛管脱出于肛门外，脱出物色鲜红，伴少量鲜红色渗出液；伴肛门灼热疼痛，烦躁不安，失眠多梦，口苦咽干，小便短黄，大便干结，舌质红苔黄，脉快而有力。

（2）多雅（治法治则）：清火解毒，利水消肿。

（3）治疗方法

①阿雅（洗药疗法）：取皇旧（墨旱莲）、皇丈（火焰花）、嘿涛罕（大黄藤）、摆管底（蔓荆叶）、摆拢良（腊肠树叶）、摆宾蒿（白花臭牡丹叶）、摆习列（黑心树叶）、摆娜龙（艾纳香叶）、芽沙板（除风草）、摆芽拉勐龙（对叶豆叶）、扁（刺五加叶、茎）各适量，煎煮后取药水，放入适当的容器内，让患者全身或局部浸泡进行治疗。

②难雅（坐药疗法）：是傣医广泛应用的治疗痔疮、直肠脱垂、子宫脱垂的外治疗法，分为坐药水和坐药。

坐药水：取傣药嘿涛罕（大黄藤）、皇旧（墨旱莲）、楠果缅（移椛树皮）、楠海嫩（水杨柳树皮）、楠麻罕泵（橄榄树皮）、楠楞嘎（木蝴蝶树皮）、楠秀（白花树皮）、楠罗埋西双勒（黄花夹竹桃树皮）各等量，冰片适量，加水煎煮后，取药水置于药盆内，待温度适中时，让患者直接坐在药水中接受治疗。

坐药：傣药鲜帕滚姆（鱼眼草）、皇旧（墨旱莲）、皇曼（马蓝）各等量，共捣烂，加喃满母（猪油）、淘米水，拌匀炒热，平摊在药凳上，待温度适中时，让患者直接坐在药上接受治疗。

## 三、注意事项

1. 治疗前须明确诊断，必要时须结合临床相应的体格检查和辅助检查，如直肠指检、肠镜检查，一旦病情加重，须进一步检查，或送上级医院诊治。

2. 根据患者体质和临床分型，选用相应的治疗方法，同时遵守各类外治法的使用注意事项。

3. 注意饮食，禁食肥甘厚腻、辛辣之品，养成良好的如厕习惯。

## 四、思考题

1. 塞滚缅（直肠脱垂）可选用哪些外治疗法？

2. 塞滚缅塔喃塔菲想（水火塔过盛型直肠脱垂）使用难雅（坐药疗法）有哪些注意事项？

3. 直肠脱垂进行外治后，在生活上、饮食上的调护有哪些？

# 第六章 皮外科疾病

## 第一节 洞烘（接触性皮炎）

### 一、概述

洞烘（接触性皮炎），临床主要表现为在皮肤或黏膜接触了某些物品后，在接触部位所发生的急性、亚急性或慢性炎症反应。根据“四塔辨证”在临床分为洞烘菲拢想（风火毒邪偏盛型接触性皮炎）、洞烘菲拢喃想（风热水毒偏盛型接触性皮炎）、洞烘塔喃软（水血不足型接触性皮炎）三个证型。西医学的接触性皮炎可参考辨治。

### 二、外治方法

**1. 洞烘菲拢想（风火毒邪偏盛型接触性皮炎）**

（1）罕帕雅（主症）：患处皮肤出现大量红色斑疹，红肿热痛，奇痒难忍，遇热加剧，心烦不安，口干渴喜冷饮，小便短赤，大便干结，舌质红，苔黄厚腻，脉行快。

（2）多雅（治法治则）：清火解毒，消肿止痒。

（3）治疗方法

①阿雅（洗药疗法）：取嘿涛罕（大黄藤）、哈新哈布（藤苦参）、楠楞嘎（木蝴蝶树皮）、摆管底（蔓荆叶）、摆娜龙（艾纳香叶）、芽沙板（除风草）、摆芽拉勐龙（对叶豆叶）、摆扁（刺五加叶）、摆吻牧（苦藤叶）各适量，煎煮后取药水，放入适当的容器内，让患者全身或局部浸泡进行治疗。

②达雅（搽药疗法）：按照操作要求，取沙板嘎（五色梅）、摆管底（蔓荆叶）、摆习列（黑心树叶）各适量，捣烂，取汁，先用 75% 乙醇消毒患处，再用消毒棉签蘸取药液，涂搽周身。

**2. 洞烘菲拢喃想（风热水毒偏盛型接触性皮炎）**

（1）罕帕雅（主症）：皮肤红肿热痛，大量流黄水，奇痒难忍，遇热加剧，心烦不安，口干渴喜冷饮，小便短赤，大便干结；舌质红，苔黄厚腻，脉行快。

（2）多雅（治法治则）：清火解毒，利水消肿。

（3）治疗方法

①阿雅（洗药疗法）：按照操作要求，取楠果缅（移柀树皮）、楠麻罕泵（橄榄树皮）、楠海嫩（水杨柳树皮）、摆管底（蔓荆叶）、摆娜龙（艾纳香叶）、芽沙板（除风

草）、摆芽拉勐龙（对叶豆叶）、扁（刺五加叶、茎）各适量，加水煎煮，将煎煮后药液置于相应的容器内，待温度适中后，让患者浸泡于药液中。

②达雅（搽药疗法）：按照操作要求，取咪火蛙（山大黄）、文尚海（百样解）、哈罕满囡（小拔毒散根）、芽英热（车前草）、哈帕利（大苦凉菜根）、哈宾蒿（白花臭牡丹根）各适量，捣烂，取汁，先用 75% 乙醇消毒患处，再用消毒棉签蘸取药液，涂搽周身。

**3. 洞烘塔喃软（水血不足型接触性皮炎）**

（1）罕帕雅（主症）：病程较长，病情反复发作，皮损肥厚干燥有鳞屑，或暗红、色素加深、苔藓样变，剧烈瘙痒，有抓痕及结痂，舌质暗红或淡红，苔薄白，脉行沉而无力。

（2）多雅（治法治则）：祛风润燥，化瘀止痒。

（3）治疗方法

达雅（搽药疗法）：以雅喃满雅迪帕召（神药油）外搽，每日 2 ～ 3 次。

## 三、注意事项

1. 治疗前须明确诊断，首先要追查病因，去除刺激物，避免再接触。用药宜简单、温和，忌用刺激性药物。

2. 根据患者体质和临床分型，选用相应的治疗方法，同时遵守各类外治法的使用注意事项。

3. 不宜用热水或肥皂水洗澡，避免摩擦搔抓，禁用刺激性强的外用药物，多饮水。

## 四、思考题

1. 洞烘（接触性皮炎）可选用哪些外治疗法？

2. 洞烘菲拢喃想（风热水毒偏盛型接触性皮炎）使用达雅（搽药疗法）应如何操作？

3. 接触性皮炎进行外治疗法后在生活上、饮食上的调护有哪些？

# 第二节　拢麻想汗（慢性湿疹）

## 一、概述

拢麻想汗（慢性湿疹），临床主要表现为局部皮肤增厚、浸润、表面粗糙、苔藓样变，呈暗红色或灰褐色，可有色素沉着，有少许脓液、抓痕和结痂。外围有散在的丘疹和丘疱疹，在关节部位和活动部位可发生皲裂。慢性湿疹可因再刺激因素作用而急性发作。根据“四塔辨证”，临床主要证型为拢麻想汗帕雅拢皇（热风毒邪型慢性湿疹）。西医学的慢性湿疹可参考辨治。

## 二、外治方法

**拢麻想汗帕雅拢皇（热风毒邪型慢性湿疹）**

（1）罕帕雅（主症）：多由于急性湿疹日久不愈，反复发作转变而来，皮疹常局限于小腿、手、足、肘窝、外阴、肛门等处。其主要表现是局部皮肤增厚、浸润、表面粗糙、苔藓样变，呈暗红色或灰褐色，可有色素沉着，有少许脓液、抓痕和结痂，舌红少苔，脉细。

（2）多雅（治法治则）：祛风清热润燥，补水解毒止痒。

（3）治疗方法

①阿雅（洗药疗法）：取楠秀（白花树皮）、楠说（石梓皮）、嘿蒿楠（三开瓢）、嘿蒿莫（滑叶藤仲）、皇旧（墨旱莲）、摆管底（蔓荆叶）、摆娜龙（艾纳香叶）、芽沙板（除风草）、摆芽拉勐龙（对叶豆叶）、扁（刺五加叶、茎）、嘿涛罕（大黄藤）、皇旧（墨旱莲）、毫命（姜黄）各适量，煎煮后取药水，放入适当的容器内，让患者全身或局部浸泡进行治疗。

②烘雅（熏蒸疗法）：按照操作要求，取芽沙板（除风草）、摆芽拉勐龙（对叶豆叶）、扁（刺五加叶、茎）、嘿涛罕（大黄藤）各适量，放入容器内，待煮沸产生热气后将患者置于特制的熏蒸器（熏蒸木桶、蒸箱）内，进行全身熏蒸。

③达雅（搽药疗法）：按照操作要求，取傣药皇旧（墨旱莲）、皇曼（马蓝）、芽敏囡（青蒿）、芽害巴（叶下珠）、摆埋闪罕（黄竹叶）、南晚（小黄伞）、摆罕满龙（大拔毒散叶）、摆罕满囡（小拔毒散叶）各等量，捣烂，取汁，先用75%乙醇消毒患处，再用消毒棉签蘸取药液，涂搽周身。

④沙雅（刺药疗法）：按照操作要求，取楠说（石梓皮）、嘿蒿楠（三开瓢）、嘿蒿莫（滑叶藤仲）、皇旧（墨旱莲）各适量配制雅烘（傣药）药酒、药油或药汁，用棉签蘸取相应药酒、药油或药汁，边涂于曲池、合谷、血海、膈俞等穴位处，边用皮肤针等叩刺穴位局部皮肤，以有轻微疼痛、不出血为度。

## 三、注意事项

1. 治疗前须明确诊断，必要时须结合临床相应的实验室和影像检查，如变应原检查、组织病理检查、细菌培养等，一旦病情加重，须进一步检查，或送上级医院诊治。

2. 根据患者体质和临床分型，选用相应的治疗方法，同时遵守各类外治法的使用注意事项。

3. 避免再刺激，洗药、熏蒸时水温避免过高（37～42℃为宜），避免搔抓、摩擦，不用刺激性强的药物。

## 四、思考题

1. 拢麻想汗（慢性湿疹）可选用哪些外治疗法？

2. 使用沙雅（刺药疗法）有哪些注意事项？

3. 慢性湿疹进行外治疗法后，在生活上、饮食上的调护有哪些？

# 第三节 闷慢（荨麻疹）

## 一、概述

闷慢（荨麻疹），临床主要表现为局部或全身起风团、骤起骤消、瘙痒剧烈。重症患者可出现呼吸困难，甚至休克。根据“四塔辨证”在临床分为闷慢菲拢想（风热型荨麻疹）、闷慢嘎（风寒型荨麻疹）、闷慢亨（慢性荨麻疹）三个证型。西医学的急慢性荨麻疹均可参考辨治。

## 二、外治方法

**1. 闷慢菲拢想（风热型荨麻疹）**

（1）罕帕雅（主症）：皮肤出现红色斑块，遇热加剧，奇痒难忍，心烦不安，口干渴喜冷饮，小便短赤，大便干结，舌质红，苔黄厚腻，脉行快。

（2）多雅（治法治则）：清火解毒，利水消肿。

（3）治疗方法：

①阿雅（洗药疗法）：取摆习列（黑心树叶）、摆管底（蔓荆叶）、摆娜龙（艾纳香叶）、沙板嘎（五色梅）、先勒（十大功劳）、楠秀（白花树皮）、楠海嫩（水杨柳树皮）、嘿涛罕（大黄藤）各适量，煎煮后取药水，放入适当的容器内，让患者全身或足部浸泡进行治疗。

②达雅（搽药疗法）：按照操作要求，取麻腊干（绒毛戴星草）、景郎（黑种草子）、景亮（蜂蜜花）、多爹烈瓦（多荚草）各等量，捣烂，取汁，先用75%乙醇消毒患处，再用消毒棉签蘸取药液，涂搽周身。

**2. 闷慢嘎（风寒型荨麻疹）**

（1）罕帕雅（主症）：皮肤出现淡红色斑块，遇冷复发、加剧，奇痒难忍，夜寐不安，口淡乏味，喜热饮，小便清长，大便稀溏，舌质淡，苔白厚腻，脉行慢。

（2）多雅（治法治则）：除寒利水，祛风止痒。

（3）治疗方法：

①阿雅（洗药疗法）：按照操作要求，取叫哈荒（生藤）、摆管底（蔓荆叶）、罕好喃（水菖蒲）、芽沙板（除风草）、摆拢良（腊肠树叶）、嘿罕盖（通血香）、沙海（香茅草）各适量，加水煎煮，将煎煮后药液置于相应的容器内，待温度适中后，让患者浸泡于药液中。

②达雅（搽药疗法）：按照操作要求，取内管底（蔓荆子）、罕好（菖蒲）、尾埋达巴（山小橘叶）、蛇蜕各等量，捣烂，取汁，先用75%乙醇消毒患处，再用消毒棉签蘸取药液，涂搽周身。

**3. 闷慢亨（慢性荨麻疹）**

（1）罕帕雅（主症）：皮肤反复出现淡红色斑块，遇冷易复发及加剧，形寒怕冷，周身困乏无力，夜寐不安，口淡乏味，喜热饮，小便清长，大便稀，舌质淡，苔白厚腻，脉行慢。

（2）多雅（治法治则）：调补四塔，除风止痒。

（3）治疗方法：

①阿雅（洗药疗法）：按照操作要求，取辛（生姜）、摆扎阿亮（紫苏叶）、嘿罕（无根藤）、叫哈荒（生藤）、沙海（香茅草）、摆管底（蔓荆叶）、罕好喃（水菖蒲）、芽沙板（除风草）、摆拢良（腊肠树叶）、嘿罕盖（通血香）、毫命（姜黄）各适量，煎煮取药水，将煎煮后药液置于相应的容器内，待温度适中后，让患者浸泡于药液中。

②达雅（搽药疗法）：按照操作要求，取内管底（蔓荆子）、罕好喃（水菖蒲）、反帕嘎（苦菜籽）、贺荒（大蒜）、摆麻汉（巴豆叶）各等量，捣烂，取汁，先用75%乙醇消毒患处，再用消毒棉签蘸取药液，涂搽周身。

## 三、注意事项

1. 治疗前须明确诊断，必要时须结合临床相应的实验室和影像检查，如血常规、皮肤划痕试验等。

2. 根据患者体质和临床分型，选用相应的治疗方法，同时遵守各类外治法的使用注意事项。

3. 避风寒，慎起居，避免过度劳累；禁用或禁食致敏药物和海鲜、牛肉、辛辣刺激等易过敏的食物。积极防治某些肠道寄生虫病，积极寻找诱发因素并去除。

## 四、思考题

1. 闷慢（荨麻疹）可选用哪些外治疗法？

2. 闷慢亨（慢性荨麻疹）使用阿雅（洗药疗法）有哪些注意事项？

3. 荨麻疹进行外治疗法后，在生活上、饮食上的调护有哪些？

# 第四节　拢麻想害巴（带状疱疹）

## 一、概述

拢麻想害巴（带状疱疹），临床主要表现为成簇分布小水疱，沿某一周围神经呈带状排列，多发生在身体的一侧，一般不超过正中线，伴有明显的神经痛。根据“四塔辨证”临床分为拢麻想害巴塔拢塔菲想（风热毒邪偏盛型带状疱疹）和拢麻想害巴喃勒巴乃（水血瘀滞型带状疱疹）两个证型。西医学的带状疱疹可参考辨治。

## 二、外治方法

**1. 拢麻想害巴塔拢塔菲想（风热毒邪偏盛型带状疱疹）**

（1）罕帕雅（主症）：发疹前常有发热、饮食不佳，以及局部灼热、瘙痒、感觉过敏、神经痛等前驱症状，1～3天后出现皮疹，有剧烈的神经痛。典型皮损为红斑基础上粟粒至绿豆大小簇集性的丘疹、丘疱疹，迅速变为水疱，疱液澄清，疱壁紧张、发亮。皮损常沿神经走向呈带状排列，单侧分布，灼热剧痛，一般不超过正中线。

（2）多雅（治法治则）：清火解毒，除风止痛。

（3）治疗方法

①阿雅（洗药疗法）：按照操作要求，取西泻（儿茶）、达麻（槟榔仁）、雅哈摆（绞股蓝）各适量，加水煎煮，将煎煮后药液置于相应的容器内，待温度适中后，让患者浸泡于药液中。

②达雅（搽药疗法）：按照操作要求，取哈利（旋花茄根）、哈娜龙（艾纳香根）、哈娜妞（臭灵丹根）、文尚海（百样解）、先勒（十大功劳）各等量，捣烂，取汁，先用75%乙醇消毒患处，再用消毒棉签蘸取药液，涂搽周身。

**2. 拢麻想害巴喃勒巴乃（水血瘀滞型带状疱疹）**

（1）罕帕雅（主症）：皮疹减轻或消退后，局部疼痛不止，放射到附近部位，或痛不可忍，坐卧不安，重者可持续数月或更长时间，舌质暗，苔白，脉弦细。

（2）多雅（治法治则）：除风解毒，活血止痛。

（3）治疗方法

①阿雅（洗药疗法）：按照操作要求，取摆扁（刺五加叶）适量，加水煎煮，将煎煮后药液置于相应的容器内，待温度适中后，让患者浸泡于药液中。

②达雅（搽药疗法）：按照操作要求，取西泻（儿茶）、达麻（槟榔仁）适量，捣烂，取汁，先用75%乙醇消毒患处，再用消毒棉签蘸取药液，涂搽周身。

## 三、注意事项

1. 治疗前须明确诊断，必要时须结合临床相应的辅助检查，如血常规、病毒DNA扩增等，一旦病情加重，须进一步检查，或送上级医院诊治。

2. 根据患者体质和临床分型，选用相应的治疗方法，同时遵守各类外治法的使用注意事项。

3. 保持心情舒畅，树立健康心态，积极配合医生进行治疗。忌食肥甘厚味和鱼腥海味之物，饮食清淡，多食蔬菜水果，加强营养补充。注意保护皮损，忌用开水烫洗患处，内衣宜柔软宽松。忌用刺激性强的药膏。

## 四、思考题

1. 拢麻想害巴（带状疱疹）可选用哪些外治疗法？

2. 拢麻想害巴喃勒巴乃（带状疱疹水血瘀滞型）使用阿雅（洗药疗法）时有哪些注

意事项？

3. 带状疱疹进行外治疗法后，在生活上、饮食上的调护有哪些？

## 第五节　洞烂（脓疱疮）

### 一、概述

洞烂（脓疱疮），临床主要表现为丘疹、水疱或脓疱，易破溃后成脓痂、蔓延迅速，多发于颜面等暴露部位，本病具有接触传染和自体接种感染的特性，一般多见于热季及雨季，易在儿童中流行。根据“四塔辨证”在临床分为洞烂塔拢塔菲想（风热毒邪蕴结型脓疱疮）和洞烂塔拢塔喃如乃（风毒水湿蕴结型脓疱疮）两个证型。西医根据临床症状的不同将其分三型：寻常性脓疱疮、深脓疱疮和大疱性脓疱疮，均可参照辨治。

### 二、外治方法

**1. 洞烂塔拢塔菲想（风火毒邪蕴结型脓疱疮）**

（1）罕帕雅（主症）：脓疱密集、色黄，周围有红晕，破后糜烂面鲜红，多有口干，小便黄，大便干，伴有发热，舌红苔黄腻、脉快等。

（2）多雅（治法治则）：清火解毒，除风敛疮。

（3）治疗方法

①阿雅（洗药疗法）：按照操作要求，取摆麻桂香拉（番石榴叶）、摆宾亮（红花臭牡丹叶）、摆帕利（大苦凉菜叶）、摆娜龙（艾纳香叶）各适量，加水煎煮，将煎煮后药液置于相应的容器内，待温度适中后，让患者浸泡于药液中。

②达雅（搽药疗法）：按照操作要求，取嘿涛罕（大黄藤）、雅解先打（傣百解）各30～50g磨水（磨药疗法）外搽；或取贺麻年（黄药子叶）30～50g，羊粪烧焦，捣细粉，加入乳汁调匀外搽。

**2. 洞烂塔拢塔喃如乃（风毒水湿蕴结型脓疱疮）**

（1）罕帕雅（主症）：脓疱稀疏，色淡白或淡黄，周围红晕不显，破后糜烂面淡红，多有饮食不佳，便溏，舌淡，苔薄微腻，脉沉而细弱。

（2）多雅（治法治则）：调补四塔，清火解毒。

（3）治疗方法

①阿雅（洗药疗法）：按照操作要求，取更拢良（腊肠树）、埋哦罗（大芦苇）、哈宾亮（红花臭牡丹根）、嘿麻电（圆锥南蛇藤）、哈抱冬电（薇籽根）各适量，加水煎煮，将煎煮后药液置于相应的容器内，待温度适中后，让患者浸泡于药液中。

②达雅（搽药疗法）：按照操作要求，取摆巴闷（冬瓜叶）30g捣烂加淘米水、猪油炒热，先用75%乙醇消毒患处，再用消毒棉签蘸取药液，涂搽周身。

## 三、注意事项

1. 治疗前须明确诊断，必要时须结合临床相应的实验室检查，如血常规、抗链球菌溶血素“O”试验等，一旦病情加重，须进一步检查，或送上级医院诊治。

2. 根据患者体质和临床分型，选用相应的治疗方法，同时遵守各类外治法的使用注意事项。

3. 注意个人卫生，保持皮肤清洁。注意避免搔抓，以免将病原菌带到其他部位再感染。已有的慢性皮肤病须要积极、及时进行治疗。患者应适当隔离，患者接触过的衣服、毛巾、用具等，应予消毒。

## 四、思考题

1. 洞烂（脓疱疮）可选用哪些外治疗法？

2. 洞烂塔拢塔菲想（风火毒邪蕴结型脓疱疮）使用达雅（搽药疗法）有哪些注意事项？

3. 脓疱疮进行外治后在生活上、饮食上的调护有哪些？

# 第六节　拢烂蒿（白癜风）

## 一、概述

拢烂蒿（白癜风），临床主要表现为皮肤颜色减退、变白，境界鲜明，无自觉症状，是一种原发性、局限性或泛发性皮肤色素脱失症。根据“四塔辨证”在临床分为拢烂蒿塔拢想（风塔过盛型白癜风）、拢烂蒿塔喃勒巴（水血瘀滞型白癜风）及拢烂蒿塔都软（四塔衰退型白癜风）三个证型。西医学的白癜风可参考论治。

## 二、外治方法

**1. 拢烂蒿塔拢想（风塔过盛型白癜风）**

（1）罕帕雅（主症）：患者突然起病，皮损白斑光亮，好发于头、面、颈、四肢，或泛发全身，起病速，蔓延快，常扩散一片皮损，无自觉症状或者微痒，舌质淡红，苔薄白，脉快。

（2）多雅（治法治则）：除风补水，润肤消斑。

（3）治疗方法

①达雅（搽药疗法）：按照操作要求，取嘿蒿莫（滑叶藤仲），捣烂，取汁，先用75%乙醇消毒患处，再用消毒棉签蘸取药液，涂搽周身。

②阿雅（洗药疗法）：按照操作要求，取摆管底（蔓荆叶）、摆拢良（腊肠树叶）、摆宾蒿（白花臭牡丹叶）、摆习列（黑心树叶）、摆娜龙（艾纳香叶）、芽沙板（除风草）、摆芽拉勐龙（对叶豆叶）、扁（刺五加叶、茎）各适量，加水煎煮，将煎煮后药液

置于相应的容器内，待温度适中后，让患者浸泡于药液中。

**2. 拢烂蒿塔喃勒巴（水血瘀滞型白癜风）**

（1）罕帕雅（主症）：病程日久，皮损局限于一处或泛发全身，但可停止发展，亦可发生于外伤的部位，舌质暗红，有斑点或瘀斑。

（2）多雅（治法治则）：行水活血，除风解毒。

（3）治疗方法

①达雅（搽药疗法）：按照操作要求，取药皇旧（墨旱莲）、皇曼（马蓝）、芽敏囡（青蒿）、芽害巴（叶下珠）、摆埋闪罕（黄竹叶）、南晚（小黄伞）、摆罕满龙（大拔毒散叶）、摆罕满囡（小拔毒散叶）各适量，捣烂，取汁，先用75%乙醇消毒患处，再用消毒棉签蘸取药液，涂搽周身。

②阿雅（洗药疗法）：按照操作要求，取嘿亮龙（大血藤）、嘿涛勒（鸡血藤）、嘿罕盖（通血香）各适量，煎煮取药水，将煎煮后药液置于相应的容器内，待温度适中后，让患者浸泡于药液中。

**3. 拢烂蒿塔都软（四塔衰退型白癜风）**

（1）罕帕雅（主症）：发病日久，见皮损呈乳白色，局限或泛发，皮损区毛发变白，病情发展缓慢，对光敏感，皮肤干燥，伴头昏乏力，舌质红苔少，脉细而快。

（2）多雅（治法治则）：调补四塔，补水养血。

（3）治疗方法

①达雅（搽药疗法）：按照操作要求，取贺波亮（小红蒜）、更方（苏木）、摆来（花斑叶）各适量，捣烂，取汁，先用75%乙醇消毒患处，再用消毒棉签蘸取药液，涂搽周身。

②阿雅（洗药疗法）：按照操作要求，取更方（苏木）、摆来（花斑叶）各适量，煎煮取药水，将煎煮后药液置于相应的容器内，待温度适中后，让患者浸泡于药液中。

## 三、注意事项

1. 治疗前须明确诊断，必要时须结合临床相应的辅助检查，如皮肤病理检查等，一旦病情加重，须进一步检查，或送上级医院诊治。

2. 根据患者体质和临床分型，选用相应的治疗方法，同时遵守各类外治法的使用注意事项。

3. 避免滥用外搽药物，尤其是刺激性过强的药物，以防损伤皮肤，注意劳逸结合。

## 四、思考题

1. 拢烂蒿（白癜风）可选用哪些外治疗法？

2. 拢烂蒿塔都软（四塔衰退型白癜风）使用达雅（搽药疗法）有哪些注意事项？

3. 白癜风进行外治疗法后在生活上、饮食上的调护有哪些？

# 第七节 贺乱（斑秃）

## 一、概述

贺乱（斑秃），临床主要表现为头发片状脱落，病变处头皮正常，无炎症，无自觉症状，是一种头部毛发突然发生脱落的慢性皮肤病。根据“四塔辨证”在临床分为贺乱菲拢想（风热型斑秃）、贺乱勒巴（水血瘀滞型斑秃）、贺乱塔喃软（水血不足型斑秃）三个证型。西医学中的斑秃可参考辨治。

## 二、外治方法

**1. 贺乱菲拢想（风热型斑秃）**

（1）罕帕雅（主症）：突然脱发成片，偶有头皮瘙痒或蚁走感，或伴有头部烘热，心烦易怒，急躁不安，舌质红苔少，脉细数。个别患者还会相继发生眉毛、胡须脱落的现象。

（2）多雅（治法治则）：除风清热，补水养发。

（3）治疗方法：

①达雅（搽药疗法）：按照操作要求，取咪火蛙（山大黄）、嘿涛罕（大黄藤）、嘿蒿莫（滑叶藤仲）、喃皇旧（墨旱莲汁）各适量，捣烂，取汁，先用75%乙醇消毒患处，再用消毒棉签蘸取药液，涂搽患处。

②阿雅（洗药疗法）：按照操作要求，取嘿蒿莫（滑叶藤仲）、么滚（人字树）、沙腊比罕（台乌）各适量，煎煮取药水，将煎煮后药液置于相应的容器内，待温度适中后，让患者将患处浸泡于药液中。

**2. 贺乱勒巴（水血瘀滞型斑秃）**

（1）罕帕雅（主症）：脱发前有头痛、头皮刺痛，或胸胁疼痛等自觉症状，继而出现斑片状脱发，甚者则发生全秃，常伴有夜多噩梦、失眠，烦躁易怒，或胸闷不畅，胁痛腹胀，喜叹息，舌质紫暗或有瘀斑，苔少，脉弦或沉涩。

（2）多雅（治法治则）：除风活血，补水生发。

（3）治疗方法

①达雅（搽药疗法）：按照操作要求，取毫命（姜黄）、晚害闹（莪术）、补顾（绿包藤）各适量，捣烂，取汁，先用75%乙醇消毒患处，再用消毒棉签蘸取药液，涂搽患处。

②沙雅（刺药疗法）：按照操作要求，取哈利（旋花茄根）、巴闷烘（苦冬瓜）、哈麻喝（洗碗叶根）各适量配制雅烘（傣药）药酒、药油或药汁，用棉签蘸取相应药酒、药油或药汁，边涂于患处，边用皮肤针等叩刺穴位局部皮肤，以有轻微疼痛、不出血为度。

**3. 贺乱塔喃软（水血不足型斑秃）**

（1）罕帕雅（主症）：病后、产后或久病脱发，脱发往往是渐进性加重，范围由小而大，数目由少而多，头发光亮松软，在脱发区还能见到散在性参差不齐的残存头发，但轻轻触摸就会脱落，伴唇白，心悸，神疲乏力，气短懒言，头晕眼花，嗜睡或失眠，舌质淡红，苔薄白，脉细弱。

（2）多雅（治法治则）：补水固脱，养血生发。

（3）治疗方法

①达雅（搽药疗法）：按照操作要求，取辛（生姜）切片，泡酒一周，先用75%乙醇消毒患处，再用消毒棉签蘸取药液，涂搽周身。

②阿雅（洗药疗法）：按照操作要求，取嘿亮龙（大血藤）、嘿涛勒（鸡血藤）、嘿罕盖（通血香）、皇旧（墨旱莲）各适量，加水煎煮，将煎煮后药液置于相应的容器内，待温度适中后，将患处浸泡于药液中。

## 三、注意事项

1. 治疗前须明确诊断，斑秃的实验室检查通常并不作为斑秃的诊断依据，而主要是为明确是否并发其他免疫异常及过敏等表现，或用于鉴别诊断，包括甲状腺功能和甲状腺自身抗体检查、抗核抗体及血清总 IgE 等。

2. 根据患者体质和临床分型，选用相应的治疗方法，同时遵守各类外治法的使用注意事项。

3. 饮食要多样化，合理膳食。注意劳逸结合，保持心情舒畅，适当进行体育锻炼，增强体质。积极配合治疗，切忌烦恼悲观、忧愁和动怒。

## 四、思考题

1. 贺乱（斑秃）可选用哪些外治疗法？

2. 贺乱塔喃软（水血不足型斑秃）使用达雅（搽药疗法）有哪些注意事项？

3. 斑秃进行外治疗法后在生活上、饮食上的调护有哪些？

# 第八节　习道（狐臭）

## 一、概述

习道（狐臭），临床主要表现为汗液有特殊气味，或汗液被分解而放出臭气，使双腋散发异常臭味，运动出汗时更甚。根据“四塔辨证”，临床常见的证型为习道塔菲想（火塔偏盛型狐臭）。西医学的顶泌汗腺性臭汗症、外泌汗腺性臭汗症等均可参考辨治。

## 二、外治方法

**习道塔菲想（火塔偏盛型狐臭）**

（1）罕帕雅（主症）：双腋散发异常臭味，运动出汗时更甚，口苦咽干，心烦易怒，失眠多梦，大便干结，舌质红，苔黄腻，脉快而有力。

（2）多雅（治法治则）：清火补水，敛汗除臭。

（3）治疗方法

①阿雅（洗药疗法）：按照操作要求，取罕好喃（水菖蒲）、宋拢（矩叶酸果藤）、更拢良（腊肠树）、故季马（大莲座蕨）、内管底（蔓荆子）、摆芽黄（草烟叶）、摆埋勇（椿树叶）、娜罕（羊耳菊）、邓嘿罕（定心藤）、芽英热（车前草）、撇反（小叶臭黄皮）、彪蚌法（大将军）、乱令（嘉兰）、摆姑（九翅豆蔻叶）、摆嘎（草蔻叶）、芽敏（艾叶）、补累（紫色姜）各等量，加哥（盐）适量，加水煎煮，将煎煮后药液置于相应的容器内，待温度适中后，让患者将患处浸泡于药液中。

②达雅（搽药疗法）：按照操作要求，取西泻（儿茶）、亨修（胆矾）各适量，捣烂，取汁，先用75%乙醇消毒患处，再用消毒棉签蘸取药液，涂搽患处。

## 三、注意事项

1. 治疗前须明确诊断，其表现为腋窝部发出特殊的刺鼻臭味，天热汗多或运动后最为明显，可同时伴有色汗（黄汗多见），年轻女性多见，常有家族史；少数患者的外阴、肛门和乳晕等部位也可累及。

2. 根据患者体质和临床分型，选用相应的治疗方法，同时遵守各类外治法的使用注意事项。

3. 忌食辛香燥烈之品。应注意清洁卫生，经常洗澡，勤换衣袜，保持皮肤干燥与清洁。腋臭患者可将腋毛刮去，以减少局部寄生菌数量。衣着要透气凉爽，出汗后及时擦干，并外用爽身粉、外用药物。每天可肥皂水清洗几次，破坏细菌生长环境，以减少异味。

## 四、思考题

1. 习道（狐臭）可选用哪些外治疗法？
2. 使用阿雅（洗药疗法）有哪些注意事项？
3. 狐臭进行外治疗法后在生活上、饮食上的调护有哪些？

# 第九节 菲埋喃皇罗（烧烫伤）

## 一、概述

菲埋喃皇罗（烧烫伤），临床主要表现是由于烈火、沸水、电能、光、化学物质或放射线等作用于人体表面所引起的损伤，烧伤的严重程度与烧伤创面的大小、深度有密切关系，烧伤创面越大、越深，病情越严重。根据“四塔辨证”在临床分为菲埋喃皇罗塔菲想（火毒偏盛型烧烫伤——休克期）、菲埋喃皇罗塔菲想如乃（火毒内攻型烧烫伤——感染期）和菲埋喃皇罗勒拢软（气血不足型烧烫伤——修复期）三个证型。西医学中的烧伤可参考辨治。

## 二、外治方法

**1. 菲埋喃皇罗塔菲想（火毒偏盛型烧烫伤——休克期）**

（1）罕帕雅（主症）：轻症可见精神不佳，表情淡漠，口渴欲饮，脉细而散。重症可见躁动不安，烦渴，小便涩少，手足不温，甚者神志不清，面色苍白，唇甲发绀，呼吸急促，四肢厥冷，小便少或无，伤区肿胀渗液，舌干无水，脉微欲绝或深伏不起，此类情况多在伤后 48 小时以内。

（2）多雅（治法治则）：调补四塔，清火解毒，补水润肤。

（3）治疗方法

①阿雅（洗药疗法）：取楠夯板（余甘子树皮）、楠果缅（移依树皮）各适量，煎煮后取药水，放入适当的容器内，待温度适中后，让患者将患处浸泡于药液中。

②达雅（搽药疗法）：按照操作要求，取咪火蛙（山大黄）、先勒（十大功劳）、楠楞嘎（木蝴蝶树皮）、楠夯板（余甘子树皮）、楠果缅（移依树皮）各适量，捣烂，取汁，先用 75% 乙醇消毒患处，再用消毒棉签蘸取药液，涂搽患处。

**2. 菲埋喃皇罗塔菲想如乃（火毒内攻型烧烫伤——感染期）**

（1）罕帕雅（主症）：壮热烦渴，喜冷饮，便秘，尿短赤，局部腐肉，渗出液较多或有腐臭味，舌质红绛，苔黄腻或黄燥，脉行快而有力。

（2）多雅（治法治则）：清火解毒，补水生肌。

（3）治疗方法

①阿雅（洗药疗法）：按照操作要求，取嘿涛罕（大黄藤）、咪火蛙（山大黄）、邓嘿罕（定心藤）、楠果缅（移依树皮）、楠夯板（余甘子树皮）、楠楞嘎（木蝴蝶树皮）各适量，煎煮取药水，将煎煮后药液置于相应的容器内，待温度适中后，让患者将患处浸泡于药液中。

②达雅（搽药疗法）：按照操作要求，取楠夯板（余甘子树皮）、楠楞嘎（木蝴蝶树皮）、楠果缅（移依树皮）各等量，捣烂，取汁，先用 75% 乙醇消毒患处，再用消毒棉签蘸取药液，涂搽患处。

**3. 菲埋喃皇罗勒拢软（气血不足型烧烫伤——修复期）**

（1）罕帕雅（主症）：面色苍白少华，形瘦体弱，神疲乏力，倦卧多汗，创面苍白水肿，或残余溃疡，迟迟难愈，舌淡苔白，脉行深而细弱。

（2）多雅（治法治则）：调补“四塔”，补益气血。

（3）治疗方法

①阿雅（洗药疗法）：按照操作要求，取楠果缅（移依树皮）、嘿涛罕（大黄藤）、咪火蛙（山大黄）各适量，煎煮取药水，将煎煮后药液置于相应的容器内，待温度适中后，让患者将患处浸泡于药液中。

②达雅（搽药疗法）：按照操作要求，取楠夯板（余甘子树皮）、楠楞嘎（木蝴蝶树皮）、楠果缅（移依树皮）各适量，捣烂，取汁，先用 75% 乙醇消毒患处，再用消毒棉签蘸取药液，涂搽患处。

### 三、注意事项

1. 治疗前须明确诊断，必要时须结合相关检查，如体温、血常规等，进行烧伤面积的估计、烧烫伤深度的估计，一旦病情加重，须进一步检查，或送上级医院诊治。

2. 根据患者体质和临床分型，选用相应的治疗方法，同时遵守各类外治法的使用注意事项。

3. 开展防火安全教育，注意安全操作。特别加强儿童烧伤防护，避免儿童玩火或接触易燃易爆物品，烧伤后要保持创面清洁，避免感染发生。多食新鲜蔬菜、水果、禽蛋、瘦肉之品，避免食用辛辣刺激食物。注意休息，鼓励患者多饮水，或绿豆汤、西瓜汁、水果露、金银花甘草汤等代茶频服；烧伤后暴露部位 1 个月内避免阳光直晒，以免加重色素沉着。

### 四、思考题

1. 菲埋喃皇罗（烧烫伤）可选用哪些外治疗法？

2. 菲埋喃皇罗塔喃软（气血不足型烧烫伤——修复期）使用阿雅（洗药疗法）有哪些注意事项？

3. 烧烫伤进行外治疗法后在生活上、饮食上的调护有哪些？

## 第十节 洞里（痔）

### 一、概述

洞里（痔），临床主要表现为直肠末端黏膜下和肛管皮下的静脉丛发生扩大曲张所形成的柔软静脉团，以便血、痔核脱出、肛门坠胀不适、疼痛、异物感为特征。根据“四塔辨证”在临床分为洞里塔菲想（火塔偏盛型痔）和洞里塔拢软（风塔不足型痔）两个证型。西医学的痔疮可参考辨治。

### 二、外治方法

**1. 洞里塔菲想（火塔偏盛型痔）**

（1）罕帕雅（主症）：平素喜食香燥、辛辣油腻之品，嗜酒抽烟，常感口干舌燥，急躁易怒，烦躁不安，小便黄，大便干结难下，3 ～ 5 天一行。反复出现便前便后出血，点滴而下，严重时呈喷射状。可见痔核脱出，嵌顿时则出现肿痛，感染时出现剧痛、便下脓血。舌质红，苔黄厚腻，脉行快。

（2）多雅（治法治则）：清火解毒，凉血止血，祛风止痛。

（3）治疗方法

①达雅（搽药疗法）：按照操作要求，取嘿蒿莫（滑叶藤仲）、嘿蒿楠（三开瓢）、楠楞嘎（木蝴蝶树皮）、楠果缅（移依树皮）、地榆（炒炭）各等量，捣烂，取汁，先用

75% 乙醇消毒患处，再用消毒棉签蘸取药液，涂搽周身。

②难雅（坐药疗法）：取嘿涛罕（大黄藤）、皇曼（马蓝）、咪火蛙（山大黄）、先勒（十大功劳）、嘿亮龙（大血藤）、嘿蒿莫（滑叶藤仲）、嘿蒿楠（三开瓢）、楠楞嘎（木蝴蝶树皮）、楠果缅（移柭树皮）各等量，加水煎煮后，取药水置于药盆内，待温度适中时，让患者直接坐在药水中接受治疗。

**2. 洞里塔拢软（风塔不足型痔）**

（1）罕帕雅（主症）：平素少气懒言，胃脘满闷，大便不爽，日行数次，黏腻难下，或长期泄泻，早期以便血为主，后痔核脱出，便血逐渐减少，点滴而下，严重时也可呈喷射状。可见痔核脱出，嵌顿时则出现肿痛，感染时出现剧痛，便下脓血，肛门常有不适感。舌质淡，苔白厚腻，脉行无力。

（2）多雅（治法治则）：补气止血，温中止痛。

（3）治疗方法

①难雅（坐药疗法）：取嘿亮龙（大血藤）、嘿涛罕（大黄藤）、楠楞嘎（木蝴蝶树皮）、楠果缅（移柭树皮）各等量炒炭，加水煎煮，取药水置于药盆内，待温度适中时，让患者直接坐在药水中接受治疗。

②阿雅（洗药疗法）：按照操作要求，取小响铃包根、匹囡（胡椒）各适量，煎煮取药水，将煎煮后药液置于相应的容器内，待温度适中后，让患者浸泡于药液中。

## 三、注意事项

1. 治疗前须明确诊断，必要时须结合相关检查，如血常规、肛肠检查等。

2. 根据患者体质和临床分型，选用相应的治疗方法，同时遵守各类外治法的使用注意事项。

3. 养成每天定时排便的良好习惯，防止便秘，蹲厕时间不宜过长，以免肛门部血液瘀积。注意饮食调和，多喝开水，多食蔬菜，少食辛辣食物。避免久坐久立，进行适当的活动，或定时做提肛运动。发生内痔应及时治疗，防止进一步发展。

## 四、思考题

1. 洞里（痔）可选用哪些外治疗法？

2. 洞里塔拢软（风塔不足型痔）使用难雅（坐药疗法）有哪些注意事项？

3. 痔疮进行外治疗法后在生活上、饮食上的调护有哪些？

# 第七章 骨伤科疾病

## 第一节 路哈（骨折）

### 一、概述

路哈（骨折），临床主要表现为骨骼的畸形、异常活动、骨擦音或骨擦感，局部疼痛、肿胀和功能障碍，骨质的连续性或完整性发生完全或部分中断。本节主要论述外伤性闭合性骨折，根据“四塔辨证”在临床分为路哈兵迈改泵（骨折急性期——风塔不足水塔过盛型）、路哈勒拢巴（骨折瘀肿期——土火塔不足型）、路哈帕雅改海（骨折恢复期——风火塔不足型）三个证型。西医学的外伤性闭合性骨折可参考辨治。

### 二、外治方法

**1. 路哈兵迈改泵（骨折急性期——风塔不足水塔过盛型）**

（1）罕帕雅（主症）：局部肿胀、疼痛、畸形，活动功能障碍，可触及骨折端和骨擦感，舌质淡红，苔薄白，脉弦涩。

（2）多雅（治法治则）：补风利水，行血止痛。

（3）治疗方法：根据骨折程度和类型，给予手法复位，小夹板或石膏外固定，骨折复位不理想者可采用手术治疗。

**2. 路哈勒拢巴（骨折瘀肿期——土火塔不足型）**

（1）罕帕雅（主症）：局部肿胀、瘀斑消退，疼痛减轻，局部压痛减轻，关节活动尚可，舌质暗淡，苔薄白，脉弦细。

（2）多雅（治法治则）：补土调火，行血利水。

（3）治疗方法

果雅（包药疗法）：按照操作要求，取哈光冒呆（黑皮跌打根）、嘿罕盖（通血香）、芽英热（车前草）、更方（苏木）、罗罕（红花）、哈妹滇（鱼子兰根）、光三哈（三台红花）、怀免王（白钩藤）、嘿涛勒（鸡血藤）各等量，捣烂后包敷患处。

**3. 路哈帕雅改海（骨折恢复期——风火塔不足型）**

（1）罕帕雅（主症）：疼痛已消，或年迈体弱，头晕目眩，腰膝酸软，倦怠乏力，舌淡，脉细。

（2）多雅（治法治则）：补风益火，续筋接骨。

（3）治疗方法

①果雅（包药疗法）：按照操作要求，取里罗（文殊兰）、芽端项（大接骨草）、芽英热龙（大车前草）、莫哈郎（大驳骨）、摆莫哈蒿（鸭嘴花叶）、帕崩板（平卧土三七）、抱冬电（薇籽）各60g，俱切碎，舂烂，加劳（酒）等量，捣烂后包敷于患处。

②达雅（搽药疗法）：按照操作要求，取更方（苏木）、罗罕（红花）、贺波亮（小红蒜）、牙说痒（麻疙瘩）、妹滇（鱼子兰）各适量，捣烂，取汁，先用75%乙醇消毒患处，再用消毒棉签蘸取药液，涂搽周身。

③烘雅管（烟熏疗法）：按照操作要求，取里罗（文殊兰）、芽端项（大接骨草）、芽英热龙（大车前草）、莫哈郎（大驳骨）、摆莫哈蒿（鸭嘴花叶）、帕崩板（平卧土三七）、抱冬电（薇籽）各适量，研磨成药绒后，置于烟熏勺内，点燃，使之产生药烟，左右上下摆动烟熏勺，熏烤患处。

## 三、注意事项

1. 治疗前须明确诊断，必要时须结合临床相应的实验室和影像检查，如血常规、X线、CT等，一旦病情加重，须进一步检查，或送上级医院诊治。

2. 根据患者体质和临床分型，选用相应的治疗方法，同时遵守各类外治法的使用注意事项。

3. 骨折后注意休息，骨折早期抬高患肢，仔细观察肢体远端血液循环情况。若行夹板或石膏固定，应注意观察夹板或石膏外固定情况，若有松动及时调整。骨折手术患者应充分做好术前准备与术后治疗与护理，对合并有多重内科疾病的老年骨折患者甚为重要，术后积极预防肺炎、心脑血管意外及切口感染等常见并发症，指导患者术后及时进行功能康复锻炼。注意饮食调养，骨折早期宜食清淡、凉润、易消化食物，忌辛辣、刺激之品。骨折中期宜食清补之品如鱼肉、瘦肉粥、瘦肉薏米汤等。骨折后期宜食滋补肝肾之品如骨头汤、核桃煲脊骨汤等。

## 四、思考题

1. 路哈（骨折）可选用哪些外治疗法？

2. 路哈帕雅改海（骨折恢复期——风火塔不足型）使用果雅（包药疗法）有哪些注意事项？

3. 骨折进行外治疗法后在生活上、饮食上的调护有哪些？

# 第二节　阻伤（软组织损伤）

## 一、概述

阻伤（软组织损伤），临床主要表现为局部瘀斑、肿胀、疼痛和功能障碍等，是因人体某些筋脉、关节、肌肉受外部暴力的撞击，强烈扭转，牵拉压迫，或跌仆闪挫等因素所引起的无骨折、脱位或皮肉破裂的损伤。本节特指急性软组织阻伤，根据“四塔辨证”，临床常见证型为阻伤塔拢软（风塔不足型软组织损伤——急性期）。西医学的急性软组织损伤可参考辨治。

## 二、外治方法

**阻伤塔拢软（风塔不足型软组织损伤——急性期）**

（1）罕帕雅（主症）：局部肿胀较轻，无瘀斑或轻度瘀斑，无张力性水疱，疼痛较重，关节活动受限，舌淡红，苔薄白，脉行快。

（2）多雅（治法治则）：补风调火，利血行水。

（3）治疗方法

①闭（捏按法）：按照操作要求，取毫命（姜黄）100g，加劳（酒）500mL，浸泡1个月后，再取药酒涂于患处皮肤，用拇指和示指或其余四指对称性用力，夹持提起治疗部位的皮肤，向前捻搓，放松的同时利用拇指或示指、掌根向下缓慢按压、揉按患处。

②过（拔罐疗法）：按照操作要求，哈光冒呆（黑皮跌打根）、竹扎令（宽筋藤）、更拢良（腊肠树）、嘿亮龙（大血藤）、更方（苏木）、罗罕（红花）、哈妹滇（鱼子兰根）、嘿罕盖（通血香）、怀免王（白钩藤）各适量捣烂取汁，边用药棉蘸取药汁涂搽患处，边用皮肤针叩刺皮肤，以不出血、微热、稍疼为度，用闪火法在所刺部位拔罐，留罐10分钟。

③达雅（搽药疗法）：按照操作要求，取哈光冒呆（黑皮跌打根）、竹扎令（宽筋藤）、更拢良（腊肠树）、嘿亮龙（大血藤）、更方（苏木）、罗罕（红花）、哈妹滇（鱼子兰根）、嘿罕盖（通血香）、怀免王（白钩藤）各适量，捣烂，取汁，先用75%乙醇消毒患处，再用消毒棉签蘸取药液，涂搽患处。

④果雅（包药疗法）：按照操作要求，取摆故罕（当归藤叶）、光冒呆（黑皮跌打）、帕崩板（平卧土三七）、芽英热龙（大车前草）、芽端项（大接骨草）各适量，捣烂后包敷患处。

## 三、注意事项

1. 治疗前须明确诊断，必要时须结合临床相应的实验室和影像检查，如血常规、X线、CT等，一旦病情加重，须进一步检查，或送上级医院诊治。

2. 注意动静结合配合治疗，伤处制动休息。包药时，严格掌握其适应证，冷包适用于新伤24小时以内的软组织损伤，热包适用于损伤24小时以后。患有严重心脑血管疾病、体质瘦弱、急重病、外伤出血、皮肤破溃、开放性骨折以及妇女经期、妊娠期或对本药品过敏等不能用本方法治疗。推拿和拔罐疗法禁用于各种传染病、急性炎症、外伤出血、皮肤破溃、烧烫伤、疔疮脓肿、开放性骨折、血小板减少、骨质极度疏松的患者及孕妇等。

3. 清淡饮食，忌食酸笋类食物。注意动、静结合配合治疗，伤处制动休息。若受伤部位为四肢须抬高患肢，若为腰背部受伤须卧硬板床，以护腰带固定腰部，腰部制动3～5天。做好情志疏导和生活护理，避免患者产生焦虑情绪和恐惧心理，使患者积极配合治疗及护理。

## 四、思考题

1. 阻伤（软组织损伤）可选用哪些外治疗法？
2. 使用达雅（搽药疗法）时有哪些注意事项？
3. 软组织损伤进行外治疗法后在生活上、饮食上的调护有哪些？

# 第三节　凹化（脱位）

## 一、概述

凹化（脱位）是指组成关节的骨端关节面脱离了正常的对应关系，引起关节功能障碍，临床主要表现为局部出现疼痛、肿胀、关节功能障碍，可见关节畸形、关节盂空虚、肢体弹性固定，以及可触及移位的关节头。根据“四塔辨证”，临床主要证型为凹化塔喃勒巴（水血瘀滞型脱位）。西医学中的外伤性脱位、病理性脱位等均可参考辨治。

## 二、外治方法

**凹化塔喃勒巴（水血瘀滞型脱位）**

（1）*罕帕雅（主症）*：伤后关节周围疼痛、肿胀、畸形、关节功能障碍，舌淡红，苔薄白，脉弦涩。

（2）*多雅（治法治则）*：行血利水，化瘀止痛。

（3）*治疗方法*

①达雅（搽药疗法）：按照操作要求，取更方（苏木）、罗罕（红花）、贺波亮（小红蒜）、牙说痒（麻疙瘩）各适量，捣烂，取汁，先用75%乙醇消毒患处，再用消毒棉签蘸取药液，涂搽患处。

②果雅（包药疗法）：按照操作要求，取里罗（文殊兰）、芽端项（大接骨草）、芽英热龙（大车前草）、莫哈郎（大驳骨）、摆莫哈蒿（鸭嘴花叶）、帕崩板（平卧土三七）、抱冬电（薇籽）适量，捣烂后包敷患处。

③烘雅管（烟熏疗法）：按照操作要求，取更方（苏木）、罗罕（红花）、贺波亮（小红蒜）、牙说痒（麻疙瘩）各等量，研磨成药绒后，置于烟熏勺内，点燃，使之产生药烟，左右上下摆动烟熏勺，熏于患处。

## 三、注意事项

1. 治疗前须明确诊断，必要时须结合临床相应的辅助检查，如X线检查，一旦病情加重，须进一步检查，或送上级医院诊治。

2. 进行包药时，嘱患者同时加强功能锻炼，以促进康复。

3. 脱位手法复位后要进行必要的固定和保护。

4. 加强营养，脱位早期宜食清淡、易消化食物，如薏米粥、青菜、冬瓜，多饮水，忌燥热、辛辣、刺激之品。脱位中期宜食清补之品，如鱼肉、瘦肉粥、瘦肉薏米汤等。脱位后期宜食滋补肝肾之品，如骨头汤、核桃煲脊骨汤等。

## 四、思考题

1. 凹化（脱位）可选用哪些外治疗法？

2. 使用达雅（搽药疗法）时有哪些注意事项？

3. 脱位进行外治疗法后在生活上、饮食上的调护有哪些？

# 第四节　接腰（腰痛）

## 一、概述

接腰（腰痛），临床主要表现为腰部酸麻胀痛、隐痛或剧烈疼痛，活动受限，不能挺直行走，俯仰转侧活动均感到困难，严重者不能站立等，常伴有外感或内伤症状。根据“四塔辨证”在临床分为拢梅兰申接腰（风湿性腰痛）、路糯接腰（腰椎骨质增生、腰椎间盘突出腰痛）、阻伤接腰（跌打损伤腰痛）、塔都软接腰（慢性腰痛）四个证型。西医学的腰椎间盘突出症、腰肌劳损等均可参考辨治。

## 二、外治方法

**1. 拢梅兰申接腰（风湿性腰痛）**

（1）*罕帕雅（主症）*：腰痛，可伴周身肢体关节酸麻冷痛，或剧痛、隐隐作痛，活动不利，俯仰转侧活动均感到困难，严重者不能站立，遇寒加剧，得温则减，舌质淡，苔白厚腻，脉行无力。

（2）*多雅（治法治则）*：祛风化湿，消肿止痛。

（3）*治疗方法*

①暖雅（睡药疗法）：取更拢良（腊肠树）、嘿罕盖（通血香）、摆更方（苏木叶）、莫哈郎（大驳骨）、莫哈蒿（鸭嘴花）、芽英热龙（大车前草）、芽沙板（除风草）、毫命（姜黄）、补累（紫色姜）各适量，切碎，置于锅内加水、劳（酒）炒热或蒸热，取出平摊于睡药床上，加劳（酒）充分拌匀（取出一半备用），用纱布覆盖于热药上，待温度适中时令患者睡于药上，用纱布盖于患者身上，再将余药覆盖于患部或全身（除头颅外）接受治疗。

②果雅（包药疗法）：按照操作要求，取摆拢良（腊肠树叶）、摆更方（苏木叶）、莫哈郎（大驳骨）、莫哈蒿（鸭嘴花）、芽英热龙（大车前草）、芽沙板（除风草）、毫命（姜黄）、补累（紫色姜）鲜品适量，捣烂后包敷于腰部。

③闭（捏按法）：按照操作要求，取毫命（姜黄）100g，加劳（酒）500mL，浸泡1个月后，再取药酒涂于患处皮肤，用拇指和示指或其余四指对称性用力，夹持提起治疗部位的皮肤，向前捻搓，放松的同时利用拇指或示指、掌根向下缓慢按压、揉按，推拿腰部及臀部。

④过（拔罐疗法）：按照操作要求，边用药棉蘸取毫命（姜黄）药酒涂搽腰部，边用皮肤针叩刺皮肤，以不出血、微热、稍疼为度，用闪火法在所刺部位拔罐，留罐10分钟。

**2. 路糯接腰（腰椎骨质增生、腰椎间盘突出腰痛）**

（1）罕帕雅（主症）：腰部酸麻胀痛、隐痛或剧烈疼痛，活动受限，不能挺直行走，俯仰转侧活动均感到困难，严重者不能站立等。

（2）多雅（治法治则）：除风活血，散结消肿，化瘀止痛。

（3）治疗方法

①暖雅（睡药疗法）：取摆管底（蔓荆叶）、摆拢良（腊肠树叶）、摆更方（苏木叶）、莫哈郎（大驳骨）、摆莫哈蒿（鸭嘴花叶）、芽英热龙（大车前草）、妹滇（鱼子兰）、芽沙板（除风草）各适量，切碎，置于锅内加水、劳（酒）炒热或蒸热，取出平摊于睡药床上，加劳（酒）充分拌匀（取出一半备用），用纱布覆盖于热药上，待温度适中时令患者睡于药上，用纱布盖于患者身上，再将余药覆盖于患部或全身（除头颅外）接受治疗。

②果雅（包药疗法）：按照操作要求，取补顾（绿包藤）、竹扎令（宽筋藤）、毫命（姜黄）、补累（紫色姜）、摆拢良（腊肠树叶）、摆更方（苏木叶）、芽英热龙（大车前草）、芽沙板（除风草）适量，捣烂后包敷于腰部。

③闭（捏按法）：按照操作要求，取毫命（姜黄）100g，加劳（酒）500mL，浸泡1个月后，再取药酒涂于患处皮肤，用拇指和示指或其余四指对称性用力，夹持提起治疗部位的皮肤，向前捻搓，放松的同时利用拇指或示指、掌根向下缓慢按压、揉按，推拿腰部及臀部。

④剁（捶筋疗法）：以木棒、药棒、棉棒、药包，或以手握拳，顺着腰部的经筋循行路线，或在穴位（如腰阳关、肾俞、命门）敲击。

⑤过（拔罐疗法）：按照操作要求，边用药棉蘸取毫命（姜黄）药酒涂搽腰部，边用皮肤针叩刺皮肤，以不出血、微热、稍疼为度，用闪火法在所刺部位拔罐，留罐10分钟。

**3. 阻伤接腰（跌打损伤腰痛）**

（1）罕帕雅（主症）：腰部隐痛，剧烈疼痛或刺痛，局部肿胀，压痛明显，活动受限，不能挺直行走，俯仰转侧活动均感到困难，严重者不能站立，舌质淡红，苔薄白，或黄腻，或正常，脉行快。

（2）多雅（治法治则）：活血化瘀，消肿止痛。

（3）治疗方法：内服外敷治疗。

①果雅（包药疗法）：按照操作要求，取光冒呆（黑皮跌打）、里罗（文殊兰）、宋

先嘎（酢浆草）、莫哈郎（大驳骨）、莫哈蒿（鸭嘴花）、芽英热龙（大车前草）、芽沙板（除风草）各适量，捣烂后包敷于腰部。

②闭（捏按法）：按照操作要求，取毫命（姜黄）100g，加劳（酒）500mL，浸泡1个月后，再取药酒涂于患处皮肤，用拇指和示指或其余四指对称性用力，夹持提起治疗部位的皮肤，向前捻搓，放松的同时利用拇指或示指、掌根向下缓慢按压、揉按，推拿腰部及臀部。

③剁（捶筋疗法）：以木棒、药棒、棉棒、药包，或以手握拳，顺着腰部的经筋循行路线或在穴位（如腰阳关、肾俞、命门）敲击。

④过（拔罐疗法）：按照操作要求，边用药棉蘸取毫命（姜黄）药酒涂搽腰部，边用皮肤针叩刺皮肤，以不出血、微热、稍疼为度，用闪火法在所刺部位拔罐，留罐10分钟。

**4. 塔都软接腰（慢性腰痛）**

（1）罕帕雅（主症）：腰部隐隐作痛，腰膝酸软，活动受限，不能挺直行走，俯仰转侧活动均感到困难，或伴有周身困乏无力、阳痿、遗精；妇女可见宫寒无子，经来腰腹冷痛，舌质淡，舌体软，苔白或白腻，脉行深而慢。

（2）多雅（治法治则）：调补塔都，除风活血，温通止痛。

（3）治疗方法

①果雅（包药疗法）：按照操作要求，取牙说痒（麻疙瘩）、嘿罕盖（通血香）、摆拢良（腊肠树叶）、辛（生姜）、芽英热龙（大车前草）、芽沙板（除风草）、毫命（姜黄）、晚害闹（莪术）各适量，捣烂后包敷腰部。

②烘雅管（烟熏疗法）：按照操作要求，取芽敏（艾叶）、摆扎阿亮（紫苏叶）、摆毫命（姜黄叶）各等量，研磨成药绒后，置于烟熏勺内，点燃，使之产生药烟，左右上下摆动烟熏勺，熏烤腰部。

③烘雅（熏蒸疗法）：按照操作要求，取牙说痒（麻疙瘩）、嘿罕盖（通血香）、摆拢良（腊肠树叶）、辛（生姜）、芽英热龙（大车前草）、芽沙板（除风草）、毫命（姜黄）、晚害闹（莪术）各适量，放入容器内，待煮沸产生热气后将患者置于特制的熏蒸器（熏蒸木桶、蒸箱）内，进行全身熏蒸。

④剁（捶筋疗法）：以木棒、药棒、棉棒、药包，或以手握拳，顺着腰部的经筋循行路线，或在穴位（如腰阳关、肾俞、命门）敲击。

⑤过（拔罐疗法）：按照操作要求，牙说痒（麻疙瘩）、嘿罕盖（通血香）、摆拢良（腊肠树叶）、辛（生姜）、芽英热龙（大车前草）、芽沙板（除风草）、毫命（姜黄）、晚害闹（莪术）各适量捣烂取汁，边用药棉蘸取药汁涂搽腰部，边用皮肤针叩刺皮肤，以不出血、微热、稍疼为度，用闪火法在所刺部位拔罐，留罐10分钟。

## 三、注意事项

1. 治疗前须明确诊断，必要时须结合临床相应的实验室和影像检查，如血常规、X线、CT、MRI等，一旦病情加重，须进一步检查，或送上级医院诊治。

2. 根据患者体质和临床分型，选用相应的治疗方法，同时遵守各类外治法的使用注意事项。

3. 避风寒，注意休息，避免剧烈运动；发病与职业有关者，应改进工作习惯，加强防护措施。

## 四、思考题

1. 接腰（腰痛）可选用哪些外治疗法？

2. 塔都软接腰（慢性腰痛）使用果雅（包药疗法）有哪些注意事项？

3. 腰痛进行外治疗法后在生活上、饮食上的调护有哪些？

# 第八章 妇科疾病

## 第一节 旧纳勒（痛经）

### 一、概述

旧纳勒（痛经）是指妇女在行经前后或经期，以出现小腹及腰骶部疼痛，甚至剧痛难忍，或伴恶心、呕吐、出汗、晕厥等为主要临床表现的疾病，伴随月经周期反复发作，影响正常工作及生活。依据“四塔辨证”分为旧纳勒勒拢巴（气滞血瘀型痛经）、旧纳勒勒嘎（寒凝血滞型痛经）、旧纳勒勒拢软（气血不足型痛经）三个证型来论治，治疗以调平四塔为原则。

### 二、外治方法

**1. 旧纳勒勒拢巴（气滞血瘀型痛经）**

（1）罕帕雅（主症）：行经前或行经期间，小腹剧痛难忍、拒按，经量少或淋沥不畅，经色紫黑夹有瘀块，瘀块排出后疼痛可减轻，胸胁作胀、满闷不适，舌质紫暗或有瘀点、瘀斑，苔薄白，脉行深而不畅。

（2）多雅（治法治则）：调气和血，活血止痛。

（3）治疗方法

①果雅（包药疗法）：取皇旧（墨旱莲）、芽敏（艾叶）各等量，碾细粉，拌匀后加热，装入布包，热敷下腹部 8 ～ 12 小时，每日 1 次，3 次为 1 个疗程，连用 1 ～ 3 个疗程。

②暖雅（睡药疗法）：取芽敏（艾叶）、芽敏龙（益母草）、摆宾蒿（白花臭牡丹叶）、摆宾亮（红花臭牡丹叶）、摆宾亮龙（大红花臭牡丹叶）、芽沙板（除风草）、摆管底（蔓荆叶）、摆拢良（腊肠树叶）、摆习列（黑心树叶）、泽兰、摆扎阿亮（紫苏叶）各等量，切碎后加酒炒热或蒸热，加劳（酒）充分拌匀（取出一半备用），取出平摊于睡药床上，用一次性透气布单覆盖于热药上，待温度适中时令患者睡于药上，用一次性透气布单盖于患者身上，再将余药覆盖于腹部或全身（除头颅外）30 ～ 60 分钟，隔日 1 次，3 次为 1 个疗程，一般治疗 2 ～ 4 个疗程。

③烘雅（熏蒸疗法）：取傣药芽敏（艾叶）、芽敏龙（益母草）、摆宾蒿（白花臭牡丹叶）、摆宾亮（红花臭牡丹叶）、摆宾亮龙（大红花臭牡丹叶）、芽沙板（除风草）、摆

管底（蔓荆叶）、摆拢良（腊肠树叶）、摆习列（黑心树叶）、摆扎阿亮（紫苏叶）、摆沙海（香茅草叶）各等量，共碾细粉，装袋，每袋50g，置于熏蒸器的锅内，待煮沸产生热气后，将患者置于熏蒸器（熏蒸木桶、蒸箱）内，以药物蒸汽进行全身或腰骶部熏蒸20～40分钟，隔日1次，3次为1个疗程，一般治疗4个疗程。

④阿雅（洗药疗法）：取傣药摆更方（苏木叶）、嘿罕盖（通血香）、芽敏（艾叶）、芽敏龙（益母草）、摆宾蒿（白花臭牡丹叶）、摆宾亮（红花臭牡丹叶）、芽沙板（除风草）、摆管底（蔓荆叶）、摆拢良（腊肠树叶）各等量，煎水浸泡足部20～30分钟，每天1次，3～7天为1个疗程，一般治疗1～2个疗程。

**2. 旧纳勒勒嘎（寒凝血滞型痛经）**

（1）罕帕雅（主症）：行经前或行经期间，小腹冷痛，得温痛减，喜按，经量少，经色黑暗如豆汁或有瘀块，四肢冰冷；舌质紫暗，苔薄白，脉行深而紧。

（2）多雅（治法治则）：补火散寒，活血止痛。

（3）治疗方法

①果雅（包药疗法）：取皇旧（墨旱莲）、芽敏（艾叶）、嘿罕盖（通血香）、叫哈荒（生藤）、辛（生姜）、毫命（姜黄）、晚害闹（莪术）各等量，碾细粉，拌匀后加热装入布包，热敷下腹部8～12小时，每日1次，3次为1个疗程，连用1～3个疗程。

②暖雅（睡药疗法）：取傣药叫哈荒（生藤）、摆沙海（香茅草叶）、嘿罕盖（通血香）、芽敏（艾叶）、芽敏龙（益母草）、摆宾蒿（白花臭牡丹叶）、摆宾亮（红花臭牡丹叶）、摆宾亮龙（大红花臭牡丹叶）、摆拢良（腊肠树叶）、摆扎阿亮（紫苏叶）各等量，切碎后加酒炒热或蒸热，加劳（酒）充分拌匀（取出一半备用），取出平摊于睡药床上，用一次性透气布单覆盖于热药上，待温度适中时令患者睡于药上，用一次性透气布单盖于患者身上，再将余药覆盖于腹部或全身（除头颅外）30～60分钟，隔日1次，3次为1个疗程，一般治疗2～4个疗程。

③烘雅（熏蒸疗法）：取傣药叫哈荒（生藤）、摆扎阿亮（紫苏叶）、摆沙海（香茅草叶）、嘿罕盖（通血香）、芽敏（艾叶）、芽敏龙（益母草）各等量，碾细粉，装袋，每袋50g，置于熏蒸器的锅内，待煮沸产生热气后，将患者置于熏蒸器（熏蒸木桶、蒸箱）内，以药物蒸汽进行全身或腰骶部熏蒸20～40分钟，隔日1次，3次为1个疗程，一般治疗4个疗程。

④阿雅（洗药疗法）：取傣药叫哈荒（生藤）、摆更方（苏木叶）、摆埋嘎筛（龙血树叶）、嘿罕盖（通血香）、罗罕（红花）、摆龙埋亮龙（大红花叶）、芽敏（艾叶）、芽敏龙（益母草）、摆宾蒿（白花臭牡丹叶）、摆宾亮（红花臭牡丹叶）、摆宾亮龙（大红花臭牡丹叶）各等量，煎水浸泡足部20～30分钟，每天1次，3～7天为1个疗程，一般治疗1～2个疗程。

**3. 旧纳勒勒拢软（气血不足型痛经）**

（1）罕帕雅（主症）：经期或行经后腹部绵绵作痛，喜温喜按，经色淡、量少，面色苍白、精神倦怠、头晕乏力，舌淡苔薄，脉深细弱而无力。

（2）多雅（治法治则）：补益“四塔”，调气活血止痛。

（3）治疗方法

①果雅（包药疗法）：取皇旧（墨旱莲）、芽敏（艾叶）、摆宾蒿（白花臭牡丹叶）、摆宾亮（红花臭牡丹叶）各等量，碾细粉，拌匀后加热装入布包，热敷下腹部 8 ～ 12 小时，每日 1 次，3 次为 1 个疗程，连用 1 ～ 3 个疗程。

②烘雅（熏蒸疗法）：取傣药芽楠嫩（荷包山桂花）、以冒列（铜钱草）、罗来荒盖（鸡冠花）、叫哈荒（生藤）、沙海（香茅草）、扁少火（粗叶木）、摆宾蒿（白花臭牡丹叶）、摆宾亮（红花臭牡丹叶）各等量，碾细粉，装袋，每袋 50g，置于熏蒸器的锅内，待煮沸产生热气后，将患者置于熏蒸器（熏蒸木桶、蒸箱）内，以药物蒸汽进行全身或腰骶部熏蒸 20 ～ 40 分钟，隔日 1 次，3 次为 1 个疗程，一般治疗 4 个疗程。

③阿雅（洗药疗法）：取芽楠嫩（荷包山桂花）、皇旧（墨旱莲）、芽敏（艾叶）、摆宾蒿（白花臭牡丹叶）、摆宾亮（红花臭牡丹叶）各等量，煎煮取药水，以药液浸泡足部 20 ～ 30 分钟，每天 1 次，3 ～ 7 天为 1 个疗程，一般治疗 1 ～ 2 个疗程。

### 三、注意事项

1. 治疗前须明确诊断，必要时须结合临床相应的辅助检查。

2. 最好在经前 1 周开始治疗，治疗时根据患者的具体病证，结合患者的年龄和体质，选用相应的治疗方法。治疗期间应避免接触冷水，注意保暖，避免剧烈运动。

3. 预防与调护：平素不宜过食生冷或滋腻的食物，保持精神愉快、气机畅达，经期注意保暖。

### 四、思考题

1. 旧纳勒勒拢巴（气滞血瘀型痛经）可选用哪些外治疗法？

2. 旧纳勒勒嘎（寒凝血滞型痛经）使用暖雅（睡药疗法）如何操作？

3. 旧纳勒（痛经）进行外治疗法后在生活上、饮食上的调护有哪些？

## 第二节　纳勒冒麻（闭经）

### 一、概述

纳勒冒麻（闭经），分为原发性闭经和继发性闭经两类：原发性闭经是指年龄超过 14 岁，尚无月经及第二性征发育，或年龄超过 16 岁，第二性征已发育，月经还未来潮；继发性闭经指正常月经建立后月经停止 6 个月，或按自身原有月经周期计算停止 3 个周期以上。本病以持续性月经停闭为特征，临床常见，属于疑难性月经病，病程较长，病因较多。依据证候分为纳勒冒麻勒拢软（气血不足型闭经）、纳勒冒麻勒拢巴（气滞血瘀型闭经）和纳勒冒麻菲软勒兰（寒湿凝滞型闭经）来辨治。其病位在中下盘，治疗以调节四塔、五蕴功能为主。因先天性生殖器官发育异常或后天器质性损伤而导致闭经者，药物治疗很难奏效，不属于本节讨论范围。

## 二、外治方法

**1. 纳勒冒麻勒拢软（气血不足型闭经）**

（1）罕帕雅（主症）：经期逐渐延后，量少、色淡，继而月经停闭，伴面色萎黄，头晕心悸，气短神疲，饮食不佳，大便稀薄，肌肤不润；舌质淡，苔薄白，脉深细而无力。

（2）多雅（治法治则）：补益气血，养血通经。

（3）治疗方法

①闭诺（推拿按摩疗法）：取摆扎阿亮（紫苏叶）、以冒列（铜钱草）、芽楠嫩（荷包山桂花）、摆宾蒿（白花臭牡丹叶）、摆宾亮（红花臭牡丹叶）、皇旧（墨旱莲）、芽敏（艾叶）各等量，碾细粉，做成按摩包，蒸热，揉按热敷下腹部。每日1次，3次为1个疗程，连用1～3个疗程。

②烘雅（熏蒸疗法）：取傣药叫哈荒（生藤）、以冒列（铜钱草）、芽楠嫩（荷包山桂花）、嘿罕盖（通血香）、芽依秀母（香附子）、摆扎阿亮（紫苏叶）、摆宾蒿（白花臭牡丹叶）、摆宾亮（红花臭牡丹叶）、皇旧（墨旱莲）、芽敏（艾叶）各等量，碾细粉，装袋，每袋50g，置于熏蒸器的锅内，待煮沸产生热气后让患者位于特制的熏蒸器（熏蒸木桶、锅、蒸箱）内，以药物蒸汽进行全身或腰骶部熏蒸20～40分钟，隔日1次，3次为1个疗程，一般治疗4个疗程。

③阿雅（洗药疗法）：取芽楠嫩（荷包山桂花）、皇旧（墨旱莲）、芽敏（艾叶）、摆宾蒿（白花臭牡丹叶）、摆宾亮（红花臭牡丹叶）各等量，煎煮取药水，让患者浸泡局部或全身进行治疗20～30分钟，每天1次，3～7天为1个疗程，一般治疗1～2个疗程。

**2. 纳勒冒麻勒拢巴（气滞血瘀型闭经）**

（1）罕帕雅（主症）：月经数月不行，面色青紫，精神郁闷不乐，烦躁易怒，胸胁满闷不舒，小腹作胀，经期胀痛更甚；舌边青紫或有瘀点，脉深细而不畅。

（2）多雅（治法治则）：调节“四塔五蕴”，通气活血，化瘀通经。

（3）治疗方法

①闭诺（推拿按摩疗法）：取傣药叫哈荒（生藤）、摆庄荒（香樟叶）、皇旧（墨旱莲）、毫命（姜黄）、晚害闹（莪术）、芽敏（艾叶）、嘿罕盖（通血香）、芽依秀母（香附子）、芽沙板（除风草）、摆宾蒿（白花臭牡丹叶）、摆扎阿亮（紫苏叶）各等量，碾细粉，做成按摩包，每袋200g，蒸热，揉按热敷下腹部。每日1次，3次为1个疗程，连用1～3个疗程。

②暖雅（睡药疗法）：取傣药皇旧（墨旱莲）、摆拢良（腊肠树叶）、芽敏（艾叶）、叫哈荒（生藤）、摆龙埋亮龙（大红花叶）、芽沙板（除风草）、摆更方（苏木叶）、摆扎阿亮（紫苏叶）、摆宾蒿（白花臭牡丹叶）、摆宾亮（红花臭牡丹叶）各等量，切碎后加酒炒热或蒸热，加劳（酒）充分拌匀（取出一半备用），取出平摊于睡药床上，用一次性透气布单覆盖于热药上，待温度适中时令患者睡于药上，用一次性透气布单盖于患者

身上，再将余药覆盖于腹部或全身（除头颅外）30～60分钟，隔日1次，3次为1个疗程，一般以2～4个疗程为宜。

③烘雅（熏蒸疗法）：取傣药贺波亮（小红蒜）、叫哈荒（生藤）、摆庄荒（香樟叶）、皇旧（墨旱莲）、毫命（姜黄）、芽敏（艾叶）、嘿罕盖（通血香）、芽依秀母（香附子）、摆宾蒿（白花臭牡丹叶）、摆扎阿亮（紫苏叶）各等量，碾细粉，装袋，每袋50g，置于熏蒸器的锅内，待煮沸产生热气后，将患者置于熏蒸器（熏蒸木桶、蒸箱）内，以药物蒸汽进行全身或腰骶部熏蒸20～40分钟，隔日1次，3次为1个疗程，一般治疗4个疗程。

④阿雅（洗药疗法）：取傣药摆更方（苏木叶）、贺波亮（小红蒜）、叫哈荒（生藤）、皇旧（墨旱莲）、芽沙板（除风草）、芽敏（艾叶）、嘿罕盖（通血香）、芽依秀母（香附子）、摆宾蒿（白花臭牡丹叶）各等量，煎水浸泡全身或腰骶部20～30分钟，每天1次，3～7天为1个疗程，一般治疗1～2个疗程。

**3. 纳勒冒麻菲软勒兰（寒湿凝滞型闭经）**

（1）罕帕雅（主症）：经闭数月，面目发青，小腹冷痛，四肢不温，胸闷恶心，大便稀薄，白带量多；舌质青紫，苔白厚腻，脉深而慢。

（2）多雅（治法治则）：补火温水，除寒通经。

（3）治疗方法

①闭诺（推拿按摩疗法）：取摆宾蒿（白花臭牡丹叶）、摆宾亮（红花臭牡丹叶）、摆更方（苏木叶）、叫哈荒（生藤）、辛（生姜）、毫命（姜黄）、皇旧（墨旱莲）、芽敏（艾叶）、嘿罕盖（通血香）、摆拢良（腊肠树叶）各等量，碾细粉，做成按摩包，每袋200g，蒸热，揉按热敷下腹部，每日1次，3次为1个疗程，连用1～3个疗程。

②暖雅（睡药疗法）：取摆亮龙（大血藤叶）、摆埋嘎筛（龙血树叶）、摆管底（蔓荆叶）、皇旧（墨旱莲）、摆拢良（腊肠树叶）、芽敏（艾叶）、叫哈荒（生藤）、摆龙埋亮龙（大红花叶）、芽沙板（除风草）、摆更方（苏木叶）、摆扎阿亮（紫苏叶），切碎后加酒炒热或蒸热，加劳（酒）充分拌匀（取出一半备用），取出平摊于睡药床上，用一次性透气布单覆盖于热药上，待温度适中时令患者睡于药上，用一次性透气布单盖于患者身上，再将余药覆盖于腹部或全身（除头颅外）30～60分钟，隔日1次，3次为1个疗程，一般治疗2～4个疗程。

③烘雅（熏蒸疗法）：取傣药贺波亮（小红蒜）、叫哈荒（生藤）、摆庄荒（香樟叶）、皇旧（墨旱莲）、毫命（姜黄）、芽敏（艾叶）、嘿罕盖（通血香）、芽依秀母（香附子）、摆宾蒿（白花臭牡丹叶）、摆扎阿亮（紫苏叶）各等量，共碾细粉，装袋，每袋50g，置于熏蒸器的锅内，待煮沸产生热气后，将患者置于熏蒸器（熏蒸木桶、蒸箱）内，以药物蒸汽进行全身或腰骶部熏蒸20～40分钟，隔日1次，3次为1个疗程，一般治疗4个疗程。

④阿雅（洗药疗法）：取芽沙板（除风草）、皇旧（墨旱莲）、芽敏（艾叶）、嘿罕盖（通血香）、叫哈荒（生藤）、摆拢良（腊肠树叶）、摆管底（蔓荆叶）各等量，煎水浸泡全身或腰骶部20～30分钟，每天1次，3～7天为1个疗程，一般治疗1～2个疗程。

### 三、注意事项

1. 治疗前须明确病因，必要时须结合临床相应的辅助检查。

2. 治疗时根据患者的具体病证，结合患者的年龄和体质，选用相应的治疗方法。治疗期间应避免接触冷水，注意保暖，避免剧烈运动。

3. 气血不足型闭经患者应注意休息，多食营养之品。气滞血瘀型闭经患者应注意调五蕴，避风寒，饮食忌生冷之品。寒湿凝滞型闭经患者应注意避风寒，饮食忌生冷之品，宜多食温补之品。

### 四、思考题

1. 纳勒冒麻菲软勒兰（寒湿凝滞型闭经）可选用哪些外治疗法？

2. 纳勒冒麻勒拢巴（气滞血瘀型闭经）使用烘雅（熏蒸疗法）如何操作？

3 纳勒冒麻（闭经）进行外治疗法后在生活上、饮食上的调护有哪些？

## 第三节　纳勒冒沙么（月经失调）

### 一、概述

纳勒冒沙么（月经失调）主要表现为月经的周期、经量、经色、经质的异常，包括混勒多冒少（功能性子宫出血），主要表现为阴道骤然下血量多，或漏下淋沥不止，即崩漏；纳勒乱（月经先期），主要表现为月经提前7天以上，可伴量多色红；纳勒软（月经后期），主要表现为经行延后7天以上，多伴色淡量少等；帕雅涛帮刚（围绝经期综合征），主要表现为月经不调、先后不定期，伴面色潮红、心慌心悸、心烦不安、睡眠不佳、神差、周身酸软乏力、气短胸闷、五心烦热、盗汗等。依据临床表现分为纳勒冒沙么勒拢巴（气滞血瘀型月经失调）、纳勒冒沙么塔拢塔菲想（风火塔偏盛型月经失调）、纳勒冒沙么勒嘎（寒凝血滞型月经失调）、纳勒冒沙么塔拎软（土塔不足型月经失调）和纳勒冒沙么塔喃软（水血不足型月经失调）五个证型论治。治疗应调节四塔五蕴，分别以行气化瘀，调经止血；清火解毒，凉血调经；补火散寒，活血调经；补土健胃，养血调经；调补四塔，补水清火的方法治之。

### 二、外治方法

**1. 纳勒冒沙么勒拢巴（气滞血瘀型月经失调）**

（1）罕帕雅（主症）：阴道骤然下血量多，或漏下淋沥不止，血色紫黑、有瘀块，小腹疼痛拒按，血块下后疼痛减轻；舌质暗红或有瘀点，苔薄黄，脉行细而不畅。

（2）多雅（治法治则）：行气化瘀，调经止血。

（3）治疗方法

①闭诺（推拿按摩疗法）：取皇旧（墨旱莲）、芽敏（艾叶）、嘿罕盖（通血香）、叫

哈荒（生藤）、芽沙板（除风草）、摆宾蒿（白花臭牡丹叶）、摆扎阿亮（紫苏叶）各等量。或芽依秀母（香附子叶）、摆扎阿亮（紫苏叶）、皇旧（墨旱莲）、芽敏（艾叶）、嘿罕盖（通血香）、摆宾蒿（白花臭牡丹叶）、摆宾亮（红花臭牡丹叶）、摆龙埋亮龙（大红花叶）、摆更方（苏木叶）各等量。取上方碾细粉，做成按摩包，蒸热，揉按热敷下腹部。每日1次，3次为1个疗程，连用1～3个疗程。

②暖雅（睡药疗法）：取芽敏龙（益母草）、芽依秀母（香附子）、摆尖欢（沉香叶）、芽敏（艾叶）、嘿罕盖（通血香）、叫哈荒（生藤）、芽沙板（除风草）、摆宾蒿（白花臭牡丹叶）、摆扎阿亮（紫苏叶）各等量，切碎后加酒炒热或蒸热，加劳（酒）充分拌匀（取出一半备用），取出平摊于睡药床上，用一次性透气布单覆盖于热药上，待温度适中时令患者睡于药上，用一次性透气布单盖于患者身上，再将余药覆盖于腹部或全身（除头颅外）30～60分钟，隔日1次，3次为1个疗程，一般以2～4个疗程为宜。

③烘雅（熏蒸疗法）：取傣药摆芽依秀母（香附子叶）、摆扎阿亮（紫苏叶）、皇旧（墨旱莲）、芽敏（艾叶）、嘿罕盖（通血香）、摆罕好喃（水菖蒲叶）、叫哈荒（生藤）、摆宾蒿（白花臭牡丹叶）各等量，共碾细粉，装袋，每袋50g，置于熏蒸器的锅内，待煮沸产生热气后，将患者置于熏蒸器（熏蒸木桶、蒸箱）内，以药物蒸汽进行全身或腰骶部熏蒸20～40分钟，隔日1次，3次为1个疗程，一般治疗4个疗程。

④阿雅（洗药疗法）：取芽依秀母（香附子叶）、摆扎阿亮（紫苏叶）、皇旧（墨旱莲）、芽敏（艾叶）、嘿罕盖（通血香）、摆宾蒿（白花臭牡丹叶）、摆宾亮（红花臭牡丹叶）、摆龙埋亮龙（大红花叶）、摆更方（苏木叶），煎水浸泡全身或腰骶部20～30分钟，每天1次，3～7天为1个疗程，一般治疗1～2个疗程。

⑤果雅（包药疗法）：芽敏（艾叶）、皇旧（墨旱莲）、摆宾蒿（白花臭牡丹叶），摆宾亮（红花臭牡丹叶）、取摆龙埋亮龙（大红花叶）、摆更方（苏木叶）各等量，捣烂，加酒炒热，包敷于下腹部8～12小时，每日1次,3次为1个疗程，连用1～3个疗程。

**2. 纳勒冒沙么塔拢塔菲想（风火塔偏盛型月经失调）**

（1）罕帕雅（主症）：月经先期7天以上，量多，或阴道突然出血量多、色红、黏稠，心烦，舌红苔黄腻，脉行快。

（2）多雅（治法治则）：清火解毒，凉血调经。

（3）治疗方法

果雅（包药疗法）：取傣药鲜皇旧（墨旱莲）、芽罗勒（蒲公英）、芽敏（艾叶）、宋先嘎（酢浆草）、皇曼（马蓝）各等量，共捣烂，加酒为引，冷敷于下腹部8～12小时，每日1次，3次为1个疗程，连用1～3个疗程。可配合雅解沙把（百解胶囊）口服，每次6粒，每日3次，连服7天。

**3. 纳勒冒沙么勒嘎（寒凝血滞型月经失调）**

（1）罕帕雅（主症）：经行后期，色紫暗、量少，小腹冷痛，身瘦体弱，畏寒肢冷，大便溏薄，舌质淡紫，苔白，脉深细弱无力。

（2）多雅（治法治则）：补火散寒，活血调经。

（3）治疗方法

①闭诺（推拿按摩疗法）：取皇旧（墨旱莲）、芽敏（艾叶）、嘿罕盖（通血香）、叫哈荒（生藤）各等量，碾细粉，做成按摩包，每袋200g，蒸热，揉按热敷下腹部。每日1次，3次为1个疗程，连用1～3个疗程。

②暖雅（睡药疗法）：取皇旧（墨旱莲）、芽敏（艾叶）、摆毫命（姜黄叶）、摆晚害闹（莪术叶）、嘿罕盖（通血香）、叫哈荒（生藤）、芽沙板（除风草）、摆宾蒿（白花臭牡丹叶）、摆扎阿亮（紫苏叶）、摆辛（鲜姜叶）各等量，切碎后加酒炒热或蒸热，加劳（酒）充分拌匀（取出一半备用），取出平摊于睡药床上，用一次性透气布单覆盖于热药上，待温度适中时令患者睡于药上，用一次性透气布单盖于患者身上，再将余药覆盖于腹部或全身（除头颅外）30～60分钟，隔日1次，3次为1个疗程，一般以2～4个疗程为宜。

③烘雅（熏蒸疗法）：取傣药叫哈荒（生藤）、沙海（香茅草）、皇旧（墨旱莲）、芽敏（艾叶）、摆毫命（姜黄叶）、摆晚害闹（莪术叶）、嘿罕盖（通血香）、芽沙板（除风草）、摆宾蒿（白花臭牡丹叶）、摆扎阿亮（紫苏叶）各等量，共碾细粉，装袋，每袋50g，置于熏蒸器的锅内，待煮沸产生热气后，将患者置于熏蒸器（熏蒸木桶、蒸箱）内，以药物蒸汽进行全身或腰骶部熏蒸20～40分钟，隔日1次，3次为1个疗程，一般治疗4个疗程。

④阿雅（洗药疗法）：取除寒活血调经方，以皇旧（墨旱莲）、芽敏（艾叶）、嘿罕盖（通血香）、叫哈荒（生藤）各等量，煎水浸泡周身，每天1次,3～7天为1个疗程，连用2～5个疗程。

**4. 纳勒冒沙么塔拎软（土塔不足型月经失调）**

（1）罕帕雅（主症）：经期延后，量少、色淡，或阴道突然大量出血，形体消瘦，周身困乏无力，面色苍白，饮食不佳，舌质淡，苔薄白，脉慢而无力。

（2）多雅（治法治则）：补土健胃，养血调经。

（3）治疗方法

①暖雅（睡药疗法）：取摆尖欢（沉香叶）、摆毫命（姜黄叶）、皇旧（墨旱莲）、芽敏（艾叶）、嘿罕盖（通血香）、芽沙板（除风草）、摆宾蒿（白花臭牡丹叶）、摆扎阿亮（紫苏叶）各等量，切碎后加酒炒热或蒸热，加劳（酒）充分拌匀（取出一半备用），取出平摊于睡药床上，用一次性透气布单覆盖于热药上，待温度适中时令患者睡于药上，用一次性透气布单盖于患者身上，再将余药覆盖于腹部或全身（除头颅外）30～60分钟，隔日1次，3次为1个疗程，一般以2～4个疗程为宜。

②烘雅（熏蒸疗法）：取傣药以冒列（铜钱草）、摆麻娘（砂仁叶）、摆尖欢（沉香叶）、摆毫命（姜黄叶）、皇旧（墨旱莲）、芽敏（艾叶）、嘿罕盖（通血香）、摆宾蒿（白花臭牡丹叶）、摆扎阿亮（紫苏叶）各等量，共碾细粉，装袋，每袋100g，置于熏蒸器的锅内，待煮沸产生热气后，将患者置于熏蒸器（熏蒸木桶、蒸箱）内，以药物蒸汽进行全身或腰骶部熏蒸20～40分钟，隔日1次，3次为1个疗程，一般治疗4个疗程。

③阿雅（洗药疗法）：取摆宾亮龙（大红花臭牡丹叶）、摆尖欢（沉香叶）、摆毫命（姜黄叶）、皇旧（墨旱莲）、芽敏（艾叶）、嘿罕盖（通血香）、摆龙埋亮龙（大红花叶）、摆宾蒿（白花臭牡丹叶）、摆扎阿亮（紫苏叶）各等量，煎水浸泡全身或腰骶部20～30分钟，每天1次，3～7天为1个疗程，一般治疗1～2个疗程。

④果雅（包药疗法）：取摆恩到（壁鞘姜叶）、摆晚害闹（莪术叶）、摆尖欢（沉香叶）、摆毫命（姜黄叶）、皇旧（墨旱莲）、芽敏（艾叶）、嘿罕盖（通血香）、芽沙板（除风草）、摆宾蒿（白花臭牡丹叶）、摆扎阿亮（紫苏叶）各等量，共碾细粉，取适量，加水和酒炒热，包敷于下腹部8～12小时，每日1次，3次为1个疗程，连用1～3个疗程。

⑤闭诺（推拿按摩疗法）：取摆麻娘（砂仁叶）、摆尖欢（沉香叶）、摆毫命（姜黄叶）、皇旧（墨旱莲）、芽敏（艾叶）、嘿罕盖（通血香）、摆宾蒿（白花臭牡丹叶）、摆扎阿亮（紫苏叶）各等量，共碾细粉，制成按摩包，每袋200g，蘸水或酒蒸热，热敷揉按腹部、腰背部或周身。每日1次，3次为1个疗程，连用1～3个疗程。

**5. 纳勒冒沙么塔喃软（水血不足型月经失调）**

（1）罕帕雅（主症）：月经先后不定期，面色潮红，心慌心悸，心烦不安，睡眠不佳，神差，周身酸软乏力，气短胸闷，五心烦热，盗汗，口干舌燥，大便干燥，小便短赤，舌质红少苔，脉行细弱而快。

（2）多雅（治法治则）：调补四塔，补水清火。

（3）治疗方法

①暖雅（睡药疗法）：取摆亮龙（大血藤叶）、嘿涛勒（鸡血藤）、摆埋嘎筛（龙血树叶）、摆该罕（石斛叶）、皇旧（墨旱莲）、芽敏（艾叶）、嘿罕盖（通血香）、芽沙板（除风草）、摆宾蒿（白花臭牡丹叶）、摆扎阿亮（紫苏叶）各等量，切碎后加酒炒热或蒸热，加劳（酒）充分拌匀（取出一半备用），取出平摊于睡药床上，用一次性透气布单覆盖于热药上，待温度适中时令患者睡于药上，用一次性透气布单盖于患者身上，再将余药覆盖于腹部或全身（除头颅外）30～60分钟，隔日1次，3次为1个疗程，一般以2～4个疗程为宜。

②烘雅（熏蒸疗法）：取傣药以冒列（铜钱草）、芽楠嫩（荷包山桂花）、嘿涛勒（鸡血藤叶）、芽敏（艾叶）、摆亮龙（大血藤叶）、摆埋嘎筛（龙血树叶）、摆尖欢（沉香叶）、摆毫命（姜黄叶）、皇旧（墨旱莲）、嘿罕盖（通血香）、摆宾蒿（白花臭牡丹叶）各等量，共碾细粉，装袋，每袋50g，置于熏蒸器的锅内，待煮沸产生热气后，将患者置于熏蒸器（熏蒸木桶、蒸箱）内，以药物蒸汽进行全身或腰骶部熏蒸20～40分钟，隔日1次，3次为1个疗程，一般治疗4个疗程。

③阿雅（洗药疗法）：取摆娜龙（艾纳香叶）、嘿罕盖（通血香）、摆亮龙（大血藤叶）、嘿涛勒（鸡血藤叶）、摆埋嘎筛（龙血树叶）、摆毫命（姜黄叶）、皇旧（墨旱莲）、芽敏（艾叶）、摆宾蒿（白花臭牡丹叶）各等量，煎煮，浸泡腰骶部或全身20～30分钟，每天1次，3～7天为1个疗程，一般治疗1～2个疗程。

④果雅（包药疗法）：取摆亮龙（大血藤叶）、摆埋嘎筛（龙血树叶）、皇旧（墨旱

莲)、芽敏(艾叶)、摆宾蒿(白花臭牡丹叶)、摆扎阿亮(紫苏叶)各等量，共碾细粉，取适量，加水和酒炒热，包敷于下腹部8～12小时，每日1次，3次为1个疗程，连用1～3个疗程。

⑤闭诺(推拿按摩疗法)：取摆更方(苏木叶)、摆亮龙(大血藤叶)、嘿涛勒(鸡血藤叶)、摆埋嘎筛(龙血树叶)、皇旧(墨旱莲)、芽敏(艾叶)、摆宾蒿(白花臭牡丹叶)、摆扎阿亮(紫苏叶)各等量，共碾细粉，制成按摩包，每袋200g，蘸水和酒蒸热，热敷揉按腹部、腰背部或周身。每日1次，3次为1个疗程，连用1～3个疗程。

## 三、注意事项

1. 治疗前须明确诊断，必要时须结合临床相应的实验室和影像检查。

2. 治疗时根据患者的具体病证，结合患者的年龄和体质，选用相应的治疗方法。治疗期间应避免接触冷水，注意保暖，避免剧烈运动。

3. 注意饮食调补，忌辛香燥烈及寒凉之品；调畅情志；出血期保持外阴清洁，禁止性生活、盆浴及阴道冲洗。

## 四、思考题

1. 纳勒冒沙么勒嘎(寒凝血滞型月经失调)可选用哪些外治疗法？

2. 纳勒冒沙么塔喃软(水血不足型月经失调)使用果雅(包药疗法)如何操作？

3. 纳勒冒沙么(月经失调)进行外治疗法后在生活上、饮食上的调护有哪些？

# 第四节 龙满(带下病)

## 一、概述

龙满(带下病)是指带下的量明显增多，色、质、气味发生异常，或伴全身、局部症状者。依据证候分为龙满塔喃软(水塔不足型带下病)、龙满塔菲想(火热偏盛型带下病)及龙满嘎(寒湿偏盛型带下病)三个证型论治。分别采取补水清火，杀虫止痒；清火解毒，杀虫止痒；补火除寒，杀菌止痒之法内外合治。西医学中的各种类型阴道炎均可参照辨治。

## 二、外治方法

**1. 龙满塔喃软(水塔不足型带下病)**

(1)罕帕雅(主症)：带下量少，色黄或赤白相兼，质稠或有臭气，阴部干涩不适，或有灼热感，腰膝酸软，头晕耳鸣，颧赤唇红，五心烦热，失眠多梦，舌红苔少或黄腻，脉行快而细。

(2)多雅(治法治则)：补水清火，杀虫止痒。

(3)治疗方法

①阿雅（洗药疗法）：取撇反（小叶臭黄皮）鲜叶适量，煎煮后取药液冲洗外阴或坐浴 20 ～ 30 分钟，每天 1 次，3 ～ 7 天为 1 个疗程，一般治疗 1 ～ 2 个疗程。

②达雅（搽药疗法）：取鲜皇旧（墨旱莲）、毫命（姜黄）、楠章巴碟（鸡蛋花树皮）各等量，水煎，加酒、盐为引，轻轻涂搽外阴，每日 1 ～ 2 次，直至治愈或疾病好转。

**2. 龙满塔菲想（火塔偏盛型带下病）**

（1）罕帕雅（主症）：带下量多，黄绿如脓，或赤白相兼，或五色杂下，状如米泔，臭秽难闻，小腹疼痛，腰骶酸痛，口苦咽干，小便短赤，舌红苔黄腻，脉行快。

（2）多雅（治法治则）：清火解毒，杀虫止痒。

（3）治疗方法

①阿雅（洗药疗法）：取嘿赛仗（大叶羊蹄甲）、楠海嫩（水杨柳树皮）、楠麻罕泵（橄榄树皮）、楠罗埋西双勒（黄花夹竹桃树皮）、哈新哈布（藤苦参）、嘿涛罕（大黄藤）各 100g，煮水冲洗、坐浴 20 ～ 30 分钟，每天 1 次，3 ～ 7 天为 1 个疗程，一般治疗 1 ～ 2 个疗程。

②果雅（包药疗法）：取宋拜（蛇藤）、嘿涛罕（大黄藤）、芽赶转（重楼）、摆埋丁别（灯台叶）、毫命（姜黄）、晚害闹（莪术）、摆莫来（瓜蒌叶）各等量，捣烂，加醋、酒适量为引，拌匀，外敷下腹部 8 ～ 12 小时，每日 1 次，3 次为 1 个疗程，连用 1 ～ 3 个疗程。

**3. 龙满嘎（寒湿偏盛型带下病）**

（1）罕帕雅（主症）：带下量多似水，色白腥臭，小腹冷痛，腰骶酸痛，口淡乏味，面色苍白，畏寒，小便清长，大便黏滞，舌淡，边有齿痕，苔厚腻，脉行慢而无力。

（2）多雅（治法治则）：补火除寒，杀虫止痒。

（3）治疗方法

①阿雅（洗药疗法）：取芽敏（艾叶）、毫命（姜黄）、嘿罕盖（通血香）、皇旧（墨旱莲）、摆扎阿亮（紫苏叶）、楠海嫩（水杨柳树皮）、楠麻罕泵（橄榄树皮）、哈新哈布（藤苦参）各 100g，煮水冲洗 20 ～ 30 分钟，每天 1 次，3 ～ 7 天为 1 个疗程，一般治疗 1 ～ 2 个疗程。

②烘雅（熏蒸疗法）：取叫哈荒（生藤）、摆扎阿亮（紫苏叶）、摆娜龙（艾纳香叶）、荒嫩（薄荷）、沙海（香茅草）、解龙勐腊（勐腊大解药）、摆管底（蔓荆叶）、摆宾蒿（白花臭牡丹叶）、摆宾亮（红花臭牡丹叶）、摆拢良（腊肠树叶）各等量，共碾细粉，装袋，每袋 50g，将之置入熏蒸器的锅内，待煮沸产生热气后让患者位于特制的熏蒸器（熏蒸木桶、蒸箱）内，全身或腰骶部熏蒸 20 ～ 40 分钟，隔日 1 次，3 次为 1 个疗程，一般治疗 4 个疗程。

③果雅（包药疗法）：取芽敏（艾叶）、皇旧（墨旱莲）、宋拜（蛇藤）、毫命（姜黄）、晚害闹（莪术）各等量，捣烂，加酒、醋炒热，外敷下腹部 8 ～ 12 小时，每日 1 次，3 次为 1 个疗程，连用 1 ～ 3 个疗程。

## 三、注意事项

1. 治疗前须明确病因，必要时须结合临床相应的实验室和影像检查。

2. 治疗时应嘱患者先行温水清洗外阴，根据患者的具体病证，结合患者的年龄和体质，选用相应的治疗方法，手法宜轻柔。注意观察局部有无出现发痒、红疹等过敏反应，若有，轻则立即停止治疗，重则抗过敏处理。治疗期间应避免接触冷水，注意保暖，避免剧烈运动。

3. 在生活上应当慎起居，调情志；保持外阴清洁干燥，勤换内裤，注意经期、产后卫生，禁止盆浴、游泳；经期勿冒雨涉水和久居阴湿之地，以免感受湿邪；不宜过食辛辣之品；对具有交叉感染的带下病，在治疗期间禁止性生活，性伴侣应同时接受治疗，并禁止游泳和使用公共洁具；做好计划生育工作，避免早婚多产，避免多次人工流产；定期进行常规妇科检查，发现病变及时治疗。

## 四、思考题

1. 龙满嘎（寒湿偏盛型带下病）可选用哪些外治疗法？

2. 龙满塔菲想（火塔偏盛型带下病）使用果雅（包药疗法）如何操作？

3. 龙满（带下病）进行外治疗法后在生活上、饮食上的调护有哪些？

# 第五节　格鲁了接短囡（产后腹痛）

## 一、概述

格鲁了接短囡（产后腹痛）是指分娩后由于子宫强烈的阵发性收缩而引起小腹剧烈疼痛，多发于新产后，呈阵发性，不伴有寒热等症。依据“四塔辨证”在临床分为格鲁了接短囡勒巴（瘀血内停型产后腹痛）、格鲁了接短囡勒软（水血不足型产后腹痛）、格鲁了接短囡嘎（寒湿偏盛型产后腹痛）及格鲁了接短囡塔拢软（风气不足型产后腹痛）四个证型论治，分别采取通气活血，化瘀止痛；调补四塔，补血止痛；温补四塔，活血止痛；调补风塔，行气止痛等治法。西医学的产后子宫收缩痛表现为本病特征者，可参照本节辨治。

## 二、外治方法

**1. 格鲁了接短囡勒巴（瘀血内停型产后腹痛）**

（1）罕帕雅（主症）：产后小腹刺痛，固定不移、拒按，恶露量少、涩滞不畅、色紫暗有块，或胸胁胀痛，舌质暗，或边有瘀点，苔白，脉深细而不畅。

（2）多雅（治法治则）：通气活血，化瘀止痛。

（3）治疗方法

①闭诺（推拿按摩疗法）：取皇旧（墨旱莲）、摆宾亮（红花臭牡丹叶）、摆宾蒿

（白花臭牡丹叶）、摆更方（苏木叶）、芽敏（艾叶）各等量，共碾细粉，做成推拿药包，每袋200g，蘸雅劳（药酒）、药液蒸热后，揉按热敷下腹部30分钟，每日1次，3次为1个疗程，连用1～3个疗程。

②果雅（包药疗法）：取文尚海（百样解）15g，尖亮（降香黄檀）15g，嘿罕盖（通血香）30g，捣烂，包敷于下腹部8～12小时，每日1次,3次为1个疗程，连用1～3个疗程。

③烘雅（熏蒸疗法）：取傣药荒嫩（薄荷）、沙海（香茅草）、货别罕（树萝卜）、摆管底（蔓荆叶）、摆习列（黑心树叶）、摆娜龙（艾纳香叶）、摆宾蒿（白花臭牡丹叶）、摆宾亮（红花臭牡丹叶）、摆拢良（腊肠树叶）、芽沙板（除风草）各等量，共碾细粉，置入布袋内，每袋50g，将之置入熏蒸器的锅内，待煮沸产生热气后让患者位于特制的熏蒸器（熏蒸木桶、蒸箱）内，接收器内药物蒸汽进行全身或腹部熏蒸30～60分钟，隔日1次，3次为1个疗程，一般以2～4个疗程为宜。

④阿雅（洗药疗法）：取芽敏（艾叶）、叫哈荒（生藤）、嘿罕盖（通血香）、摆拢良（腊肠树叶）、摆宾蒿（白花臭牡丹叶）、摆娜龙（艾纳香叶）、芽沙扁（刺五加叶、茎）、辛（生姜）、皇旧（墨旱莲）各等量，煎煮取药水，让患者浸泡腹部或全身20～30分钟，每天1次，3～7天为1个疗程，一般治疗1～2个疗程。

**2. 格鲁了接短囡勒软（水血不足型产后腹痛）**

（1）罕帕雅（主症）：产后少腹隐隐作痛、喜按，恶露量少、色淡，伴有形瘦体弱，周身酸软乏力，面色苍白，心慌心悸，眠差，大便干燥，舌淡苔薄白，脉行深而无力。

（2）多雅（治法治则）：调补四塔，补血止痛。

（3）治疗方法

①暖雅（睡药疗法）：摆亮龙（大血藤叶）、嘿涛勒（鸡血藤叶）、摆埋嘎筛（龙血树叶）、摆该罕（石斛叶）、皇旧（墨旱莲）、芽敏（艾叶）、嘿罕盖（通血香）、芽沙板（除风草）、摆宾蒿（白花臭牡丹叶）、摆扎阿亮（紫苏叶）各等量，切碎后加酒炒热或蒸热，加劳（酒）充分拌匀（取出一半备用），取出平摊于睡药床上，用一次性透气布单覆盖于热药上，待温度适中时令患者睡于药上，用一次性透气布单盖于患者身上，再将余药覆盖于腹部或全身（除头颅外）30～60分钟，隔日1次，3次为1个疗程，一般以2～4个疗程为宜。

②烘雅（熏蒸疗法）：摆亮龙（大血藤叶）、嘿涛勒（鸡血藤叶）、摆埋嘎筛（龙血树叶）、摆该罕（石斛叶）、摆尖欢（沉香叶）、摆毫命（姜黄叶）、皇旧（墨旱莲）、芽敏（艾叶）、嘿罕盖（通血香）、芽沙板（除风草）、摆宾蒿（白花臭牡丹叶）、摆扎阿亮（紫苏叶）各等量，共碾细粉，纱布包后，每袋100g置入熏蒸器的锅内，熏蒸全身或腹部20～40分钟，隔日1次，3次为1个疗程，一般治疗4个疗程。

③阿雅（洗药疗法）：取补水调经方，以摆亮龙（大血藤叶）、嘿涛勒（鸡血藤叶）、摆埋嘎筛（龙血树叶）、摆该罕（石斛叶）、摆尖欢（沉香叶）、摆毫命（姜黄叶）、皇旧（墨旱莲）、芽敏（艾叶）、嘿罕盖（通血香）、芽沙板（除风草）、摆宾蒿（白花臭牡丹叶）、摆扎阿亮（紫苏叶）各等量，煎煮取药水，让患者浸泡腹部或全身20～30分钟，

每天1次，3～7天为1个疗程，一般治疗1～2个疗程。

④果雅（包药疗法）：取补水调经方，摆亮龙（大血藤叶）、嘿涛勒（鸡血藤叶）、摆埋嘎筛（龙血树叶）、摆该罕（石斛叶）、皇旧（墨旱莲）、芽敏（艾叶）、嘿罕盖（通血香）、芽沙板（除风草）、摆宾蒿（白花臭牡丹叶）、摆扎阿亮（紫苏叶）各适量，共碾细粉，取适量，加水和劳（酒）炒热，包敷于腹部8～12小时，每日1次，3次为1个疗程，连用1～3个疗程。

⑤闭诺（推拿按摩疗法）：摆亮龙（大血藤叶）、嘿涛勒（鸡血藤叶）、摆埋嘎筛（龙血树叶）、摆该罕（石斛叶）、皇旧（墨旱莲）、芽敏（艾叶）、嘿罕盖（通血香）、芽沙板（除风草）、摆宾蒿（白花臭牡丹叶）、摆扎阿亮（紫苏叶）各等量，共碾细粉，制成按摩包，每袋200g，蘸水和劳（酒）蒸热，热敷揉按腹部、腰背部或周身。每日1次，3次为1个疗程，连用1～3个疗程。

**3. 格鲁了接短囡嘎（寒湿凝滞型产后腹痛）**

（1）罕帕雅（主症）：产后少腹冷痛，得温痛减，伴有形寒怕冷，四肢冰冷，面色苍白，饮食不佳，眠差，舌淡，苔白厚腻，脉深而慢。

（2）多雅（治法治则）：温补四塔，活血止痛。

（3）治疗方法

果雅（包药疗法）：取宋拜（蛇藤）、芽赶转（重楼）、摆埋丁别（灯台叶）、毫命（姜黄）、晚害闹（莪术）、莫来（瓜蒌）、借蒿（芒硝）各适量，捣烂，加热，包敷于患处。

**4. 格鲁了接短囡塔拢软（风气不足型产后腹痛）**

（1）罕帕雅（主症）：产后腹部胀痛，时作时止，痛时喜按，得温则舒，神疲乏力，气短懒言，面色不华，舌质淡，苔薄白，脉细。

（2）多雅（治法治则）：调补风塔，行气止痛。

（3）治疗方法

①闭诺（推拿按摩疗法）：取摆叫哈荒（生藤）、辛（生姜）、贺波亮（小红蒜）、嘿罕盖（通血香）、摆扎阿亮（紫苏叶）、摆龙埋亮龙（大红花叶）、皇旧（墨旱莲）、摆宾亮（红花臭牡丹叶）、摆宾蒿（白花臭牡丹叶）、摆更方（苏木叶）、芽敏（艾叶）各等量，共碾细粉，做成推拿药包，每袋200g，蘸雅劳（药酒）、药液蒸热后，揉按热敷下腹部30分钟，每日1次，3次为1个疗程，连用1～3个疗程。

②暖雅（睡药疗法）：荒嫩（薄荷）、沙海（香茅草）、货别罕（树萝卜）、摆管底（蔓荆叶）、摆习列（黑心树叶）、摆娜龙（艾纳香叶）、摆宾蒿（白花臭牡丹叶）、摆宾亮（红花臭牡丹叶）、摆拢良（腊肠树叶）、芽沙板（除风草）各适量，切碎后加酒炒热或蒸热，加劳（酒）充分拌匀（取出一半备用），取出平摊于睡药床上，用一次性透气布单覆盖于热药上，待温度适中时令患者睡于药上，用一次性透气布单盖于患者身上，再将余药覆盖于腹部或全身（除头颅外）30～60分钟，隔日1次，3次为1个疗程，一般以2～4个疗程为宜。

③烘雅（熏蒸疗法）：荒嫩（薄荷）、沙海（香茅草）、货别罕（树萝卜）、摆管底（蔓荆叶）、摆习列（黑心树叶）、摆娜龙（艾纳香叶）、摆宾蒿（白花臭牡丹叶）、摆宾

亮（红花臭牡丹叶）、摆拢良（腊肠树叶）、芽沙板（除风草）各适量，共碾细粉，装袋，每袋50g，置于熏蒸器的锅内，待煮沸产生热气后，将患者置于熏蒸器（熏蒸木桶、蒸箱）内，以药物蒸汽进行全身或腹部熏蒸20～40分钟，隔日1次，3次为1个疗程，一般治疗4个疗程。

④果雅（包药疗法）：取毫命（姜黄）、晚害闹（莪术）、莫来（瓜蒌）各适量，碾细粉，拌匀后加热装入布包，热敷下腹部8～12小时，每日1次，3次为1个疗程，连用1～3个疗程。

⑤阿雅（洗药疗法）：取叫哈荒（生藤）、辛（生姜）、毫命（姜黄）、皇旧（墨旱莲）、嘿罕盖（通血香）、摆扎阿亮（紫苏叶）、摆龙埋亮龙（大红花叶）、摆宾亮（红花臭牡丹叶）、摆宾蒿（白花臭牡丹叶）、芽敏（艾叶）、摆拢良（腊肠树叶）、摆娜龙（艾纳香叶）、芽沙板（除风草）各等量，煎煮取药水，浸泡腹部或全身20～30分钟，每天1次，3～7天为1个疗程，一般治疗1～2个疗程。

⑥咱雅皇（热拖擦药物疗法）：取叫哈荒（生藤）、沙海（香茅草）、芽敏（艾叶）、嘿罕盖（通血香）、摆扎阿亮（紫苏叶）、摆龙埋亮龙（大红花叶）、皇旧（墨旱莲）、摆宾亮（红花臭牡丹叶）、摆宾蒿（白花臭牡丹叶）、摆更方（苏木叶）各等量，碾成细粉装入布袋内，扎紧袋口，蒸热或蘸热药水、药油或雅劳（药酒），从上到下、从前到后、从左到右，顺着人体的经筋循行路线拖擦周身或局部，拖擦至皮肤发热、发红为度，不宜擦破皮肤。每日1次，3～7日为1个疗程，一般2～4个疗程，疗程间隔时间不宜超过1日。

⑦呵痧（刮痧疗法）：局部涂抹药油、药酒、药汁等刮痧介质，取更方（苏木）刮片或松木刮片、沉香刮片，或边缘光滑的汤匙、铜钱或硬币，根据傣医经筋循行路线，从上至下，或从左到右，或从前到后反复刮拭，直到局部出现痧斑（皮下瘀血），蘸淡盐水在痧斑（皮下瘀血）部位轻拍。每次刮拭10～20分钟，须待痧斑（皮下瘀血）消退，局部皮肤颜色恢复正常，才能再次在同一部位刮拭。

## 三、注意事项

1. 本病产后应仔细检查胎盘、胎膜是否完整，若有残留，及时处理。

2. 治疗时根据患者的具体病证，结合患者的年龄和体质，选用相应的治疗方法。治疗期间应避免接触冷水，注意保暖，避免剧烈运动。

3. 加强产后护理，勿食生冷辛辣之品，慎起居，适寒温，冬春季节注意防寒保暖，盛夏不要贪凉；子宫后倾后屈严重者，可胸膝卧位，以利于恶露排除，减轻疼痛；子宫腔内有积血，应按摩子宫，促进子宫恢复，减轻疼痛。此外，瘀血型应注重调情志，避风寒；血不足型应注意休息，加强营养，忌生冷之品；寒盛型应注意休息，避风寒，忌生冷之品。

## 四、思考题

1. 格鲁了接短囡勒软（水血不足型产后腹痛）可选用哪些外治疗法？

2. 格鲁了接短囡塔拢软（风气不足型产后腹痛）使用烘雅（熏蒸疗法）如何操作？
3. 格鲁了接短囡（产后腹痛）进行外治疗法后在生活上、饮食上的调护有哪些？

## 第六节　格鲁了兵哇（产后感冒）

### 一、概述

格鲁了兵哇（产后感冒），主要表现为产褥期发热恶寒、头痛鼻塞、有汗或无汗、咽痛、咳嗽、鼻塞、流涕、乏力、全身酸痛，脉行表浅。根据发病的季节可分为格鲁了兵哇皇（热季产后感冒）、格鲁了兵哇嘎（冷季产后感冒）、格鲁了兵哇芬（雨季产后感冒），同时依据“四塔辨证”临床可分为格鲁了兵哇皇塔拢想（风塔偏盛型热季产后感冒）、格鲁了兵哇皇塔喃软（水塔不足型热季产后感冒）、格鲁了兵哇嘎塔菲软（火塔不足型冷季产后感冒）、格鲁了兵哇芬塔喃想（水塔偏盛型雨季产后感冒）、格鲁了兵哇芬塔拢塔喃软（气血不足型雨季产后感冒）五个证型。

### 二、外治方法

#### （一）格鲁了兵哇皇（热季产后感冒）

**1. 格鲁了兵哇皇塔拢想（风塔偏盛型热季产后感冒）**

（1）罕帕雅（主症）：发热，头身痛，微恶寒，汗出，咽痛口干，咳嗽有痰、色黄，鼻流脓涕，尿黄，舌苔薄白或微黄，三部脉（前额脉、手腕脉、足背脉）快而表浅。

（2）多雅（治法治则）：清解热风毒邪，除风化痰止咳。

（3）治疗方法

①咱雅嘎（冷拖擦药物疗法）：取傣药鲜皇旧（墨旱莲）捣烂，加酒拌匀，将药物装入布袋内，扎紧袋口，从上到下、从前到后、从左到右，顺着人体的经筋循行路线拖擦周身或局部。每日治疗1次，3～7日为1个疗程，一般2～4个疗程，疗程间隔时间不宜超过1日。如为高热不退，应多次擦拭，直至体温得到控制或降至正常为止。

②过（拔罐疗法）：皮肤常规消毒，蘸取雅烘（傣药）药酒、药油或药汁涂搽腰背部，同时进行叩刺，以局部不出血，皮肤潮红为度；叩刺部位拔罐后留罐5～10分钟。

③呵痧（刮痧疗法）：局部涂抹药油、药酒、药汁等刮痧介质，取更方（苏木）刮片，或松木刮片、沉香刮片，或边缘光滑的汤匙、铜钱或硬币，根据傣医经筋循行路线，从上至下，或从左到右，或从前到后反复刮拭，直到局部出现痧斑（皮下瘀血），蘸淡盐水在痧斑（皮下瘀血）部位轻拍。每次刮拭10～20分钟，须待痧斑（皮下瘀血）消退，局部皮肤颜色恢复正常，才能再次在同一部位刮拭。

④烘雅（熏蒸疗法）：取荒嫩（薄荷）、沙海（香茅草）、摆扎阿亮（紫苏叶）、芽沙板（除风草）、摆管底（蔓荆叶）、摆拢良（腊肠树叶）、叫哈荒（生藤）各等量，共碾细粉，装袋，每袋50g，置入熏蒸锅内，熏蒸周身。每天1次，3天为1个疗程，连治

1～2个疗程。

**2. 格鲁了兵哇皇塔喃软（水塔不足型热季产后感冒）**

（1）罕帕雅（主症）：发热，头身痛，微恶风寒，少汗，五心烦热，干咳少痰，舌红少苔，脉行快而细。

（2）多雅（治法治则）：补水清热，除风化痰。

（3）治疗方法

咱雅嘎（冷拖擦药物疗法）：取傣药鲜芽敏（艾叶）、摆宾蒿（白花臭牡丹叶）、皇旧（墨旱莲）、芽沙板（除风草）、摆管底（蔓荆叶）、宋先嘎（酢浆草）各等量，共捣烂，加水、盐适量，将药物置入布袋内，扎紧袋口，从上到下、从前到后、从左到右，顺着人体的经筋循行路线拖擦周身或局部。每日治疗1次，3～7日为1个疗程，一般治疗2～4个疗程，疗程间隔时间不宜超过1日。

### （二）格鲁了兵哇嘎（冷季产后感冒）

**格鲁了兵哇嘎塔菲软（火塔不足型冷季产后感冒）**

（1）罕帕雅（主症）：恶寒怕冷，发热轻或不发热，无汗，头痛，肢体酸痛，周身不适，鼻塞声重、鼻流清涕，喉痒，咳嗽，痰清色白，四肢摸之不温，小便清长；舌淡苔白，三部脉表浅而慢。

（2）多雅（治法治则）：温散风寒，化痰止咳，除风通气。

（3）治疗方法

①烘雅（熏蒸疗法）：嘿罕盖（通血香）、叫哈荒（生藤）、沙海（香茅草）、摆管底（蔓荆叶）、摆习列（黑心树叶）、摆拢良（腊肠树叶）、芽沙板（除风草）、辛（生姜）各适量，共碾细粉，装袋，每袋50g，置于熏蒸器的锅内，待煮沸产生热气后，将患者置于熏蒸器（熏蒸木桶、蒸箱）内，以药物蒸汽进行全身熏蒸20～40分钟，隔日1次，3次为1个疗程，一般治疗两个疗程。

②阿雅（洗药疗法）：摆管底（蔓荆叶）、叫哈荒（生藤）、摆拢良（腊肠树叶）、摆宾蒿（白花臭牡丹叶）、摆习列（黑心树叶）、摆娜龙（艾纳香叶）、芽沙板（除风草）、沙干（辣藤）、嘿罕盖（通血香）、该嘿（吊吊香）、罕好帕（石菖蒲）、哈嘿别龙（葛根）各适量，煎水浸泡全身20～30分钟，每天1次，治疗3～7天。

③咱雅皇（热拖擦药物疗法）：取摆管底（蔓荆叶）、芽敏（艾叶）、叫哈荒（生藤）、摆拢良（腊肠树叶）、摆宾蒿（白花臭牡丹叶）、摆习列（黑心树叶）、摆娜龙（艾纳香叶）、芽沙板（除风草）、嘿罕盖（通血香）各等量，碾成细粉装入布袋内，扎紧袋口，蒸热或蘸热药水、药油或雅劳（药酒），从上到下、从前到后、从左到右，顺着人体的经筋循行路线拖擦周身或局部，拖擦至皮肤发热、发红为度，不宜擦破皮肤。每日1次，治疗3～7日。

④过（拔罐疗法）：皮肤常规消毒，蘸取雅烘（傣药）药酒、药油或药汁涂搽腰背部，同时进行叩刺，以局部不出血、皮肤潮红为度；叩刺部位拔罐后留罐5～10分钟。

⑤皇登（捶打疗法）：药包蘸雅劳（药酒）或药水蒸热后，轻重适宜捶打肩背部，

至发红、发热为度，每日1次，3日为1个疗程，连续治疗1～3个疗程。

⑥咱乎（滚热蛋除痧疗法）：取煮制好的温热蛋1个，趁热在患者背部大椎穴、头部太阳穴、手臂肺经等依次反复滚动热熨。此蛋凉后放入药液中继续加热，迅速换另一只热蛋在上述部位滚动，如此反复，直至皮肤红晕，滚至微出汗。每日1次，3日为1个疗程，连续治疗1～3个疗程。

## （三）格鲁了兵哇芬（雨季产后感冒）

**1. 格鲁了兵哇芬塔喃想（水塔偏盛型雨季产后感冒）**

（1）罕帕雅（主症）：头昏脑涨，身重倦怠，身热汗多，心烦口干，胸闷欲呕，鼻流清涕，咳嗽痰多，舌淡，苔白腻或黄，脉慢而无力。

（2）多雅（治法治则）：除风利水，解毒止痛。

（3）治疗方法

①烘雅（熏蒸疗法）：取嘿罕盖（通血香）、叫哈荒（生藤）、沙海（香茅草）、摆管底（蔓荆叶）、摆习列（黑心树叶）、摆拢良（腊肠树叶）、芽沙板（除风草）、辛（生姜）各适量，共碾细粉，装袋，每袋50g，置于熏蒸器的锅内，待煮沸产生热气后，将患者置于熏蒸器（熏蒸木桶、蒸箱）内，以药物蒸汽进行全身熏蒸20～40分钟，隔日1次，3次为1个疗程，一般治疗1～2个疗程。

②阿雅（洗药疗法）：取摆管底（蔓荆叶）、叫哈荒（生藤）、摆扎阿亮（紫苏叶）、辛（生姜）、摆拢良（腊肠树叶）、摆宾蒿（白花臭牡丹叶）、摆娜龙（艾纳香叶）、芽沙板（除风草）、嘿罕盖（通血香）各适量，煎煮取药水，浸泡全身20～30分钟，每天1次，3～7天为1个疗程，一般治疗1～2个疗程。

③咱雅皇（热拖擦药物疗法）：取芽敏（艾叶）、摆管底（蔓荆叶）、叫哈荒（生藤）、摆扎阿亮（紫苏叶）、辛（生姜）、摆拢良（腊肠树叶）、摆宾蒿（白花臭牡丹叶）、摆娜龙（艾纳香叶）、芽沙板（除风草）各适量，碾成细粉装入布袋内，扎紧袋口，蒸热或蘸热药水、药油或雅劳（药酒），从上到下、从前到后、从左到右，顺着人体的经筋循行路线拖擦周身或局部，拖擦至皮肤发热、发红为度，不宜擦破皮肤。每日1次，连续治疗3～7日。

④过（拔罐疗法）：皮肤常规消毒，蘸取雅烘（傣药）药酒、药油或药汁涂搽腰背部，同时进行叩刺，以局部不出血、皮肤潮红为度；叩刺部位拔罐后留罐5～10分钟。

⑤呵痧（刮痧疗法）：局部涂抹药油、药酒、药汁等刮痧介质，取更方（苏木）刮片，或松木刮片、沉香刮片，或边缘光滑的汤匙、铜钱或硬币，根据傣医经筋循行路线，从上至下，或从左到右，或从前到后反复刮拭，直到局部出现痧斑（皮下瘀血），蘸淡盐水在痧斑（皮下瘀血）部位轻拍。每次刮拭10～20分钟，须待痧斑（皮下瘀血）消退，局部皮肤颜色恢复正常，才能再次在同一部位刮拭。

⑥咱乎（滚热蛋除痧疗法）：取煮制好的温热蛋1个，趁热在患者背部大椎穴、头部太阳穴、手臂肺经等依次反复滚动热熨。此蛋凉后放入药液中继续加热，迅速换另一只热蛋在上述部位滚动，如此反复，直至皮肤红晕，滚至微出汗。每日1次，3日为1

个疗程，连续治疗 1 ～ 3 个疗程。

**2. 格鲁了兵哇芬塔拢塔喃软（气血不足型雨季产后感冒）**

（1）罕帕雅（主症）：恶寒发热，无汗，鼻塞流涕，头痛，周身酸楚，咳嗽痰白、咳痰无力，平素神疲体倦、乏力，舌淡苔薄白，脉行浅而无力。

（2）多雅（治法治则）：补益气血，调平四塔。

（3）治疗方法

①烘雅（熏蒸疗法）：取嘿亮龙（大血藤）、嘿涛勒（鸡血藤）、嘿罕盖（通血香）、叫哈荒（生藤）、沙海（香茅草）、摆管底（蔓荆叶）、摆拢良（腊肠树叶）、芽沙板（除风草）、辛（生姜）各适量，共碾细粉，装袋，每袋 50g，置于熏蒸器的锅内，待煮沸产生热气后，将患者置于熏蒸器（熏蒸木桶、蒸箱）内，以药物蒸汽进行全身熏蒸 20 ～ 40 分钟，隔日 1 次，3 次为 1 个疗程，一般治疗 4 个疗程。

②阿雅（洗药疗法）：取嘿亮龙（大血藤）、嘿涛勒（鸡血藤）、叫哈荒（生藤）、嘿罕盖（通血香）、摆管底（蔓荆叶）、摆拢良（腊肠树叶）、摆宾蒿（白花臭牡丹叶）、摆娜龙（艾纳香叶）各适量，煎煮取药水，浸泡全身 20 ～ 30 分钟，每天 1 次，3 ～ 7 天为 1 个疗程，一般治疗 1 ～ 2 个疗程。

③咱雅皇（热拖擦药物疗法）：取芽敏（艾叶）、皇旧（墨旱莲）、摆管底（蔓荆叶）、叫哈荒（生藤）、摆扎阿亮（紫苏叶）、辛（生姜）、摆拢良（腊肠树叶）、摆宾蒿（白花臭牡丹叶）、摆娜龙（艾纳香叶）、芽沙板（除风草）各适量，碾成细粉装入布袋内，扎紧袋口，蒸热或蘸热药水、药油或雅劳（药酒），从上到下、从前到后、从左到右，顺着人体的经筋循行路线拖擦周身或局部，拖擦至皮肤发热、发红为度，不宜擦破皮肤。每日 1 次，连续治疗 3 ～ 7 日。

## 三、注意事项

1. 治疗时根据患者的具体病证，结合患者的年龄和体质，选用相应的治疗方法。治疗过程中如有身体不适、皮肤过敏等现象，应立即停止治疗，并及时采取相应措施对症处理。在治疗过程中如有需要，应及时让患者适量饮水。治疗后应提醒患者不可立即洗澡，以免影响治疗效果。

2. 产妇要做好防护措施，预防感冒，注意保暖，根据天气的变化及时增减衣服，多吃高蛋白质和维生素含量高的食物来增强自身的免疫力。家里如果有人感冒要注意做好防护措施，避免交叉感染，每天定时通风 1 ～ 2 个小时。患病后宜多饮温水，避风寒，忌食生冷、质硬、香燥性热、味腥臭之品。

## 四、思考题

1. 格鲁了兵哇芬塔拢塔喃软（气血不足型雨季产后感冒）可选用哪些外治疗法？

2. 格鲁了兵哇嘎塔菲软（火塔不足型冷季产后感冒）使用阿雅（洗药疗法）如何操作？

3. 格鲁了兵哇（产后感冒）进行外治疗法后在生活上、饮食上的调护有哪些？

# 第七节　格鲁了贺接（产后头痛）

## 一、概述

格鲁了贺接（产后头痛）指产妇出现头痛，空痛，或胀痛，或刺痛，或冷痛，遇情绪波动或热刺激可诱发或加剧，反复发作，时轻时重，同时伴有小腹疼痛、恶露不畅等。依据证候分为格鲁了贺接摆诺（外感型产后头痛）、格鲁了贺接勒软（水血不足型产后头痛）、格鲁了贺接勒巴（瘀血内停型产后头痛）、格鲁了贺接办留嘎（寒湿偏盛型产后头痛）施治。分别采取解毒除风，行气止痛；调补四塔，补气养血，益脑止痛；通气活血，化瘀止痛；通气除寒，通络止痛疗法。

## 二、外治方法

**1. 格鲁了贺接摆诺（外感型产后头痛）**

（1）罕帕雅（主症）：产后头痛，恶寒发热，头晕目眩，周身酸痛，神疲乏力，气短懒言，舌淡红，苔薄白，脉行表浅而无力。

（2）多雅（治法治则）：解毒除风，行气止痛。

（3）治疗方法

①烘雅（熏蒸疗法）：嘿罕盖（通血香）、叫哈荒（生藤）、沙海（香茅草）、摆管底（蔓荆叶）、摆习列（黑心树叶）、摆拢良（腊肠树叶）、芽沙板（除风草）、辛（生姜）各适量，共碾细粉，装袋，每袋50g，置于熏蒸器的锅内，待煮沸产生热气后，将患者置于熏蒸器（熏蒸木桶、蒸箱）内，以药物蒸汽进行全身或腰骶部熏蒸20～40分钟，隔日1次，3次为1个疗程，一般治疗2～3个疗程。

②阿雅（洗药疗法）：摆管底（蔓荆叶）、叫哈荒（生藤）、摆拢良（腊肠树叶）、摆宾蒿（白花臭牡丹叶）、摆习列（黑心树叶）、摆娜龙（艾纳香叶）、芽沙板（除风草）、沙干（辣藤）、嘿罕盖（通血香）、该嘿（吊吊香）、罕好帕（石菖蒲）、哈嘿别龙（葛根）各适量，煎煮取药水，让患者浸泡全身20～30分钟，每天1次，3～7天为1个疗程，一般治疗1～2个疗程。

③咱雅皇（热拖擦药物疗法）：叫哈荒（生藤）、娜罕（羊耳菊）、哈麻喝（洗碗叶根）、摆娜龙（艾纳香叶）各适量，碾成细粉装入布袋内，扎紧袋口，蒸热或蘸热药水、药油或雅劳（药酒），从上到下、从前到后、从左到右，顺着人体的经筋循行路线拖擦周身或局部，拖擦至皮肤发热、发红为度，不宜擦破皮肤。每日1次，3～7日为1个疗程，一般2～4个疗程，疗程间隔时间不宜超过1日。

④咱乎（滚热蛋除痧疗法）：取煮制好的温热蛋1个，趁热在患者头部、额部、颈部、胸部、背部、四肢、手足心依次反复滚动热熨。此蛋凉后放入药液中继续加热，迅速换另一只热蛋在上述部位滚动，如此反复，直至皮肤红晕，滚至微出汗。每日1次，3日为1个疗程，连续治疗1～3个疗程。

**2. 格鲁了贺接勒软（水血不足型产后头痛）**

（1）罕帕雅（主症）：头脑空痛，头晕目眩，面色萎黄，心悸乏力，舌质淡，苔薄白，脉行无力。

（2）多雅（治法治则）：调补四塔，补气养血，益脑止痛。

（3）治疗方法

①果雅（包药疗法）：取鲜皇旧（墨旱莲）、毫命（姜黄）各适量，捣烂，加雅叫哈顿散（五宝药散）炒热外敷后颈或前额 8 ～ 12 小时，每日 1 次，3 次为 1 个疗程，连用 1 ～ 3 个疗程。

②烘雅（熏蒸疗法）：取傣药荒嫩（薄荷）、沙海（香茅草）、货别罕（树萝卜）、摆管底（蔓荆叶）、摆习列（黑心树叶）、摆娜龙（艾纳香叶）、摆宾蒿（白花臭牡丹叶）、摆宾亮（红花臭牡丹叶）、摆拢良（腊肠树叶）、芽沙板（除风草）各适量，共碾细粉，装袋，每袋 100g，置于熏蒸器的锅内，待煮沸产生热气后，将患者置于熏蒸器（熏蒸木桶、蒸箱）内，以药物蒸汽进行全身熏蒸 20 ～ 40 分钟，隔日 1 次，3 次为 1 个疗程，一般治疗 4 个疗程。

③咱雅（拖擦药物疗法）：取傣药雅哈摆（绞股蓝）、哈嘿别龙（葛根）、荒嫩（薄荷）、嘿罕盖（通血香）、摆管底（蔓荆叶）、摆拢良（腊肠树叶）、楠麻罕泵（橄榄树皮）、楠海嫩（水杨柳树皮）、嘿涛罕（大黄藤）、摆宾蒿（白花臭牡丹叶）各等量，共碾细粉，装袋，每袋 200g，蒸热蘸水或药酒揉搽前额、后颈，拖擦至皮肤发热、发红为度，不宜擦破皮肤。每日 1 次，3 ～ 7 日为 1 个疗程，一般治疗 2 ～ 4 个疗程，疗程间隔时间不宜超过 1 日。

④闭诺（推拿按摩疗法）：哈罗埋亮龙（朱槿根）、故罕（当归藤）、嘿罕盖（通血香）、更方（苏木）、罗罕（红花）、故罕（当归藤）、扁少火（粗木叶）各等量，碾细粉，做成按摩包，每袋 200g，蒸热，揉按热敷下腹部。每日 1 次，3 次为 1 个疗程，连用 1 ～ 3 个疗程。

**3. 格鲁了贺接勒巴（瘀血内停型产后头痛）**

（1）罕帕雅（主症）：头痛如劈，或刺痛难忍，恶露不下，或行之不畅，小腹胀痛拒按，舌质暗紫，苔薄，脉行不畅。

（2）多雅（治法治则）：通气活血，化瘀止痛。

（3）治疗方法

①暖雅（睡药疗法）：取沙海（香茅草）、沙海藤（山鸡椒）、摆莫哈爹（小驳骨叶）、摆拢良（腊肠树叶）、摆保龙（光叶巴豆叶）、摆管底（蔓荆叶）、皇旧（墨旱莲）、皇曼（马蓝）各适量，切碎后加酒炒热或蒸热，加劳（酒）充分拌匀（取出一半备用），取出平摊于睡药床上，用一次性透气布单覆盖于热药上，待温度适中时令患者睡于药上，用一次性透气布单盖于患者身上，再将余药覆盖于腹部或全身（除头颅外）30 ～ 60 分钟，隔日 1 次，3 次为 1 个疗程，一般治疗 2 ～ 4 个疗程为宜。

②烘雅（熏蒸疗法）：取嘿罕盖（通血香）、叫哈荒（生藤）、沙海（香茅草）、摆管底（蔓荆叶）、摆习列（黑心树叶）、摆拢良（腊肠树叶）、芽沙板（除风草）、辛（生

姜）各适量，或取皇旧（墨旱莲）、妹滇（鱼子兰）、毫命（姜黄）、晚害闹（莪术）、摆更方（苏木叶）、嘿罕盖（通血香）、荒嫩（薄荷）、沙海（香茅草）、摆娜龙（艾纳香叶）、摆宾亮（红花臭牡丹叶）、摆拢良（腊肠树叶）、芽沙板（除风草）各适量。任取一方，碾细粉，装袋，每袋100g，置于熏蒸器的锅内，待煮沸产生热气后，将患者置于熏蒸器（熏蒸木桶、蒸箱）内，以药物蒸汽进行全身或腰骶部熏蒸20～40分钟，隔日1次，3次为1个疗程，一般治疗4个疗程。

③阿雅（洗药疗法）：取摆管底（蔓荆叶）、叫哈荒（生藤）、摆拢良（腊肠树叶）、摆宾蒿（白花臭牡丹叶）、摆习列（黑心树叶）、摆娜龙（艾纳香叶）、芽沙板（除风草）、沙干（辣藤）、嘿罕盖（通血香）、该嘿（吊吊香）、罕好帕（石菖蒲）、哈嘿别龙（葛根）各适量，煎水浸泡全身20～30分钟，每天1次，3～7天为1个疗程，一般治疗1～2个疗程。

④果雅（包药疗法）：取鲜皇旧（墨旱莲）、毫命（姜黄）、晚害闹（莪术）、摆更方（苏木叶）、嘿罕盖（通血香）、埋嘎筛（龙血树叶）、景郎（黑种草子）各适量，捣烂，炒热，外敷后颈或前额8～12小时，每日1次，3次为1个疗程，连用1～3个疗程。

⑤沙过哦勒（针刺拔罐放血疗法）：皮肤常规消毒，取大椎、肺俞、肝俞，以梅花针或采血针刺后拔罐，留罐10分钟后取罐。

**4. 格鲁了贺接办留嘎（寒湿偏盛型产后头痛）**

（1）罕帕雅（主症）：产后头额冷痛，得热痛减，恶露量少、色暗紫，舌苔薄白，脉行紧而不畅。

（2）多雅（治法治则）：通气除寒，通络止痛。

（3）治疗方法

①暖雅（睡药疗法）：沙海（香茅草）、沙海藤（山鸡椒）、摆莫哈爹（小驳骨叶）、摆拢良（腊肠树叶）、摆保龙（光叶巴豆叶）、摆管底（蔓荆叶）、皇旧（墨旱莲）、皇曼（马蓝）各适量，切碎后加酒炒热或蒸热，加劳（酒）充分拌匀（取出一半备用），取出平摊于睡药床上，用一次性透气布单覆盖于热药上，待温度适中时令患者睡于药上，用一次性透气布单盖于患者身上，再将余药覆盖于全身（除头颅外）30～60分钟，隔日1次，3次为1个疗程，一般以2～4个疗程为宜。

②烘雅（熏蒸疗法）：取嘿罕盖（通血香）、叫哈荒（生藤）、沙海（香茅草）、摆管底（蔓荆叶）、摆习列（黑心树叶）、摆拢良（腊肠树叶）、芽沙板（除风草）、辛（生姜）各适量，或取叫哈荒（生藤）、摆扎阿亮（紫苏叶）、皇旧（墨旱莲）、毫命（姜黄）、晚害闹（莪术）、摆更方（苏木叶）、嘿罕盖（通血香）、荒嫩（薄荷）、沙海（香茅草）、摆娜龙（艾纳香叶）、摆管底（蔓荆叶）、埋嘎筛（龙血树叶）、景郎（黑种草子）、摆宾蒿（白花臭牡丹叶）、摆宾亮（红花臭牡丹叶）、摆拢良（腊肠树叶）、芽沙板（除风草）各适量。任取一方，碾细粉，装袋，每袋50g，置于熏蒸器的锅内，待煮沸产生热气后，将患者置于熏蒸器（熏蒸木桶、蒸箱）内，以药物蒸汽进行全身熏蒸20～40分钟，隔日1次，3次为1个疗程，一般治疗4个疗程。

③果雅（包药疗法）：取摆补累（紫色姜叶）、辛蒋（小姜）、沙海（香茅草）、摆帕贡（树头菜叶）、帕利（旋花茄）各等量，混合舂细，炒热包头。或取鲜皇旧（墨旱莲）、摆扎阿亮（紫苏叶）、毫命（姜黄）、晚害闹（莪术）、摆更方（苏木叶）、嘿罕盖（通血香）、景郎（黑种草子）各适量，捣烂，炒热，外敷后颈或前额。热敷 8 ～ 12 小时，每日 1 次，3 次为 1 个疗程，连用 1 ～ 3 个疗程。

④阿雅（洗药疗法）：取傣药沙海（香茅草）、辛（生姜）、叫哈荒（生藤）、摆扎阿亮（紫苏叶）、皇旧（墨旱莲）、毫命（姜黄）、摆更方（苏木叶）、嘿罕盖（通血香）、荒嫩（薄荷）、摆拢良（腊肠树叶）、摆宾蒿（白花臭牡丹叶）、摆娜龙（艾纳香叶）、芽沙板（除风草）各适量，煎煮取药水，浸泡全身 20 ～ 30 分钟，每天 1 次，3 ～ 7 天为 1 个疗程，一般治疗 1 ～ 2 个疗程。

⑤呵痧（刮痧疗法）：局部涂抹药油、药酒、药汁等刮痧介质，取更方（苏木）刮片，或松木刮片、沉香刮片，或边缘光滑的汤匙、铜钱或硬币，根据傣医经筋循行路线，从上至下，或从左到右，或从前到后反复刮拭，直到局部出现痧斑（皮下瘀血），蘸淡盐水在痧斑（皮下瘀血）部位轻拍。每次刮拭 10 ～ 20 分钟，须待痧斑（皮下瘀血）消退，局部皮肤颜色恢复正常，才能再次在同一部位刮拭。

### 三、注意事项

1. 本病可由多种因素诱发，罹患后易反复发作，治疗前须明确病因及诊断，必要时须结合临床相应的辅助检查，积极治疗。

2. 治疗时根据患者的具体病证，结合患者的年龄和体质，选用相应的治疗方法。治疗期间应避免接触冷水，注意保暖，避免剧烈运动。

3. 预防水血不足型产后头痛须避风寒，增加饮食营养，忌食生冷寒凉之品；瘀血型产后头痛须注意起居调摄，调和五蕴，愉悦心情，保持气血流畅；水血不足型产后头痛须提高接产技术，避免产程延长，防止分娩中失血过多；寒湿偏盛型产后头痛产后注意保暖，避风寒，以免受邪。

### 四、思考题

1. 格鲁了贺接勒软（水血不足型产后头痛）可选用哪些外治疗法？
2. 格鲁了贺接办留嘎（寒湿偏盛型产后头痛）使用烘雅（熏蒸疗法）如何操作？
3. 格鲁了贺接（产后头痛）进行外治疗法后在生活上、饮食上的调护有哪些？

## 第八节 格鲁了冒米喃农（产后缺乳）

### 一、概述

格鲁了冒米喃农（产后缺乳）指产后哺乳期内，产妇乳汁甚少或全无，不够喂养婴儿。依据“四塔辨证”分为格鲁了冒米喃农勒拢软（气血不足型产后缺乳）、格鲁了冒米喃农勒拢巴（气血瘀滞型产后缺乳）及格鲁了冒米喃农塔菲软（寒湿过盛型产后缺乳）三个证型，其病位在上盘，应以补益气血或通气活血为主，辅以通乳下乳，再按"上病治上"，治疗分别以补益水血，通乳下乳；通气活血，通乳下乳；补火除寒，通乳下乳为治法。

## 二、外治方法

**1. 格鲁了冒米喃农勒拢软（气血不足型产后缺乳）**

（1）罕帕雅（主症）：产后虚弱，乳汁不下，或患拢匹勒（月子病），乳汁清稀量少，乳房柔软无胀痛感，面色苍白，皮肤干燥，爪甲无泽，饮食不佳，大便溏稀，舌质淡红，苔少或无苔，脉行深细弱而无力。

（2）多雅（治法治则）：补益气血，通乳下乳。

（3）治疗方法

①闭诺（推拿按摩疗法）：取摆宾蒿（白花臭牡丹叶）、芽罗勒（蒲公英）、皇旧（墨旱莲）、通草各等量，共碾细粉，取200g，装袋，加热揉按乳房。每日1次，3次为1个疗程，连用1～3个疗程。

②烘雅（熏蒸疗法）：取芽罗勒（蒲公英）、皇旧（墨旱莲）、通草、荒嫩（薄荷）、沙海（香茅草）、货别罕（树萝卜）、摆管底（蔓荆叶）、摆娜龙（艾纳香叶）、摆宾蒿（白花臭牡丹叶）、摆宾亮（红花臭牡丹叶）、摆拢良（腊肠树叶）各等量，共碾细粉，装袋，每袋50g，置于熏蒸器的锅内，待煮沸产生热气后，将患者置于熏蒸器（熏蒸木桶、蒸箱）内，以药物蒸汽进行全身或胸部熏蒸20～40分钟，隔日1次，3次为1个疗程，一般治疗4个疗程。

③果雅（包药疗法）：取摆宾蒿（白花臭牡丹叶）、芽罗勒（蒲公英）、皇旧（墨旱莲）、通草各等量，共碾细粉，加热包敷乳房8～12小时，每日1次，3次为1个疗程，连用1～3个疗程。

**2. 格鲁了冒米喃农勒拢巴（气血瘀滞型产后缺乳）**

（1）罕帕雅（主症）：产后乳汁不下，乳房胀满而痛，伴身热、神情抑郁、胸胁不舒、脘腹胀满、食欲减退，舌质淡红，苔薄黄，脉行不畅。

（2）多雅（治法治则）：通气活血，通乳下乳。

（3）治疗方法

①闭诺（推拿按摩疗法）：取嘿罕盖（通血香）、芽依秀母（香附子）、毫命（姜黄）、摆宾蒿（白花臭牡丹叶）、芽罗勒（蒲公英）、皇旧（墨旱莲）、通草各等量，共碾细粉，取200g，装袋，加热揉按乳房，也可徒手顺乳头方向反复推拿。每日1次，3次为1个疗程，连用1～3个疗程。

②果雅（包药疗法）：取宋拜（蛇藤）、摆宾蒿（白花臭牡丹叶）、芽罗勒（蒲公英）、芽赶转（重楼）、摆埋丁别（灯台叶）、毫命（姜黄）、晚害闹（莪术）、莫来（瓜蒌）、借蒿（芒硝）各适量，炒热包敷乳房8～12小时，每日1次，3次为1个疗程，连用1～3个疗程。

**3. 格鲁了冒米喃农塔菲软（寒湿过盛型产后缺乳）**

（1）罕帕雅（主症）：产后乳汁不下，乳房胀满而痛，面目发青，小腹冷痛，四肢不温，胸闷恶心，大便稀薄，小便清长，舌质青紫，苔白厚腻，脉深而慢。

（2）多雅（治法治则）：补火除寒，通乳下乳。

（3）治疗方法

①闭诺（推拿按摩疗法）：取皇旧（墨旱莲）、芽敏（艾叶）、嘿罕盖（通血香）、叫哈荒（生藤）各等量，碾细粉，做成按摩包，蒸热，揉按热敷下腹部，每日1次，3次为1个疗程，连用1～3个疗程。

②阿雅（洗药疗法）：取活血除寒通经方，以皇旧（墨旱莲）、芽敏（艾叶）、嘿罕盖（通血香）、叫哈荒（生藤）、摆沙海（香茅草叶）各等量，煎煮取药水，让患者浸泡胸部或全身20～30分钟，每天1次，3～7天为1个疗程，一般治疗1～2个疗程。

## 三、注意事项

1. 治疗时根据患者的具体病证，结合患者的年龄和体质，选用相应的治疗方法。治疗期间应避免接触冷水，注意保暖，避免剧烈运动。

2. 产妇饮食要富于营养、容易消化，多喝肉汤，不偏食；调畅情志，注意保暖，按需哺乳。嘱产妇注意乳房护理，哺乳前可用温毛巾擦拭乳头、乳房。产后半小时内开始哺乳，以刺激泌乳。若产妇精神紧张，劳逸失常，营养状况或哺乳方法不当，婴儿未能按时吸乳等，均可影响乳汁分泌。

## 四、思考题

1. 格鲁了冒米喃农勒拢巴（气血瘀滞型产后缺乳）可选用哪些外治疗法？

2. 格鲁了冒米喃农勒拢软（气血不足型产后缺乳）使用阿雅（洗药疗法）如何操作？

3. 格鲁了冒米喃农（产后缺乳）进行外用治疗法后在生活上、饮食上的调护有哪些？

# 第九节 格鲁了尤冒哦（产后尿闭）

## 一、概述

格鲁了尤冒哦（产后尿闭）是指产妇在产后6～8小时或产褥期间，膀胱充盈而不能自行排尿，或排尿困难者，或能自解小便，但残余尿超过100mL。依据“四塔辨证”分为格鲁了尤冒哦塔拢软（风气不足型产后尿闭）、格鲁了尤冒哦勒拢巴（气血瘀滞型产后尿闭）及格鲁了尤冒哦塔拢塔菲想（风火塔偏盛型产后尿闭）三个证型，以补气利尿，止痛消胀；活血行瘀，通气利尿；泻火解毒，通气利尿治之。西医产后尿潴留可参照本病治疗。

## 二、外治方法

**1. 格鲁了尤冒哦塔拢软（风气不足型产后尿闭）**

（1）罕帕雅（主症）：产妇产后感下腹胀，触痛明显，小便不下，形成膨隆之囊性肿块，伴有周身乏力，面色㿠白，气短神差，饮食不佳；舌质淡，苔薄白，脉行深慢而无力。

（2）多雅（治法治则）：补气利尿，止痛消胀。

（3）治疗方法

①闭诺（推拿按摩疗法）：取鲜皇旧（墨旱莲）、鲜芽敏（艾叶）、辛（生姜）、鲜摆档囡（小木通叶）各等量，捣烂装袋，蒸热，揉按下腹部。每日 1 次，3 次为 1 个疗程，连用 1 ～ 3 个疗程。

②果雅（包药疗法）：取上方加宋先嘎（酢浆草）、摆莫来（瓜蒌叶）各等量，捣烂，加酒、醋适量，炒热，外敷下腹部 8 ～ 12 小时，每日 1 次，3 次为 1 个疗程，连用 1 ～ 3 个疗程。

③阿雅（洗药疗法）：芽楠嫩（荷包山桂花）、哈累牛（野芦谷根）、嘿盖贯（倒心盾翅藤）、匹囡（胡椒）、辛蒋（小姜）各适量，煎水浸泡全身或腰骶部 20 ～ 30 分钟，每天 1 次，3 ～ 7 天为 1 个疗程，一般治疗 1 ～ 2 个疗程。

**2. 格鲁了尤冒哦勒拢巴（气血瘀滞型产后尿闭）**

（1）罕帕雅（主症）：产妇产后小腹胀痛，并逐渐加重，小便艰涩不通或淋沥涩痛，乍热乍寒，舌质暗，苔薄白，脉行深而不畅。

（2）多雅（治法治则）：活血行瘀，通气利尿。

（3）治疗方法

①闭诺（推拿按摩疗法）：取皇旧（墨旱莲）、芽敏（艾叶）、摆更方（苏木叶）、摆龙埋亮龙（大红花叶）、鲜摆档囡（小木通叶）、摆埋嘎筛（龙血树叶）、辛（生姜）各等量，捣烂装袋，蒸热，揉按下腹部。每日 1 次，3 次为 1 个疗程，连用 1 ～ 3 个疗程。

②果雅（包药疗法）：上方加宋先嘎（酢浆草）、摆莫来（瓜蒌叶）各等量，捣烂，加酒、醋适量，炒热，外敷下腹部 8 ～ 12 小时，每日 1 次，3 次为 1 个疗程，连用 1 ～ 3 个疗程。

③暖雅（睡药疗法）：沙海（香茅草）、沙海藤（山鸡椒）、摆莫哈爹（小驳骨叶）、摆拢良（腊肠树叶）、摆保龙（光叶巴豆叶）、摆管底（蔓荆叶）、皇旧（墨旱莲）、皇曼（马蓝）各适量，切碎后加酒炒热或蒸热，加劳（酒）充分拌匀（取出一半备用），取出平摊于睡药床上，用一次性透气布单覆盖于热药上，待温度适中时令患者睡于药上，用一次性透气布单盖于患者身上，再将余药覆盖于腹部或全身（除头颅外）30 ～ 60 分钟，隔日 1 次，3 次为 1 个疗程，一般以 2 ～ 4 个疗程为宜。

④烘雅（熏蒸疗法）：嘿罕盖（通血香）、叫哈荒（生藤）、沙海（香茅草）、摆管底（蔓荆叶）、摆习列（黑心树叶）、摆拢良（腊肠树叶）、芽沙板（除风草）、辛（生姜）各适量，共碾细粉，装袋，每袋 50g，置于熏蒸器的锅内，待煮沸产生热气后，将患者

置于熏蒸器（熏蒸木桶、蒸箱）内，以药物蒸汽进行全身或腰骶部熏蒸20～40分钟，隔日1次，3次为1个疗程，一般治疗4个疗程。

⑤阿雅（洗药疗法）：取摆管底（蔓荆叶）、叫哈荒（生藤）、摆拢良（腊肠树叶）、摆宾蒿（白花臭牡丹叶）、摆习列（黑心树叶）、摆娜龙（艾纳香叶）、芽沙板（除风草）、沙干（辣藤）、嘿罕盖（通血香）、该嘿（吊吊香）、罕好帕（石菖蒲）、哈嘿别龙（葛根）各适量，煎水浸泡全身或腰骶部20～30分钟，每天1次，3～7天为1个疗程，一般治疗1～2个疗程。

**3. 格鲁了尤冒哦塔拢塔菲想（风火塔偏盛型产后尿闭）**

（1）罕帕雅（主症）：产妇产后小腹疼痛，小便艰涩不通或热涩刺痛，尿色深红，夹有血块，兼见发热、心烦不安、口干舌燥、小腹坠胀疼痛，舌苔黄厚腻，脉行快。

（2）多雅（治法治则）：泻火解毒，通气利尿。

（3）治疗方法

①果雅（包药疗法）：借蒿（芒硝）、鲜芽罗勒（蒲公英）、鲜摆皇曼（马蓝叶）、鲜宋先嘎（酢浆草）、鲜皇旧（墨旱莲）各50g，共捣烂，加醋、水各适量，炒热，置于纱布袋内，热敷腰部。每天换药1次，3天为1个疗程，一般治疗2～3个疗程。

②过（拔罐疗法）：取傣药嘿罕盖（通血香）100g，芽罗勒（蒲公英）50g，摆皇曼（马蓝叶）50g，宋先嘎（酢浆草）50g，皇旧（墨旱莲）50g，嘿档囡（小木通）50g，加水煮沸，再将竹罐置于药水中，共煎煮至有热气产生，取出后待温度适宜时将罐扣于腰部（肾俞、膀胱俞穴）。每天治疗1次，3天为1个疗程，一般治疗2～3个疗程。

## 三、注意事项

1. 加强产前健康宣教，让产妇了解有关分娩的知识，解除产妇紧张、焦虑、恐惧的心理。

2. 产后注意休息，避风寒，饮食宜清淡且富于营养，应忌食生冷寒凉、辛辣香燥之品；产后短时间内多饮汤水，从而引起尿意。

3. 产后4小时内应让产妇排尿，若排尿困难，除鼓励产妇起床排尿，解除怕排尿引起疼痛的顾虑外，可选用以下方法。

（1）用热水熏洗外阴，用温开水冲洗尿道外口周围诱导排尿。热敷下腹部，按摩膀胱，刺激膀胱肌收缩。

（2）针刺关元、气海、三阴交、阴陵泉等穴位。

（3）肌内注射甲硫酸新斯的明，兴奋膀胱逼尿肌促其排尿，但注射此药前要排除其用药禁忌。

若使用上述方法均无效时应予留置尿管。

## 四、思考题

1. 格鲁了尤冒哦塔拢塔菲想（风火塔偏盛型产后尿闭）可选用哪些外治疗法？

2. 格鲁了尤冒哦勒拢巴（气血瘀滞型产后尿闭）使用暖雅（睡药疗法）如何操作？

3. 格鲁了尤冒哦（产后尿闭）进行外治疗法后在生活上、饮食上的调护有哪些？

# 第十节　格鲁了害卖（产后发热）

## 一、概述

格鲁了害卖（产后发热），临床表现为分娩24小时后至产后10天内，发热不退，体温有两次高于38.5℃，或突发高热等为主要表现。依据“四塔辨证”分为格鲁了兵哇害卖（外感病邪型产后发热）、格鲁了勒拢巴害卖（气血瘀滞型产后发热）、格鲁了勒软害卖（水血不足型产后发热）、格鲁了菲拢想害卖（风火偏盛型产后发热）四个证型来论治。治疗分别采取除风退热，散寒止痛；通气活血，化瘀退热；调补水血，清火退热；泻火解毒，凉血退热等治法。西医产褥感染可参照本节治疗。

## 二、外治方法

**1. 格鲁了兵哇害卖（外感病邪型产后发热）**

（1）罕帕雅（主症）：产后发热恶寒，或寒热往来，头痛身疼，自汗或无汗，或见咳嗽，鼻流清涕，舌质淡红，苔薄白，脉行细而快。

（2）多雅（治法治则）：除风退热，散寒止痛。

（3）治疗方法

①咱雅嘎（冷拖擦药物疗法）：取摆扎阿亮（紫苏叶）、皇旧（墨旱莲）、哈嘿别龙（葛根）、荒嫩（薄荷）、摆管底（蔓荆叶）、摆拢良（腊肠树叶）、摆宾蒿（白花臭牡丹叶）、摆习列（黑心树叶）、摆娜龙（艾纳香叶）、芽沙板（除风草）各等量，共捣烂，加酒为引，装袋，从上到下、从前到后、从左到右，顺着人体的经筋循行路线拖擦周身或局部，拖擦至皮肤发热、发红为度，不宜擦破皮肤，每日1次，3～7日为1个疗程，一般治疗2～4个疗程，疗程间隔时间不宜超过1日。

②果雅（包药疗法）：取皇旧（墨旱莲）、摆皇曼（马蓝叶）、摆皇丈（火焰花叶）、宋先嘎（酢浆草）各等量，盐适量为引，捣烂，外敷手足心8～12小时，每日1次，3次为1个疗程，连用1～3个疗程。

③过（拔罐疗法）：皮肤常规消毒，蘸取雅烘（傣药）药酒、药油或药汁涂搽腰背部，同时进行叩刺，以局部不出血、皮肤潮红为度；叩刺部位拔罐后留罐5～10分钟。

④呵痧（刮痧疗法）：局部涂抹药油、药酒、药汁等刮痧介质，取更方（苏木）刮片，或松木刮片、沉香刮片，或边缘光滑的汤匙、铜钱或硬币，根据傣医经筋循行路线，从上至下，或从左到右，或从前到后反复刮拭，直到局部出现痧斑（皮下瘀血），蘸淡盐水在痧斑（皮下瘀血）部位轻拍。每次刮拭10～20分钟，须待痧斑（皮下瘀血）消退，局部皮肤颜色恢复正常，才能再次在同一部位刮拭。

**2. 格鲁了勒拢巴害卖（气血瘀滞型产后发热）**

（1）罕帕雅（主症）：产后发热，或午后潮热，恶露不下或下之很少，色紫暗有块，小腹刺痛拒按，口气臭、口舌干燥、不欲饮水，舌质紫暗有瘀点，苔薄白，脉行不畅。

（2）多雅（治法治则）：通气活血，化瘀退热。

（3）治疗方法

①果雅（包药疗法）：取哟帕崩板（平卧土三七嫩叶）、哟麻沙（毛瓣无患子嫩叶）、帕嘎喝（老苦菜）嫩尖各3枝，产后手足心发热，烦躁不安者，加皇旧（墨旱莲）、摆皇曼（马蓝叶）、盐各适量，共捣烂，包于手足心或手腕部（相当于内关穴处）；产后发热，小腹刺痛者，加嘿莫来（瓜蒌藤）适量，舂烂，加柠檬汁包于小腹部；产后发热，颈项疼痛者，加景郎（黑种草子）适量，共舂烂，包于后颈部。每日1次，3次为1个疗程，连用1～3个疗程。

②咱雅嘎（冷拖擦药物疗法）：取皇旧（墨旱莲）、晚害闹（莪术）、宋拜（蛇藤）、毫命（姜黄）、摆皇曼（马蓝叶）、摆皇丈（火焰花叶）、宋先嘎（酢浆草）各等量，加酒为引，装袋，从上到下、从前到后、从左到右，顺着人体的经筋循行路线拖擦周身或局部。每日1次，3～7日为1个疗程，一般治疗2～4个疗程，疗程间隔时间不宜超过1日。

③暖雅（睡药疗法）：取沙海（香茅草）、沙海藤（山鸡椒）、摆莫哈爹（小驳骨叶）、摆拢良（腊肠树叶）、摆保龙（光叶巴豆叶）、摆管底（蔓荆叶）、皇旧（墨旱莲）、皇曼（马蓝）各适量，切碎后加酒炒热或蒸热，加劳（酒）充分拌匀（取出一半备用），取出平摊于睡药床上，用一次性透气布单覆盖于热药上，待温度适中时令患者睡于药上，用一次性透气布单盖于患者身上，再将余药覆盖于全身（除头颅外）30～60分钟，隔日1次，3次为1个疗程，一般以治疗2～4个疗程为宜。

④过（拔罐疗法）：皮肤常规消毒，蘸取雅烘（傣药）药酒、药油或药汁涂搽腰背部，同时进行叩刺，以局部不出血、皮肤潮红为度；叩刺部位拔罐后留罐5～10分钟。

**3. 格鲁了勒软害卖（水血不足型产后发热）**

（1）罕帕雅（主症）：产时失血过多，微恶寒，发热不高，颜面发红，头晕目眩，心悸失眠，自汗，少腹隐痛，不思饮食，手足麻木，舌质淡红，苔薄白，脉行细而快。

（2）多雅（治法治则）：调补水血，清火退热。

（3）治疗方法

①咱雅（拖擦药物疗法）：取皇旧（墨旱莲）、摆宾蒿（白花臭牡丹叶）、摆娜龙（艾纳香叶）、宋先嘎（酢浆草）、哈嘿别龙（葛根）、荒嫩（薄荷）、嘿罕盖（通血香）、摆管底（蔓荆叶）、摆拢良（腊肠树叶）各等量，共碾细粉，装袋，每袋200g，蒸热，蘸酒拖擦周身或局部。每日1次，3～7日为1个疗程，一般治疗2～4个疗程，疗程间隔时间不宜超过1日。

若产后神昏谵语，取牙修欢（荷莲豆荚）、楠帕贡（树头菜树皮）、皇旧（墨旱莲）各适量，匹囡（胡椒）3粒，捣烂取汁，再将叫哈荒（生藤）、尖亮（降香黄檀）磨于药汁后，内服、外搽，从颈部下行外搽至周身后可苏醒。

若产后神昏谵语、突然昏厥，或突然苏醒，取患妇裙边烧炭捣细，加匹囡（胡椒）3粒，景郎（黑种草子）适量，共捣细，加水外搽人中、喉结、头顶，内服少许。

②果雅（包药疗法）：取皇旧（墨旱莲）、摆扎阿亮（紫苏叶）、嘿罕盖（通血香）、摆宾蒿（白花臭牡丹叶）、摆娜龙（艾纳香叶）、摆皇曼（马蓝叶）、摆皇丈（火焰花叶）、宋先嘎（酢浆草）、哈嘿别龙（葛根）、荒嫩（薄荷）、摆管底（蔓荆叶）、摆拢良（腊肠树叶）各等量，共碾细粉。加酒和水炒热，外敷手足心或手腕内关穴 8 ～ 12 小时，每日 1 次，3 次为 1 个疗程，连用 1 ～ 3 个疗程。

③烘雅（熏蒸疗法）：取摆龙埋亮龙（大红花叶）、皇旧（墨旱莲）、摆宾亮（红花臭牡丹叶）、摆宾蒿（白花臭牡丹叶）、摆更方（苏木叶）、芽敏（艾叶）、荒嫩（薄荷）、沙海（香茅草）、货别罕（树萝卜）、摆娜龙（艾纳香叶）、摆拢良（腊肠树叶）各适量，共碾细粉，装袋，每袋 50g，置于熏蒸器的锅内，待煮沸产生热气后，将患者置于熏蒸器（熏蒸木桶、蒸箱）内，以药物蒸汽进行全身熏蒸 20 ～ 40 分钟，隔日 1 次，3 次为 1 个疗程，一般治疗 2 ～ 4 个疗程。

④阿雅（洗药疗法）：取摆龙埋亮龙（大红花叶）、皇旧（墨旱莲）、摆宾亮（红花臭牡丹叶）、摆宾蒿（白花臭牡丹叶）、摆更方（苏木叶）、芽敏（艾叶）、荒嫩（薄荷）、沙海（香茅草）、货别罕（树萝卜）、摆娜龙（艾纳香叶）、摆拢良（腊肠树叶）、嘿罕盖（通血香）、摆管底（蔓荆叶）各等量，水煎外洗全身 20 ～ 30 分钟，每天 1 次，3 ～ 7 天为 1 个疗程，一般治疗 1 ～ 2 个疗程。

**4. 格鲁了菲拢想害卖（风火偏盛型产后发热）**

（1）罕帕雅（主症）：产后高热，恶露多伴恶臭，小腹部灼热疼痛，心烦易怒，烦渴喜冷饮，大便秘结、小便短赤，舌苔黄燥或黄腻，脉快。

（2）多雅（治法治则）：泻火解毒，凉血退热。

（3）治疗方法

①咱雅嘎（冷拖擦药物疗法）：哈习列（黑心树根）、哈管底（蔓荆根）、哈牙英转干亮（长管假茉莉根）、哈皮房（亚罗青根）、哈娜罕（羊耳菊根）、文尚海（百样解）各等量，碾成细粉装入布袋内，扎紧袋口，蘸喃皇旧（墨旱莲汁）从上到下、从前到后、从左到右，顺着人体的经筋循行路线拖擦周身或局部。每日 1 次，3 ～ 7 日为 1 个疗程，一般 2 ～ 4 个疗程，疗程间隔时间不宜超过 1 日。

②过（拔罐疗法）：背部皮肤常规消毒，蘸取雅烘（傣药）药酒、药油或药汁涂搽腰背部，同时进行叩刺，以局部不出血、皮肤潮红为度；叩刺部位拔罐后留罐 5 ～ 10 分钟。

## 三、注意事项

加强妊娠期卫生宣传，临产前两个月避免性生活及盆浴，加强营养，增强体质。保持外阴清洁，及时治疗外阴炎、阴道炎及宫颈炎症。避免胎膜早破、滞产、产道损伤与产后出血。接产严格无菌操作，正确掌握手术指征。消毒产妇用物，必要时给予广谱抗生素预防感染。

### 四、思考题

1. 格鲁了勒拢巴害卖（气血瘀滞型产后发热）可选用哪些外治疗法？
2. 格鲁了勒软害卖（水血不足型产后发热）使用烘雅（熏蒸疗法）如何操作？
3. 格鲁了害卖（产后发热）进行外治疗法后在生活上、饮食上的调护有哪些？

## 第十一节 格鲁了些冒拢（胞衣不下）

### 一、概述

格鲁了些冒拢（胞衣不下）是胎儿娩出后，胞衣（胎盘）超过30分钟还不能娩出而留滞于宫中，主要表现为产后胎盘不下，小腹坠胀，按之不痛，可触及硬块，阴道出血量多，面色苍白、头晕心悸等为主要表现。依据“四塔辨证”分为格鲁了些冒拢勒拢软（气血不足型胞衣不下）和格鲁了些冒拢勒嘎（寒凝血滞型胞衣不下）两个证型来论治。治疗以调平四塔为原则，分别采取补益气血，活血行瘀和补火除寒，通血止痛为治法。

### 二、外治方法

**1. 格鲁了些冒拢勒拢软（气血不足型胞衣不下）**

（1）罕帕雅（主症）：产后胎盘不下，小腹坠胀，按之不痛，可触及硬块，阴道出血量多，面色苍白，头晕心悸，气短神疲，舌质淡，苔薄白，脉行弱而无力。

（2）多雅（治法治则）：补益气血，活血行瘀。

（3）治疗方法

①果雅（包药疗法）：取雅哈摆（绞股蓝）、哈嘿别龙（葛根）、荒嫩（薄荷）、嘿罕盖（通血香）、辛（生姜）、摆莫来（瓜蒌叶）、皇旧（墨旱莲）、摆宾蒿（白花臭牡丹叶）、摆宾亮（红花臭牡丹叶）、摆龙埋亮龙（大红花叶）、摆更方（苏木叶）、毫命（姜黄）、晚害闹（莪术）各等量，碾细粉，加酒、醋炒热，外敷下腹部8～12小时，每日1次，3次为1个疗程，连用1～3个疗程。

②咱雅皇（热拖擦药物疗法）：取上方加嘿亮龙（大血藤）、嘿涛勒（鸡血藤）各等量，碾细粉，装袋，扎紧袋口，蘸药水、酒，蒸热，揉按拖擦腹部。每日1次，3～7日为1个疗程，一般治疗2～4个疗程，疗程间隔时间不宜超过1日。

**2. 格鲁了些冒拢勒嘎（寒凝血滞型胞衣不下）**

（1）罕帕雅（主症）：格鲁了（产后）胎盘不下，腹部冷痛拒按，恶心欲呕，阴道出血不止，色暗红，面色青紫，舌质淡紫，苔薄白，脉行弱而不畅。

（2）多雅（治法治则）：补火除寒，通血止痛。

（3）治疗方法

①果雅（包药疗法）：取摆扎阿亮（紫苏叶）、叫哈荒（生藤）、哈嘿别龙（葛根）、荒嫩（薄荷）、嘿罕盖（通血香）、辛（生姜）、摆莫来（瓜蒌叶）、皇旧（墨旱莲）、摆

宾蒿（白花臭牡丹叶）、摆宾亮（红花臭牡丹叶）、摆龙埋亮龙（大红花叶）、摆更方（苏木叶）、毫命（姜黄）、晚害闹（莪术）各等量，碾细粉，加酒、醋炒热，外敷下腹部 8～12 小时，每日 1 次，3 次为 1 个疗程，连用 1～3 个疗程。

②咱雅皇（热拖擦药物疗法）：取芽敏（艾叶）、摆扎阿亮（紫苏叶）、叫哈荒（生藤）、哈嘿别龙（葛根）、嘿罕盖（通血香）、辛（生姜）、摆莫来（瓜蒌叶）、皇旧（墨旱莲）、摆宾蒿（白花臭牡丹叶）、摆宾亮（红花臭牡丹叶）、摆龙埋亮龙（大红花叶）、摆更方（苏木叶）、毫命（姜黄）、晚害闹（莪术）各等量，碾细粉，装袋，扎紧袋口，蘸药水、药酒，蒸热揉按拖擦腹部。每日 1 次，3～7 日为 1 个疗程，一般治疗 2～4 个疗程，疗程间隔时间不宜超过 1 日。

### 三、注意事项

排出滞留于宫腔的胎盘后卧床休息，纠正贫血，预防感染，调情志，避风寒，加强营养，多食高热量高营养饮食。

### 四、思考题

1. 格鲁了些冒拢勒拢软（气血不足型胞衣不下）可选用哪些外治疗法？

2. 格鲁了些冒拢勒嘎（寒凝血滞型胞衣不下）使用咱雅皇（热拖擦药物疗法）如何操作？

3. 格鲁了些冒拢（胞衣不下）进行外治疗法后在生活上、饮食上的调护有哪些？

## 第十二节　混趟（子宫脱垂）

### 一、概述

混趟（子宫脱垂），临床以妇女阴道中有物下坠，或挺出阴道口外为主要表现，是妇女产后常见疾病，严重影响妇女的身心健康。依据“四塔辨证”分为混趟塔拢软（风气不足型子宫脱垂）、混趟塔菲软（火塔不足型子宫脱垂）和混趟塔拢软塔菲想（风气不足毒邪蕴结型子宫脱垂）三个证型来论治。采取调补四塔为原则，分别以补益气血，缩宫固脱；补火强身，益气固脱；补气固脱，清火解毒，消肿止痛为治法。

### 二、外治方法

**1. 混趟塔拢软（风气不足型子宫脱垂）**

（1）罕帕雅（主症）：阴道中有物下垂到阴道口，或挺出阴道口外，甚至挺出数寸，大如鹅卵，自觉小腹下坠，精神疲倦，心悸气短，小便频数，白带较多，质清稀，舌质淡，苔薄白，脉深而无力。

（2）多雅（治法治则）：补益气血，缩宫固脱。

（3）治疗方法

①阿雅（洗药疗法）：取芽楠嫩（荷包山桂花）、摆扁（刺五加叶）、哈嘿别龙（葛根）、帕滚姆（鱼眼草）、嘿罕盖（通血香）、楠麻罕泵（橄榄树皮）、楠海嫩（水杨柳树皮）、摆宾蒿（白花臭牡丹叶）各等量，煎水坐浴 30 分钟，每天 1 次，3 ～ 7 天为 1 个疗程，一般治疗 4 ～ 7 个疗程。

②达雅（搽药疗法）：哈娜罕（羊耳菊根）、歪郎（黑甘蔗）、毫干（紫米）各等量，共煎汤浓缩外搽。每日 1 ～ 2 次，直至治愈或疾病好转。

③难雅（坐药疗法）：取芽巴锅（音译）、芽端想（大接骨草）、摆埋安（常绿荚莲叶）各等量，或取摆管底（蔓荆叶）、比比亮（红花丹）、摆麻汉（巴豆叶）、摆麻烘些亮（红蓖麻叶）各等量，任取一方，舂细，加淘米水、猪油，另取摆宾亮（红花臭牡丹叶），包好前药焐热后，坐于药上 20 ～ 40 分钟为宜，每天 1 次，3 ～ 7 天为 1 个疗程，一般 1 ～ 3 个疗程为宜，疗程间隔时间不宜超过 3 天。

**2. 混趟塔菲软（火塔不足型子宫脱垂）**

（1）罕帕雅（主症）：阴道中有物挺出阴道口外，小腹下坠，形寒怕冷，腰膝酸软，阴道干涩不适，头昏耳鸣，小便频数，白带少而清稀，舌质淡红，苔薄白，脉深慢而无力。

（2）多雅（治法治则）：补火强身，益气固脱。

（3）治疗方法

①阿雅（洗药疗法）：取扁（刺五加叶、茎）、帕滚姆（鱼眼草）、哈嘿别龙（葛根）、荒嫩（薄荷）、嘿罕盖（通血香）、摆拢良（腊肠树叶）、楠麻罕泵（橄榄树皮）、楠海嫩（水杨柳树皮）、嘿涛罕（大黄藤）、地榆、摆宾蒿（白花臭牡丹叶）各等量，煎水坐浴 30 分钟，每天 1 次，3 ～ 7 天为 1 个疗程，一般治疗 4 ～ 7 个疗程。

②难雅（坐药疗法）：帕滚姆（鱼眼草）适量，舂细加生猪油拌匀，用芭蕉叶包好后在火上烤热，温度适中（以不烫伤为度），平摊在凳子上，嘱患者坐于药上 20 ～ 40 分钟为宜，每天 1 次，3 ～ 7 天为 1 个疗程，一般以 1 ～ 3 个疗程为宜，疗程间隔时间不宜超过 3 天。

③果雅（包药疗法）：芽生约（粘毛火索麻）适量，捣烂加淘米水、猪油炒热外包腹部 8 ～ 12 小时，每日 1 次，3 次为 1 个疗程，连用 4 ～ 7 个疗程。

**3. 混趟塔拢软塔菲想（风气不足毒邪蕴结型子宫脱垂）**

（1）罕帕雅（主症）：子宫脱垂、直肠脱垂合并感染引起的溃烂、流脓、出血、红肿热痛，带下量多、色黄恶臭，发热口渴，小便赤黄灼热，舌苔黄腻，脉行快。

（2）多雅（治法治则）：补气固脱，清火解毒，消肿止痛。

（3）治疗方法

阿雅（洗药疗法）：取扁（刺五加叶、茎）、嘿涛罕（大黄藤）、帕滚姆（鱼眼草）、楠麻罕泵（橄榄树皮）、楠海嫩（水杨柳树皮）、摆宾蒿（白花臭牡丹叶）、摆娜龙（艾纳香叶）、摆芽拉勐龙（对叶豆叶）、哈新哈布（藤苦参）、吻牧（苦藤）各等量，煎水坐浴 30 分钟，每天 1 次，3 ～ 7 天为 1 个疗程，一般治疗 4 ～ 7 个疗程。

## 三、注意事项

坚持新法接生，会阴裂伤者及时修补，坚持产褥期卫生保健；避免腹压增加的疾病和劳作，积极治疗咳嗽、便秘等慢性疾病，必要时行手术治疗，注意切除同时顶端重建，以免术后发生肠膨出和穹隆膨出。

## 四、思考题

1. 混趟塔菲软（火塔不足型子宫脱垂）可选用哪些外治疗法？

2. 混趟塔拢软塔菲想（风气不足毒邪蕴结型子宫脱垂）使用阿雅（洗药疗法）如何操作？

3. 混趟（子宫脱垂）进行外治疗法后在生活上、饮食上的调护有哪些？

# 第十三节　混兵内（子宫肌瘤）

## 一、概述

混兵内（子宫肌瘤）是腹部硬满疼痛，摸之有块，伴有纳勒冒沙么（月经失调）、旧纳勒（痛经）、纳勒冒麻（闭经）等症。依据“四塔辨证”分为混兵内勒拢巴（气血瘀滞型子宫肌瘤）、混兵内塔喃想（水湿过盛型子宫肌瘤）两个证型来论治，宜清火解毒，通气活血，散结止痛，或利水消肿，散结止痛。

## 二、外治方法

**1. 拢赶短兵内勒拢巴（气血瘀滞型子宫肌瘤）**

（1）罕帕雅（主症）：腹部硬满疼痛，摸之有块，边缘清，活动好，伴有纳勒冒沙么（月经失调）、旧纳勒（痛经）、纳勒冒麻（闭经），腰腹疼痛，经来量多，急躁易怒，心烦不安，舌淡红或紫暗，苔白厚腻或黄厚腻，脉行深而不畅。

（2）多雅（治法治则）：清火解毒，通气活血，散结止痛。

（3）治疗方法

①闭诺（推拿按摩疗法）：取皇旧（墨旱莲）、摆宾亮（红花臭牡丹叶）、摆宾蒿（白花臭牡丹叶）、摆更方（苏木叶）、芽敏（艾叶）各等量，共碾细粉，做成推拿药包，每袋200g，蘸雅劳（药酒）、药液蒸热后，揉按热敷下腹部30分钟左右。每日1次，3次为1个疗程，连用3～5个疗程。

②果雅（包药疗法）：取皇旧（墨旱莲）、宋拜（蛇藤）、芽赶转（重楼）、摆埋丁别（灯台叶）、毫命（姜黄）、晚害闹（莪术）、摆莫来（瓜蒌叶）、借蒿（芒硝）各适量，捣烂，加酒、醋为引，炒热，包敷于下腹部8～12小时，每日1次，3次为1个疗程，连用3～5个疗程。

③烘雅（熏蒸疗法）：取荒嫩（薄荷）、沙海（香茅草）、货别罕（树萝卜）、摆管底

（蔓荆叶）、摆习列（黑心树叶）、摆娜龙（艾纳香叶）、摆宾蒿（白花臭牡丹叶）、摆宾亮（红花臭牡丹叶）、摆拢良（腊肠树叶）、芽沙板（除风草）各适量，熏蒸周身或腰骶部20～40分钟，隔日1次，3次为1个疗程，一般治疗5个疗程。

**2. 混兵内塔喃想（水湿过盛型子宫肌瘤）**

（1）罕帕雅（主症）：腹部硬满疼痛，摸之有块，边缘清，活动好，带下绵绵，畏寒怯冷、四肢不温，或遇寒则短囡（小腹）疼痛，舌质紫暗或边有瘀点、瘀斑，苔薄白，脉行深而不畅。

（2）多雅（治法治则）：利水消肿，散结止痛。

（3）治疗方法

①闭诺（推拿按摩疗法）：取芽英热（车前草）、皇旧（墨旱莲）、摆宾亮（红花臭牡丹叶）、摆宾蒿（白花臭牡丹叶）、摆更方（苏木叶）、芽敏（艾叶）、毫命（姜黄）、补累（紫色姜）、借蒿（芒硝）各等量，共碾细粉，做成推拿药包，每袋200g，蘸水药酒，蒸热后，揉按热敷下腹部，30分钟左右。每日1次，3次为1个疗程，连用3～5个疗程。

②烘雅（熏蒸疗法）：取荒嫩（薄荷）、沙海（香茅草）、摆管底（蔓荆叶）、摆娜龙（艾纳香叶）、摆宾蒿（白花臭牡丹叶）、摆宾亮（红花臭牡丹叶）、摆拢良（腊肠树叶）、芽沙板（除风草）各适量，进行全身或局部熏蒸20～40分钟，隔日1次，3次为1个疗程，一般治疗5个疗程。

③果雅（包药疗法）：取宋拜（蛇藤）、宋先嘎（酢浆草）、芽赶转（重楼）、摆埋丁别（灯台叶）、毫命（姜黄）、晚害闹（莪术）、摆莫来（瓜蒌叶）、借蒿（芒硝）各等量，共碾细粉，加醋、酒为引，炒热，包敷于患处8～12小时，每日1次，3次为1个疗程，连用3～5个疗程。

## 三、注意事项

1. 治疗前须明确病因，必要时须结合临床相应的实验室和影像检查。

2. 治疗时根据患者的具体病证，结合患者的年龄和体质，选用相应的治疗方法。治疗期间应避免接触冷水，注意保暖，避免剧烈运动。

3. 生活中应调畅情志，注意卫生，保暖，避风寒，避免过度劳累；定期进行妇科检查，以早期发现，早期治疗。培养良好的饮食习惯，避免过食辛辣、生冷及长期大量进食高脂肪饮食，注意控制体重。

## 四、思考题

1. 混兵内勒拢巴（气血瘀滞型子宫肌瘤）可选用哪些外治疗法？

2. 混兵内塔喃想（水湿过盛型子宫肌瘤）使用闭诺（推拿按摩疗法）如何操作？

3. 混兵内（子宫肌瘤）进行外治疗法后在生活上、饮食上的调护有哪些？

# 第十四节　接短囡（急性盆腔炎）

## 一、概述

接短囡（急性盆腔炎），临床主要表现为下腹疼痛伴发热，严重者可出现寒战高热、头痛、食欲不振、月经失调、痛经，白带量多、腥臭等。依据“四塔辨证”分为接短囡塔拢塔菲想（风火塔偏盛型急性盆腔炎）、接短囡塔拢塔菲想如乃（风火热毒壅盛型急性盆腔炎）两个证型。治疗以清火解毒为原则，分别运用清热解毒，调经止痛；清火解毒，化瘀止痛的治法。

## 二、外治方法

**1. 接短囡塔拢塔菲想（风火塔偏盛型急性盆腔炎）**

（1）罕帕雅（主症）：小腹疼痛伴发热，头痛，食欲不振，月经失调，白带量多、腥臭，或小腹拘挛疼痛，小便热痛、尿急，大便干结难下，或腹泻里急后重，舌质红，苔白厚腻或黄厚腻，脉行快。

（2）多雅（治法治则）：清热解毒，调经止痛。

（3）治疗方法

①果雅（包药疗法）：取宋先嘎（酢浆草）、摆那牛（臭灵丹）、宋拜（蛇藤）、芽赶转（重楼）、摆埋丁别（灯台叶）、毫命（姜黄）、晚害闹（莪术）、摆莫来（瓜蒌叶）、借蒿（芒硝）各适量，碾细粉，拌匀后加热装入布包，热敷下腹部 8 ～ 12 小时，每日 1 次，3 次为 1 个疗程，连用 1 ～ 3 个疗程。

②阿雅（洗药疗法）：取雅哈摆（绞股蓝）、哈嘿别龙（葛根）、荒嫩（薄荷）、嘿罕盖（通血香）、摆管底（蔓荆叶）、摆拢良（腊肠树叶）、楠麻罕泵（橄榄树皮）、楠海嫩（水杨柳树皮）、嘿涛罕（大黄藤）、地榆、摆宾蒿（白花臭牡丹叶）、摆习列（黑心树叶）、摆娜龙（艾纳香叶）、芽沙板（除风草）、摆芽拉勐龙（对叶豆叶）、扁（刺五加叶、茎）各适量，煎水浸泡全身 20 ～ 30 分钟，每天 1 次，3 ～ 7 天为 1 个疗程，一般治疗 1 ～ 2 个疗程。

③烘雅（熏蒸疗法）：取荒嫩（薄荷）、沙海（香茅草）、货别罕（树萝卜）、摆管底（蔓荆叶）、摆习列（黑心树叶）、摆娜龙（艾纳香叶）、摆宾蒿（白花臭牡丹叶）、摆宾亮（红花臭牡丹叶）、摆拢良（腊肠树叶）、芽沙板（除风草）各适量，共碾细粉，装袋，每袋 100g，置于熏蒸器的锅内，待煮沸产生热气后，将患者置于熏蒸器（熏蒸木桶、蒸箱）内，以药物蒸汽进行全身熏蒸 20 ～ 40 分钟，隔日 1 次，3 次为 1 个疗程，一般治疗 1 ～ 3 个疗程。

**2. 接短囡塔拢塔菲想如乃（风火热毒壅盛型急性盆腔炎）**

（1）罕帕雅（主症）：高热恶寒甚，寒战，头痛，下腹疼痛拒按，口干口苦，精神不振，恶心纳少、大便秘结，小便黄赤，带下量多、色黄如脓、秽臭；舌苔黄燥或黄腻，脉行快。

（2）多雅（治法治则）：清火解毒，化瘀止痛。

（3）治疗方法

①果雅（包药疗法）：取嘿涛罕（大黄藤）、芽赶转（重楼）、咪火蛙（山大黄）、毫命（姜黄）、晚害闹（莪术）、借蒿（芒硝）、刁高（石膏）各适量，捣烂，加酒水拌匀，包敷下腹部 8 ～ 12 小时，每日 1 次，3 次为 1 个疗程，连用 1 ～ 3 个疗程。

②咱雅（拖擦药物疗法）：哟帕崩板（平卧土三七嫩叶）、哟麻沙（毛瓣无患子嫩叶）、帕嘎喝（老苦菜）嫩尖各 3 枝，捣烂取汁，拖擦胸部及四肢，每日 1 ～ 2 次，直至治愈或疾病好转。

③阿雅（洗药疗法）：取雅哈摆（绞股蓝）、哈嘿别龙（葛根）、荒嫩（薄荷）、嘿罕盖（通血香）、摆管底（蔓荆叶）、摆拢良（腊肠树叶）、楠麻罕泵（橄榄树皮）、楠海嫩（水杨柳树皮）、嘿涛罕（大黄藤）、地榆、摆宾蒿（白花臭牡丹叶）、摆习列（黑心树叶）、摆娜龙（艾纳香叶）、芽沙板（除风草）、摆芽拉勐龙（对叶豆叶）、扁（刺五加叶、茎）各适量，煎水浸泡全身 20 ～ 30 分钟，每天 1 次，3 ～ 7 天为 1 个疗程，一般治疗 1 ～ 2 个疗程。

## 三、注意事项

1. 治疗前须明确病因，必要时须结合临床相应的辅助检查。

2. 治疗时根据患者的具体病证，结合患者的年龄和体质，选用相应的治疗方法。治疗期间应避免接触冷水，注意保暖，避免剧烈运动。

3. 急性盆腔炎是一种妇科临床上常见病及多发病，当机体抵抗力较差时急性发作，往往病程迁延，病情顽固，久治不愈，反复发作，严重影响患者的身心健康。应指导患者保持心态平和、情绪稳定，生活规律，合理调节饮食，忌食香燥性热之品，保持外阴清洁，注意经期、孕期、产褥期卫生，月经未净禁止性生活、盆浴及游泳，以防感染。被污染的衣裤、生活用品及时消毒。劳逸结合，避免劳累，锻炼身体，增强体质。

## 四、思考题

1. 接短囡塔拢塔菲想如乃（风火热毒壅盛型急性盆腔炎）可选用哪些外治疗法？

2. 接短囡塔拢塔菲想（风火塔偏盛型急性盆腔炎）使用果雅（包药疗法）如何操作？

3. 接短囡（急性盆腔炎）进行外治疗法后在生活上、饮食上的调护有哪些？

# 第十五节 拢赶短兵内（腹部包块）

## 一、概述

腹部包块，傣医称为“拢赶短兵内”，包括腹腔内的各种“有形包块”和“无形包块”，本节特指与妇科疾病有关的“有形包块”和“无形包块”。临床分为拢赶短兵内勒拢巴（气滞血瘀型腹部良性瘤）、拢赶短兵内勒拢软（气血不足型腹部良性瘤）、拢赶短兵内兵飞桑龙塔菲想（火塔偏盛型腹部癌）、拢赶短兵内兵飞桑龙菲想如乃（毒邪蕴结型腹部癌）。西医学之子宫肌瘤、子宫内膜癌、输卵管囊肿、输卵管积液、盆腔炎性包块、畸胎瘤、卵巢良恶性肿瘤等表现为腹腔内“有形包块”和“无形包块”的疾病均可参照本病辨治。

## 二、外治方法

### （一）腹部良性肿瘤

**1. 拢赶短兵内勒拢巴（气滞血瘀型腹部良性瘤）**

（1）罕帕雅（主症）：腹部硬满疼痛，摸之有块，边缘清、活动好，伴有胸腹满闷不舒胁肋胀痛，月经不调或经来量多，痛经、闭经、下腹坠胀、腰腹疼痛、急躁易怒、心烦不安，舌淡红或紫暗，苔白或黄，脉行深而不畅。

（2）多雅（治法治则）：通气活血，散结消肿。

（3）治疗方法

①果雅（包药疗法）：取摆莫来（瓜蒌叶）、摆更方（苏木叶）、贺波亮（小红蒜）、晚害闹（莪术）、毫命（姜黄）、咪火蛙（山大黄）、借蒿（芒硝）各等量，舂烂，加淘米水炒热，包于患处 8 ～ 12 小时，每日 1 次，3 次为 1 个疗程，连用 3 ～ 5 个疗程。

②闭诺（推拿按摩疗法）：取皇旧（墨旱莲）、摆宾亮（红花臭牡丹叶）、摆宾蒿（白花臭牡丹叶）、摆更方（苏木叶）、芽敏（艾叶）各等量，共碾细粉，做成推拿药包，每袋 200g，蘸雅劳（药酒）、药液蒸热后，揉按热敷下腹部 30 分钟左右，每日 1 次，3 次为 1 个疗程，连用 3 ～ 5 个疗程。

③暖雅（睡药疗法）：取文尚海（百样解）、雅解先打（傣百解）、芽敏龙（益母草）、芽零哦（白花蛇舌草）、芽依秀母（香附子）、毫命（姜黄）各适量，切碎后加酒炒热或蒸热，加劳（酒）充分拌匀（取出一半备用），取出平摊于睡药床上，用一次性透气布单覆盖于热药上，待温度适中时令患者睡于药上，用一次性透气布单盖于患者身上，再将余药覆盖于腹部或全身（除头颅外）30 ～ 60 分钟，隔日 1 次,3 次为 1 个疗程，一般以 2 ～ 4 个疗程为宜。

④烘雅（熏蒸疗法）：取傣药“化瘀止痛熏蒸药散”，由荒嫩（薄荷）、沙海（香茅草）、货别罕（树萝卜）、摆管底（蔓荆叶）、摆习列（黑心树叶）、摆娜龙（艾纳香叶）、摆宾蒿（白花臭牡丹叶）、摆宾亮（红花臭牡丹叶）、摆拢良（腊肠树叶）、芽沙板（除风草）各等量组成，共碾细粉，装袋，每袋 50g，置于熏蒸器的锅内，待煮沸产生热气后，将患者置于熏蒸器（熏蒸木桶、蒸箱）内，以药物蒸汽进行全身或腹部熏蒸 20 ～ 40 分钟，隔日 1 次，3 次为 1 个疗程，一般治疗 4 ～ 8 个疗程。

**2. 拢赶短兵内勒拢软（气血不足型腹部良性瘤）**

（1）罕帕雅（主症）：周身乏力，少气懒言，形瘦体弱，面色蜡黄，腹部硬满疼痛，摸之有块，边缘清、活动好，月经不调或经来量多，痛经、闭经，腰腹疼痛，舌淡白或紫暗，苔白或黄，脉行深细弱而不畅。

（2）多雅（治法治则）：补益气血，散结消肿。

（3）治疗方法

①果雅（包药疗法）：取摆以不列嘿（铜钱麻黄叶）、摆龙埋亮龙（大红花叶）、摆莫来（瓜蒌叶）、晚害闹（莪术）、毫命（姜黄）、咪火蛙（山大黄）、芽赶转（重楼）各等量，捣烂，加淘米水炒热，包于患处 8 ～ 12 小时，每日 1 次，3 次为 1 个疗程，连用 3 ～ 5 个疗程。

②闭诺（推拿按摩疗法）：取皇旧（墨旱莲）、摆宾亮（红花臭牡丹叶）、摆宾蒿（白花臭牡丹叶）、摆更方（苏木叶）、芽敏（艾叶）各等量，共碾细粉，做成推拿药包，每袋 200g，蘸雅劳（药酒）、药液蒸热后，揉按热敷下腹部，30 分钟左右。每日 1 次，3 次为 1 个疗程，连用 3 ～ 5 个疗程。

## （二）腹部恶性肿瘤

**1. 拢赶短兵内兵飞桑龙塔菲想（火塔偏盛型腹部癌）**

（1）罕帕雅（主症）：腹部硬满疼痛或剧痛，腹大如鼓，摸之有块，边缘不清，阴道流出大量恶臭脓血，饮食不佳，口干气臭，气短乏力，急躁易怒，心烦不安，小便短黄，大便干结，舌质红，苔黄厚腻而干，脉行深细而快。

（2）多雅（治法治则）：清火解毒，消肿止痛。

（3）治疗方法

①果雅（包药疗法）：取咪火蛙（山大黄）、习高（石膏）、芽敏囡（青蒿）、芽赶转（重楼）、嘿涛罕（大黄藤）、摆莫来（瓜蒌叶）、晚害闹（莪术）、毫命（姜黄）、借蒿（芒硝）、补累（紫色姜）各等量，共碾细粉，加喃咪火（黄牛胆汁）、冰片适量为引，炒热，包于患处 8 ～ 12 小时，每日换药 1 次，5 天为 1 个疗程，连治 3 ～ 5 个疗程。

②达雅（搽药疗法）：取雅解先打（傣百解）、文尚海（百样解）、哈帕利（大苦凉菜根）、哈吐崩（四棱豆根）、咪火蛙（山大黄）、嘿涛罕（大黄藤）各适量，磨于喃皇旧（墨旱莲汁）中，共混合，取药水涂搽患处，每日两次，可长期治疗。

**2. 拢赶短兵内兵飞桑龙菲想如乃（毒邪蕴结型腹部癌）**

（1）罕帕雅（主症）：腹部硬满疼痛或剧痛，腹大如鼓，摸之有块，触痛明显，边缘不清，阴道流出大量恶臭脓血，转移周身者见形瘦体弱，面色黧黑，饮食不佳，口干气臭，气短乏力，急躁易怒，心烦不安，舌淡红或紫暗，苔白厚腻或黄厚腻，脉行深细弱而不畅。

（2）多雅（治法治则）：清火解毒，消肿止痛。

（3）治疗方法

①果雅（包药疗法）：取咪火蛙（山大黄）、芽赶转（重楼）、嘿涛罕（大黄藤）、摆莫来（瓜蒌叶）、晚害闹（莪术）、毫命（姜黄）、借蒿（芒硝）、补累（紫色姜）各等量，共碾细粉，加喃皇旧（墨旱莲汁）、喃咪火（黄牛胆汁）各适量，炒热，包于患处，

每日换药1次，5天为1个疗程，连治3～5个疗程。

②达雅（搽药疗法）：取雅解先打（傣百解）、文尚海（百样解）、哈帕利（大苦凉菜根）、哈吐崩（四棱豆根）、咪火蛙（山大黄）、嘿涛罕（大黄藤）各适量，磨于喃皇旧（墨旱莲汁）中，共混合，取药水涂搽患处，每日两次，可长期治疗。

③阿雅（洗药疗法）：取雅哈摆（绞股蓝）、哈嘿别龙（葛根）、荒嫩（薄荷）、嘿罕盖（通血香）、摆管底（蔓荆叶）、摆拢良（腊肠树叶）、楠麻罕泵（橄榄树皮）、楠海嫩（水杨柳树皮）、嘿涛罕（大黄藤）、地榆、摆宾蒿（白花臭牡丹叶）、摆习列（黑心树叶）、摆娜龙（艾纳香叶）、芽沙板（除风草）、摆芽拉勐龙（对叶豆叶）、扁（刺五加叶、茎）各等量，煎水浸泡全身20～30分钟，每天1次，3～7天为1个疗程，一般治疗3～5个疗程。

## 三、注意事项

1. 拢赶短兵内（腹部包块）傣医特指与妇科疾病有关的“有形包块”和“无形包块”，根据包块质地不同，分为囊性和实性。囊性多为良性病变，如卵巢囊肿（黄体囊肿、巧克力囊肿等）、输卵管囊肿、输卵管积液等。实性除妊娠子宫、子宫肌瘤、子宫腺肌瘤、卵巢纤维瘤、盆腔炎性包块、成熟性畸胎瘤等为良性外，其他实性包块均应首先考虑为恶性肿瘤。辨证要点为如下。

（1）辨善恶：即辨包块之良恶性。良性包块一般生长缓慢，质地较软，边界清楚，活动良好；恶性包块一般生长较快，质地坚硬，边界不清，并伴有消瘦、腹水等。

（2）辨虚实：实邪多属瘀、痰、寒、湿、热等，一般包块固定、质硬、痛有定处；虚者以气虚、肾虚多见，一般包块不固定、质软、痛无定处。

根据病史、临床表现及相关检查进行诊断。拢赶短兵内兵飞桑龙菲想（毒邪蕴结型腹部癌），应早期诊断，早期治疗，或及早手术治疗。

2. 治疗时根据患者的具体病证，结合患者的年龄和体质，选用相应的治疗方法。治疗期间应避免接触冷水，注意保暖，避免剧烈运动。

3. 本病在生活上应慎起居，适寒温，冬春注意防寒保暖，盛夏不要贪凉；因器质性病变所致痛经者须针对病因进行治疗；气血瘀滞型腹部良性瘤须调畅情志，忌辛香燥烈性热之品。毒邪蕴结型腹部癌应及早手术治疗，注意术后调养，调和情志。气滞血瘀型无形包块应调节情志，忌生冷之品。

## 四、思考题

1. 拢赶短兵内勒拢巴（气滞血瘀型腹部良性瘤）可选用哪些外治疗法？

2. 拢赶短兵内勒拢软（气血不足型腹部良性瘤）使用闭诺（推拿按摩疗法）如何操作？

3. 拢赶短兵内（腹部包块）进行外治疗法后在生活上、饮食上的调护有哪些？

# 第十六节 农赶农飞（乳房疾病）

## 一、概述

农赶农飞（乳腺疾病），包括农赶（乳腺增生）和农飞（急性乳腺炎）。农赶（乳腺增生）包括乳腺腺瘤、乳腺小叶增生和乳腺管增生，主要临床表现为患者常有一侧或两侧乳房胀痛，轻者如针刺，可累及肩部、上肢或胸背部，检查时在乳房内触及散在大小不等的块状结节、质韧，时有触痛，一般月经来潮前明显，月经干净后疼痛减或轻消失；病程有时很长，但停经后症状常自动消失或减轻。农飞（急性乳腺炎）是乳房的化脓性疾病，尤以初产妇较为多见，其主要症状为乳房结块、红肿疼痛、乳汁不行、寒热头痛等。依据“四塔辨证”分为农赶勒拢巴（气滞血瘀型乳腺增生）、农赶塔菲想（火塔偏盛型乳腺增生）、农飞塔拢塔菲想（风火塔偏盛型急性乳腺炎）、农飞塔菲如乃（火毒蕴结型急性乳腺炎）四个证型辨治，农赶治疗以调平“四塔”“五蕴”，软坚散结，通气止痛为主，并注重心理疏导；农飞应清火解毒，通气止痛，消肿止痛，调平四塔。

## 二、外治方法

### （一）农赶（乳腺增生）

**1. 农赶勒拢巴（气滞血瘀型乳腺增生）**

（1）罕帕雅（主症）：一侧或两侧乳房胀痛，局部散在结节，一般月经来潮前明显，经停后症状消失或减轻，伴有月经不调、痛经、闭经，胸胁胀满，心烦易怒，舌质紫暗或有瘀点、瘀斑，苔薄白或黄腻，脉行快而不畅。

（2）多雅（治法治则）：通气活血，化瘀止痛。

（3）治疗方法

①果雅（包药疗法）：取鲜皇旧（墨旱莲）、毫命（姜黄）、晚害闹（莪术）、芽赶转（重楼）、摆宋拜（蛇藤叶）、借蒿（芒硝）各适量，共捣烂（或干品碾细粉）加酒、醋适量，包于患处 8 ～ 12 小时，每天换药 1 次，3 天为 1 个疗程，连包 3 个疗程。

②闭诺（推拿按摩疗法）：取鲜皇旧（墨旱莲）、毫命（姜黄）、晚害闹（莪术）、芽赶转（重楼）各适量，共捣烂，或干品碾细粉置于布袋内，每袋 200g，加酒、醋适量蒸热，揉按推拿患处以疏通气血。每日 1 次，3 次为 1 个疗程，连用 1 ～ 3 个疗程。

③达雅（搽药疗法）：取毫命（姜黄）、晚害闹（莪术）、芽赶转（重楼）、咪火蛙（山大黄）、哈帕利（大苦凉菜根）、雅解先打（傣百解）、文尚海（百样解）各适量，磨于喃皇旧（墨旱莲汁）内，共混合，外搽患处，每日 1 ～ 2 次，直至治愈或疾病好转。

④烘雅（熏蒸疗法）：取荒嫩（薄荷）、沙海（香茅草）、货别罕（树萝卜）、摆管底（蔓荆叶）、摆习列（黑心树叶）、摆娜龙（艾纳香叶）、摆宾蒿（白花臭牡丹叶）、摆

宾亮（红花臭牡丹叶）、摆拢良（腊肠树叶）、芽沙板（除风草）各适量，共碾细粉，装袋，每袋50g，置于熏蒸器的锅内，待煮沸产生热气后，将患者置于熏蒸器（熏蒸木桶、蒸箱）内，以药物蒸汽进行全身或胸部熏蒸20～40分钟，隔日1次，3次为1个疗程，一般治疗2～4个疗程。

⑤呵痧（刮痧疗法）：局部涂抹药油、药酒、药汁等刮痧介质，取更方（苏木）刮片，或松木刮片、沉香刮片，或边缘光滑的汤匙、铜钱或硬币，根据傣医经筋循行路线，从上至下，或从左到右，或从前到后反复刮拭，直到局部出现痧斑（皮下瘀血），蘸淡盐水在痧斑（皮下瘀血）部位轻拍。每次刮拭10～20分钟，须待痧斑（皮下瘀血）消退，局部皮肤颜色恢复正常，才能再次在同一部位刮拭。

**2. 农赶塔菲想（火塔偏盛型乳腺增生）**

（1）罕帕雅（主症）：一侧或两侧乳房胀痛，一般月经来潮前明显，月经来潮后疼痛减轻或消失，头昏目胀，口苦咽干，颜面痤疮，失眠或噩梦纷纭，月经不调、痛经，胸胁胀满，心烦易怒，小便短黄，大便干结，舌质红，苔黄厚腻，脉行快而有力。

（2）多雅（治法治则）：清火解毒，行气止痛，散结消肿。

（3）治疗方法

①果雅（包药疗法）：取鲜咪火蛙（山大黄）、摆埋丁别（灯台叶）、嘿涛罕（大黄藤）、毫命（姜黄）、晚害闹（莪术）、芽赶转（重楼）、摆宋拜（蛇藤叶）、借蒿（芒硝）各适量，共捣烂（或干品碾细粉）加酒、醋适量，冰片为引，包于患处8～12小时，每天换药1次，3天为1个疗程，连包3个疗程。

②闭诺（推拿按摩疗法）：取鲜皇旧（墨旱莲）、芽敏（艾叶）、毫命（姜黄）、晚害闹（莪术）、芽赶转（重楼）各适量，共捣烂，或干品碾细粉置于布袋内，每袋200g，加酒、醋适量蒸热，揉按推拿患处以疏通气血。每日1次，3次为1个疗程，连用1～3个疗程。

③达雅（搽药疗法）：取毫命（姜黄）、晚害闹（莪术）、芽赶转（重楼）、咪火蛙（山大黄）、哈帕利（大苦凉菜根）、雅解先打（傣百解）、文尚海（百样解）各适量，磨于喃皇旧（墨旱莲汁）内，共混合，内服外搽患处。

### （二）农飞（急性乳腺炎）

**1. 农飞塔拢塔菲想（风火塔偏盛型急性乳腺炎）**

（1）罕帕雅（主症）：一侧或双侧乳房结块，红肿疼痛，乳汁不行，寒热头痛，或乳房内出现硬结块，皮色不变，胀痛拒按，或伴见恶寒发热，口渴烦躁，不思饮食，大便干结，舌质红，苔黄腻，脉快有力。

（2）多雅（治法治则）：清火解毒，通气止痛，消肿散结。

（3）治疗方法

①果雅（包药疗法）：取鲜咪火蛙（山大黄）、嘿涛罕（大黄藤）、毫命（姜黄）、晚害闹（莪术）、摆宋拜（蛇藤叶）、借蒿（芒硝）各适量，共捣烂（或干品碾细粉）加酒、醋适量，冰片为引，包于患处，每天换药1次，3天为1个疗程，连包3个疗程。

②达雅（搽药疗法）：取嘿涛罕（大黄藤）、吻牧（苦藤）、毫命（姜黄）、晚害闹（莪术）、芽赶转（重楼）、咪火蛙（山大黄）、哈帕利（大苦凉菜根）、雅解先打（傣百解）各适量，磨于喃莫（淘米水）、喃咪（黄牛胆汁）内，冰片为引，共混合，外搽患处，每日 1 ～ 2 次，直至治愈或疾病好转。

**2. 农飞塔菲如乃（火毒蕴结型急性乳腺炎）**

（1）罕帕雅（主症）：一侧或双侧乳房结块，红肿疼痛，乳汁不行，寒热头痛。初期表现为乳房内结硬块，皮色不变，胀痛拒按，或伴见恶寒发热，口渴烦躁，不思饮食，大便干结；继而乳房灼热，红肿；舌质红，苔黄腻，脉快有力。中期可见发热，口渴欲饮，烦躁不安，乳房患部红肿跳痛，有波动感；或见皮肤水肿，舌苔黄，脉快有力。后期见脓肿破溃，脓毒泄出后，疮面变浅，逐渐缩小，但愈合迟缓，脓液长期外溢不断，伴身倦无力，食少；舌质淡红，苔薄白，脉细弱。

（2）多雅（治法治则）：清火解毒，通气止痛，消肿排脓。

（3）治疗方法

①果雅（包药疗法）：取鲜咪火蛙（山大黄）、芽赶转（重楼）、摆埋丁别（灯台叶）、嘿涛罕（大黄藤）、毫命（姜黄）、晚害闹（莪术）、摆宋拜（蛇藤叶）、借蒿（芒硝）各适量，共捣烂（或干品碾细粉），加酒、醋适量，冰片为引，包于患处，每天换药 1 次，3 天为 1 个疗程，连包 3 个疗程。

②达雅（搽药疗法）：取嘿涛罕（大黄藤）、吻牧（苦藤）、芽赶转（重楼）、咪火蛙（山大黄）、哈帕利（大苦凉菜根）、雅解先打（傣百解）各适量，磨于喃莫（淘米水）、喃咪（黄牛胆汁）内，冰片为引，共混合，外搽患处，每日 1 ～ 2 次，直至治愈或疾病好转。

## 三、注意事项

1. 农赶（乳腺增生）患者在生活中应慎起居，适寒温；调畅情志；忌辛香燥烈之品；锻炼身体，增强体质。

2. 农飞（急性乳腺炎）患者应避免乳汁瘀积，每次哺乳之后将剩余的乳汁吸空，指导正确哺乳，防止乳头破裂，每次哺乳后清洗乳头；注意个人卫生，锻炼身体，增强体质；清淡饮食，补充营养，忌生冷辛辣；进行产后心理疏导，解除患者心理负担。

## 四、思考题

1. 农赶勒拢巴（气滞血瘀型乳腺增生）可选用哪些外治疗法？

2. 农飞塔菲如乃（火毒蕴结型急性乳腺炎）使用达雅（搽药疗法）如何操作？

3. 农赶农飞（乳房疾病）进行外治疗法后在生活上、饮食上的调护有哪些？

# 第九章 儿科疾病

## 第一节 洞喃（水痘）

### 一、概述

洞喃（水痘）是由于体内“四塔”功能低下，外感帕雅拢皇（热风毒邪），导致体内“四塔”失衡，毒邪上犯上盘拨（肺脏），外发体表所致。临床主要表现为皮肤、黏膜上分批出现斑疹、丘疹、疱疹、结痂。依据“四塔辨证”分为洞喃塔喃想（水塔过盛型水痘——轻症）和洞喃塔菲想（火塔偏盛型水痘——重症）。傣医治疗以清热解毒，配合除湿消疮为基本治则，轻症者，治以除风透疹，清热解毒，除湿消疮；重症风火毒邪重者，除清火解毒外应配合补益水血，除风透疹。

### 二、外治方法

**1. 洞喃塔喃想（水塔偏盛型水痘——轻症）**

（1）罕帕雅（主症）：发热较轻，乏力不适，鼻塞流涕，喷嚏咳嗽，不思饮食，1～2天后分批出现皮疹，初为红斑，数小时后变为红色丘疹，再经数小时发展为椭圆形、壁薄易破、分布稀疏的疱疹，向心分布，疱液清亮透明，根脚红晕红活，轻度瘙痒，烦躁不安，舌质红，苔薄白，脉行快。

（2）多雅（治法治则）：先解后治，除风透疹，清热解毒，除湿消疮。

（3）治疗方法

①烘雅（熏蒸疗法）：取荒嫩（薄荷）、嘿罕（无根藤）、哈帕板（芫荽根）、芹菜根、广哥（荆芥）、沙海（香茅草）、摆管底（蔓荆叶）、摆习列（黑心树叶）、摆娜龙（艾纳香叶）、摆宾蒿（白花臭牡丹叶）、摆宾亮（红花臭牡丹叶）、摆拢良（腊肠树叶）、芽沙板（除风草）各适量，将之置入熏蒸器的锅内，待煮沸产生热气后让患者位于特制的熏蒸器（熏蒸木桶、蒸箱）内，接收器内药物蒸汽进行全身或局部熏蒸的疗法。疾病熏蒸治疗时间为每次20～30分钟，温度一般在35～42℃（以舒适为度），隔天1次，3次为1个疗程，一般以3个疗程为宜，每疗程间隔时间不宜超过3天。

②阿雅（洗药疗法）：取摆管底（蔓荆叶）、摆拢良（腊肠树叶）、摆宾蒿（白花臭牡丹叶）、摆习列（黑心树叶）、摆娜龙（艾纳香叶）、芽沙板（除风草）、摆芽拉勐龙（对叶豆叶）、扁（刺五加叶、茎）各适量，煎煮取药水，让患者浸泡局部或全身进行治

疗，时间为每次20分钟左右，每天1次，3天为1个疗程，连续使用两个疗程，疗程间隔时间不宜超过3天。

③达雅（搽药疗法）：芽罕燕（马鞭草）、芽摆恩（毛九节）、广锅（毛罗勒）、娜罕（羊耳菊）、哈宾蒿（白花臭牡丹根）各等量，煎煮取药液，涂搽患处。每天搽3～6次，3天为1个疗程，一般以两个疗程为宜。

**2. 洞喃塔菲想（火塔过盛型水痘——重症）**

（1）罕帕雅（主症）：高热不退、烦躁不安、面红目赤、口渴喜冷饮，疱疹大或密集，疱疹根部红晕呈暗红或红紫色，疱液混浊或呈血性疱浆，瘙痒较剧，或疱疹破溃，脓液外出，皮肤红赤肿痛，大便干结，小便黄少。舌质红，苔薄黄或黄厚，脉行快而有力。

（2）多雅（治法治则）：清火解毒，补益水血，除风透疹。

（3）治疗方法

①阿雅（洗药疗法）：取嘿涛罕（大黄藤）、吻牧（苦藤）、哈新哈布（藤苦参）、摆管底（蔓荆叶）、摆拢良（腊肠树叶）、摆宾蒿（白花臭牡丹叶）、摆习列（黑心树叶）、摆娜龙（艾纳香叶）、芽沙板（除风草）、嘿罕（无根藤）各等量，冰片为引，煎煮取药水，让患者浸泡局部或全身进行治疗。治疗时间为每次20分钟左右，每天1次，3天为1个疗程，连续使用两个疗程，疗程间隔时间不宜超过3天。

②达雅（搽药疗法）：取皇旧（墨旱莲）、皇曼（马蓝）、麻新哈布（马莲鞍），捣烂取汁外搽手足心。每天搽3～6次，3天为1个疗程，一般以两个疗程为宜。

## 三、注意事项

**1. 发病及预后** 水痘是一种传染性极强的儿童时期出疹性疾病，通过接触疱液和飞沫传染，2～6岁儿童对本病最敏感，易感儿童接触水痘患儿后，几乎均可患病，多发于冷热之季。本病一般预后良好，患病后可获得终身免疫。应根据水痘病证的轻重施以对证治疗。

**2. 预防与调护**

（1）宜食清淡、营养丰富、易消化的饮食，忌食辛香燥烈之品。

（2）出疹期注意保暖，避风寒，令空气流通，保持清洁。

（3）修剪患儿指甲，防止搔抓，以免合并感染或留下瘢痕。

（4）水痘流行季节，易感儿童尽量不去人员密集场所，同时应避免接触带状疱疹患者。

（5）隔离至水痘完全干燥结痂为止。

（6）正在使用皮质激素或免疫抑制剂治疗者，应尽快减量或停用。

## 四、思考题

1. 洞喃塔菲想（火塔过盛型水痘——重症）可选用哪些外治疗法？
2. 洞喃塔喃想（水塔偏盛型水痘——轻症）使用阿雅（洗药疗法）如何操作？

3. 洞喃（水痘）进行外治疗法后在生活上、饮食上的调护有哪些？

# 第二节　哦亮（麻疹）

## 一、概述

哦亮（麻疹）是由麻疹病毒引起的急性出疹性传染病，临床以初起发热、咳嗽、鼻塞流涕、眼泪汪汪，继而口腔两颊近臼齿处出现麻疹黏膜斑，周身皮肤按序泛发红色如麻粒大小的斑丘疹，皮疹消退可见糠麸样脱屑，并留有棕色色素沉着斑等为特征。因其疹子隆起，状如麻粒而得名。本病传染性极强，易造成流行，一年四季皆有散发，尤多发于冬末春初（旱季），主要发生于婴幼儿及体弱儿童，患病后易转变为重症，病愈后绝大多数可获得终身免疫。依据“四塔辨证”分为哦亮菲拢想（风火偏盛型麻疹——顺症）、哦亮菲拢想如乃（毒热内陷型麻疹——逆症）来论治。治疗以透疹清解为主，应根据顺逆、阶段分别治疗。顺证初热期应当除风透疹，清火解毒；见形期应当清火解毒，透疹退热；恢复期应当补水清热，除风祛邪。逆证以清火解毒为主，根据病变脏腑不同，配合止咳化痰、利咽消肿、息风止痉。

## 二、外治方法

### （一）哦亮菲拢想（风火偏盛型麻疹——顺症）

**1. 哦亮兵卖（疹前期）**

（1）罕帕雅（主症）：从发热起至疹点开始出现止，为期3天左右。发热，微恶风寒，鼻流清涕，喷嚏咳嗽，眼睑红赤，眼泪汪汪，目赤畏光，倦怠思睡，或兼见呕吐泄泻、唇红腮赤、尿少色黄。发热第2～3天，口腔两颊黏膜红赤，贴近第二臼齿处可见麻疹黏膜斑，或口唇内侧可见白色斑，周围绕以红晕，舌质红，苔薄白或微黄，脉行快。

（2）多雅（治法治则）：除风透疹，清火解毒。

（3）治疗方法：根据傣医同解同治的雅解理论，予雅解沙把（百解胶囊），口服，每次2～4粒，每日3次，配合傣医阿雅（洗药疗法）治之。

①二荽除风透疹汤：取哈帕板（芫荽根）10g，哈帕板满（大芫荽根）10g，哈习列（黑心树根）10g，埋罗木（白檀）10g，尖勒（黄檀）10g。

②摆娜龙（艾纳香叶）500g。

上方煎水浸泡全身20～30分钟，每天1次，3～7天为1个疗程，一般治疗1～2个疗程。

**2. 哦亮哦洞（出疹期）**

（1）罕帕雅（主症）：从疹点开始出现起至透发完毕，为期约3天。症状较初热期加重，高热烦躁，肌肤灼热，汗出口渴，目赤有分泌物，咳嗽加剧，甚则嗜睡、不思乳食，舌质红，苔黄燥，脉行快。皮肤出疹，高出皮肤，摸之碍手，先见于耳后发际及颈部，渐及头面、胸、背、腰、腹、四肢，至手足心出现疹点为出齐，自上而下迅速波及全身。疹点由稀变密，初期稀疏分明，逐渐稠密，融合成云片状，疹与疹之间界限分明。疹色以红润为佳，开始桃红色，继则颜色逐渐加深，或呈暗红色。

（2）多雅（治法治则）：清火解毒，透疹退热。

（3）治疗方法

①烘雅（熏蒸疗法）：取荒嫩（薄荷）、嘿罕（无根藤）、哈帕板（芫荽根）、芹菜根、广哥（荆芥）、沙海（香茅草）、摆管底（蔓荆叶）、摆习列（黑心树叶）、摆娜龙（艾纳香叶）、摆宾蒿（白花臭牡丹叶）、摆宾亮（红花臭牡丹叶）、摆拢良（腊肠树叶）、芽沙板（除风草）各适量，将之置入熏蒸器的锅内，待煮沸产生热气后让患者位于特制的熏蒸器内，接收器内药物蒸汽进行全身或局部熏蒸。疾病熏蒸治疗时间为每次20～30分钟，温度一般在35～42℃（以舒适为度），隔天1次，3次为1个疗程，一般以3个疗程为宜，每疗程间隔时间不宜超过3天。

②阿雅（洗药疗法）：取摆管底（蔓荆叶）、摆拢良（腊肠树叶）、摆宾蒿（白花臭牡丹叶）、摆习列（黑心树叶）、摆娜龙（艾纳香叶）、芽沙板（除风草）、摆芽拉勐龙（对叶豆叶）、扁（刺五加叶、茎）各适量，煎煮取药水让患者浸泡局部或全身进行治疗，治疗时间为每次20分钟左右，每天1次，3天为1个疗程，连续使用两个疗程，疗程间隔时间不宜超过3天。

**3. 哦亮洞入（恢复期）**

（1）罕帕雅（主症）：从疹出齐至疹收没，为期1～2周。疹点出齐后，依次按出疹顺序（先出先没）逐渐消退，疹色由红转暗，疹回处皮肤可见糠麸状脱屑，并留有棕褐色色素沉着斑痕，发热渐退，咳嗽渐轻，声音稍哑，精神爽快，食欲增加，一般不需要治疗。若有低热乏力、唇干舌燥、口渴引饮、烦躁微咳、饮食不佳，舌质红少津者，则予以下治疗。

（2）多雅（治法治则）：补水清热，除风祛邪。

（3）治疗方法

①阿雅（洗药疗法）：取哈新哈布（藤苦参）、摆帕利（大苦凉菜叶）、荒嫩（薄荷）、嘿罕（无根藤）、摆管底（蔓荆叶）、摆习列（黑心树叶）、摆娜龙（艾纳香叶）、摆宾蒿（白花臭牡丹叶）、摆拢良（腊肠树叶）、芽沙板（除风草）各适量，冰片为引，煎煮，取药液浸泡周身。每天1次，连治3天。

②达雅（搽药疗法）：取楠秀（白花树皮）、楠楞嘎（木蝴蝶树皮）、嘿赛仗（大叶羊蹄甲）、毫命（姜黄）、苦参、嘿涛罕（大黄藤）、白鲜皮各适量，加药酒浸泡30天后，涂搽患处。每天搽3～6次，3天为1个疗程，一般以两个疗程为宜。可用于每周期皮肤出现痒疹或合并感染者。

## （二）哦亮菲拢想如乃（毒热内陷型麻疹——逆症）

**1. 哦亮更唉（热毒蕴肺型）**

（1）罕帕雅（主症）：疹出不透、稀疏不齐，或出疹骤然隐退，高热烦躁，咳嗽痰鸣，气促鼻扇，口唇青紫，甚则昏睡，四肢欠温，舌质红，苔薄黄或黄厚，脉行快而有力。

（2）多雅（治法治则）：清火解毒，除风透疹，止咳化痰。

（3）治疗方法

①阿雅（洗药疗法）：取哈新哈布（藤苦参）、摆管底（蔓荆叶）、荒嫩（薄荷）、嘿罕（无根藤）、摆拢良（腊肠树叶）、摆宾蒿（白花臭牡丹叶）、摆习列（黑心树叶）、摆娜龙（艾纳香叶）、芽沙板（除风草）、摆芽拉勐龙（对叶豆叶）各适量，煎煮取药水，让患者浸泡局部或全身进行治疗，治疗时间为每次20分钟左右，每天1次，3天为1个疗程，连续使用两个疗程，疗程间隔时间不宜超过3天。

②咱雅嘎（冷拖擦药物疗法）：取皇旧（墨旱莲）、皇曼（马蓝）、皇丈（火焰花）、哈新哈布（藤苦参）、摆管底（蔓荆叶）、荒嫩（薄荷）、嘿罕（无根藤）、摆拢良（腊肠树叶）、摆宾蒿（白花臭牡丹叶）、摆习列（黑心树叶）、摆娜龙（艾纳香叶）、芽沙板（除风草）、摆芽拉勐龙（对叶豆叶）各等量，捣烂，加冰片为引，装袋，每袋200g，拖擦周身。每天1～2次，3天为1个疗程，连治2～5个疗程。

**2. 哦亮更沙龙勒（麻疹合并咽炎）**

（1）罕帕雅（主症）：声音嘶哑或失音，咽喉肿痛，吞咽不利，呛咳呕吐，心烦不宁，甚则呼吸困难、张口抬肩，口唇、颜面青紫，皮疹稠密、疹色紫暗，舌质红，苔黄干，脉行快有力。

（2）多雅（治法治则）：清火解毒，利咽消肿。

（3）治疗方法

达雅（搽药疗法）：取芽赶转（重楼）、雅解先打（傣百解）、文尚海（百样解）、哈帕利（大苦凉菜根）、哈吐崩（四棱豆根）、吻牧（苦藤）、巴闷烘（苦冬瓜）各适量，磨于喃皇旧（墨旱莲汁）、淘米水中，加冰片为引，混匀，内服或涂搽内外咽喉部，每天搽3～6次。

**3. 哦亮更拢沙力坝（麻疹合并病毒性脑炎）**

（1）罕帕雅（主症）：大多见于出疹后第2～8天，也可出现在疹出前或恢复期。高热持续，神昏或嗜睡，烦躁不安，惊厥谵妄，喉间痰鸣，四肢抽搐，肢体强直，角弓反张，甚则呼吸衰竭等，皮疹密集，融合成片，呈出血倾向，舌质绛无苔，干燥少津。

（2）多雅（治法治则）：清火泻火，息风镇惊。

（3）治疗方法

阿雅（洗药疗法）：取皇旧（墨旱莲）、摆管底（蔓荆叶）、摆拢良（腊肠树叶）、皇曼（马蓝）、皇丈（火焰花）、新哈布（藤苦参）、荒嫩（薄荷）、摆宾蒿（白花臭牡丹叶）、摆习列（黑心树叶）、摆娜龙（艾纳香叶）、芽沙板（除风草）各等量，加冰片为引，煎水浸泡周身。每次20分钟左右，每天1次，3天为个疗程，连续使用两个疗程，疗程间隔时间不宜超过3天。

### 三、注意事项

1. 早发现、早隔离、早治疗。应隔离至出疹后 5 天，并发肺炎者隔离至出疹后 10 天。患者逗留过的房间用紫外线消毒或通风 30 分钟，衣物曝晒或用肥皂水清洗。

2. 按计划接种麻疹减毒活疫苗；易感儿童尽量不去公共场所或人员密集处。

3. 宜食清淡、富营养、易消化的食物，忌生冷、香辣、燥热之品；宜保暖避风寒，空气流通；保持眼睛、鼻腔、口腔、皮肤的清洁卫生。

### 四、思考题

1. 哦亮哦洞（麻疹出疹期）可选用哪些外治疗法？

2. 哦亮更沙龙勒（麻疹合并咽炎）使用达雅（搽药疗法）如何操作？

3. 哦亮（麻疹）进行外治疗法后在生活上、饮食上的调护有哪些？

## 第三节　拢洞烘（风疹）

### 一、概述

拢洞烘（风疹）是一种由风疹病毒引起的急性出疹性传染病。临床特征为轻度发热、咳嗽，全身皮肤红色斑丘疹，耳后、枕后、颈部淋巴结肿大伴触痛。依据“四塔辨证”分为拢洞烘冒（轻症风疹）、拢洞烘塔菲想（重症风疹）两个证型，治疗上以傣医“内外合治”的理论为指导，分别以清火解毒，除风止痒和清火解毒，透疹退热为主。西医学上的风疹表现为本病特征者，可参照本节辨治。

### 二、外治方法

**1. 拢洞烘冒（轻症风疹）**

（1）罕帕雅（主症）：发热轻，微恶风，轻微咳嗽，神安或神疲，或饮食欠佳，皮疹初见头面、躯干，随即遍及全身。疹色淡红，皮疹稀疏细小，分布均匀，一般 2 ～ 3 日皮疹消退，可有肌肤轻度瘙痒，无脱屑或色素沉着。常伴耳后、枕后淋巴结肿大触痛，舌红苔白或薄黄，脉行快。

（2）多雅（治法治则）：清火解毒，除风止痒。

（3）治疗方法

阿雅（洗药疗法）：取沙板嘎（五色梅）、摆管底（蔓荆叶）、摆习列（黑心树叶）、皇旧（墨旱莲）、摆拢良（腊肠树叶）、皇曼（马蓝）、皇丈（火焰花）、哈新哈布（藤苦参）、荒嫩（薄荷）、摆宾蒿（白花臭牡丹叶）、摆娜龙（艾纳香叶）、芽沙板（除风草）各等量，煎水浸泡全身 20 ～ 30 分钟，每天 1 次，3 ～ 7 天为 1 个疗程，一般治疗 2 ～ 3 个疗程。

**2. 拢洞烘塔菲想（重症风疹）**

（1）罕帕雅（主症）：高热口渴，烦躁不安，疹色鲜红或紫暗，分布密集，甚或融合成片，小便黄、大便干，舌红苔黄，脉行快而有力。

（2）多雅（治法治则）：清火解毒，透疹退热。

（3）治疗方法

①阿雅（洗药疗法）：取夯燕解毒透疹汤，哈芽夯燕（马鞭草根）、芽摆恩（毛九节）、广锅（毛罗勒）、娜罕（羊耳菊）、哈宾蒿（白花臭牡丹根）各适量，水煎，浸泡外洗。治疗时间为每次20分钟左右，每天1次，3天为1个疗程，连续使用两个疗程，疗程间隔时间不宜超过3天。

②达雅（搽药疗法）：取荒嫩（薄荷）、嘿罕（无根藤）、哈帕板（芫荽根）、芹菜根、广哥（荆芥）、摆娜龙（艾纳香叶）、摆宾蒿（白花臭牡丹叶）、摆宾亮（红花臭牡丹叶）各适量，捣烂加药酒涂搽周身，每天搽2～4次，3天为1个疗程，一般以两个疗程为宜。

## 三、注意事项

**1. 发病及预后** 拢洞烘（风疹）一年四季均可发生，冬春季节（旱季）好发，可造成流行，1～5岁的小儿多见。其发病机制是因为病毒直接损害血管内皮细胞引起皮疹，近年来认为抗原抗体复合物与其真皮上层的毛细血管充血和轻微炎性渗液引起皮疹有关。本病一般预后良好，患病后可获得持久性免疫。主要通过空气飞沫传播，患儿眼分泌物直接传染。孕妇妊娠早期也可通过胎盘感染，影响胚胎正常发育，引起流产，或致先天性心脏病、白内障等疾病，须特别注意防止孕期感染。

**2. 预防与调护**

（1）患儿隔离至出疹后5～6天。

（2）注意休息、保暖，多饮开水，高热者可行物理降温。

（3）皮肤瘙痒者不能用手挠抓，以防皮肤感染。宜食清淡、富含营养、易消化的食物，忌香辣、燥热之品。

（4）妊娠妇女（特别在3个月内），不论以前是否患过风疹或者接种风疹疫苗，都应尽可能避免与风疹患儿接触，以免导致胎儿畸形。

## 四、思考题

1. 拢洞烘冒（轻症风疹）可选用什么外治疗法？
2. 拢洞烘塔菲想（重症风疹）使用阿雅（洗药疗法）如何操作？
3. 拢洞烘（风疹）进行外治疗法后在生活上、饮食上的调护有哪些？

# 第四节 鲁旺说哦冒（小儿鹅口疮）

## 一、概述

鲁旺说哦冒（小儿鹅口疮）是新生儿时期最常见的疾病。本病由于胎中受热或素体不足，邪毒侵入口舌而致；或因吐泻致使塔拎（土）衰弱，塔菲（火）浮游上盘，夹外感邪毒上蒸口舌而发。初起以口腔黏膜、舌上布满点状或片状白屑，状如鹅口为特征，继之可蔓延到齿龈、口唇及腭部，其状如凝固之乳块，或重叠如雪花，易擦易生，不易消除，患处不痛，不流涎，不影响进食，一般无全身症状。偶可累及食管、肠道、鼻、喉、气管、肺等，出现呕吐、吮乳、吞咽困难、声音嘶哑、喉间痰鸣或呼吸困难。傣医将本病分为鲁旺说哦冒塔拢塔菲想（风火塔偏盛型小儿鹅口疮）与鲁旺说哦冒塔拎塔喃软（土水塔不足型小儿鹅口疮），分别以清火解毒，除风补土和补水清火，补土健胃治之。本病在西医学也称为鹅口疮，属于口腔念珠菌病。

## 二、外治方法

**1. 鲁旺说哦冒塔拢塔菲想（风火塔偏盛型小儿鹅口疮）**

（1）罕帕雅（主症）：口腔两颊黏膜及舌上布满白屑，周围发红，蔓延迅速，可波及唇、龈、腭等多个部位，面赤唇红，烦躁啼哭，口干口臭，小便短黄，大便干结，舌红苔黄，脉行快。

（2）多雅（治法治则）：清火解毒，除风补土。

（3）治疗方法

①取二百解毒汤：文尚海（百样解）、雅解先打（傣百解）、哈芽拉勐囡（决明根）、罕满囡（小拔毒散）、哈莫哈郎（大驳骨根）、哈莫哈蒿（鸭嘴花根）各10g，煎汤漱口，每日3～5次。

②哈帕利（大苦凉菜根）、文尚海（百样解）、雅解先打（傣百解）、哈帕弯（甜菜根）各等量，磨于淘米水中含漱，每日3～5次。

③雅沙龙说兰（哈扁口溃汤）：哈扁（三叶五加根）15g，哈罗埋亮龙（朱槿根）10g，楠解罕干（黄珠花树皮）5g，煎汤漱口，每日3～5次。

**2. 鲁旺说哦冒塔拎塔喃软（土水塔不足型小儿鹅口疮）**

（1）罕帕雅（主症）：口腔两颊黏膜及舌上白屑稀散，周围淡红，形体消瘦，面色淡红，或两颧红赤，手足心发热，精神倦怠，口干不渴，食欲不振，大便稀溏，舌质嫩红，脉行快。

（2）多雅（治法治则）：补水清火，补土健胃。

（3）治疗方法

①取雅补塔喃火中（补水滋润汤）治疗：楠楞嘎（木蝴蝶树皮）10g，哈利（旋花茄根）10g，哈帕弯（甜菜根）10g，哈麻烘些亮（红蓖麻根）5g，煎汤漱口，每日3～5次。

②雅勒拢软短嘎（补血消食散）：嘿涛勒（鸡血藤）10g，结盖板（白鸡内金）10g，辛（生姜）5g，匹囡（胡椒）3粒，煎汤漱口，每日3～5次。

③达雅（搽药疗法）：取哈吐崩（四棱豆根）、雅解先打（傣百解）、文尚海（百样解），磨于喃莫浑（淘米水）中，加冰片混匀，取汁涂搽患处，每日1～2次，直至治愈或疾病好转。

## 三、注意事项

1. 注意口腔清洁，婴儿奶具要注意消毒。

2. 避免过烫、过硬或刺激性食物，防止损伤口腔黏膜。

3. 注意患儿营养，积极治疗原发病。如长期使用抗生素或肾上腺皮质激素者，应注意病情变化。

4. 注意观察口腔黏膜白屑变化，如发现患儿吞咽或呼吸困难，应立即处理。

## 四、思考题

1. 鲁旺说哦冒塔拢塔菲想（风火塔偏盛型小儿鹅口疮）可选用哪些外治疗法？

2. 鲁旺说哦冒塔拎塔喃软（土水塔不足型小儿鹅口疮）使用达雅（搽药疗法）如何操作？

3. 鲁旺说哦冒（小儿鹅口疮）进行外治疗法后在生活上、饮食上的调护有哪些？

# 第五节　鲁旺说兵洞（小儿口疮）

## 一、概述

鲁旺说兵洞（小儿口疮）是指以口腔内黏膜、舌、唇、齿龈、上腭等处发生溃疡为特征的一种小儿常见的口腔疾患。口疮发生于口唇两侧者，又称燕口疮；满口糜烂，色红作痛者，又称口糜。任何年龄均可发生，以 2 ～ 4 岁的小儿多见。傣医将之分为鲁旺说兵洞塔拢塔菲想（风火塔偏盛型小儿口疮）、鲁旺说兵洞塔拎塔喃软（土水塔不足型小儿口疮）两个证型，分别采取清火解毒，除风止痛和补水清火，补土健胃论治。西医学中的疱疹性口腔炎、溃疡性口炎、复发性口疮等可参照本节治疗。

## 二、外治方法

**1. 鲁旺说兵洞塔拢塔菲想（风火塔偏盛型小儿口疮）**

（1）罕帕雅（主症）：以口颊、上腭、齿龈、口角溃疡为主，甚则满口糜烂，或为疱疹转为溃疡，周围焮红疼痛，拒食，烦躁不安，口干口臭，涎多，小便短黄，大便秘结，或伴发热、咽红，舌红苔薄黄，脉行浅而快。

（2）多雅（治法治则）：清火解毒，除风止痛。

（3）治疗方法

①二百解毒汤：文尚海（百样解）、雅解先打（傣百解）、哈芽拉勐囡（决明根）、罕满囡（小拔毒散）、哈莫哈郎（大驳骨根）、哈莫哈蒿（鸭嘴花根）各 10g，煎汤漱口，每日 3 ～ 5 次。

②取嘿涛罕（大黄藤）、哈帕利（大苦凉菜根）、文尚海（百样解）、雅解先打（傣百解）、哈帕弯（甜菜根）各等量，磨于淘米水中含漱，每日 3 ～ 5 次。

③雅沙龙说兰（哈扁口溃汤）：哈扁（三叶五加根）15g，哈罗埋亮龙（朱槿根）10g，楠解罕干（黄珠花树皮）5g，煎汤漱口，每日3～5次。

**2. 鲁旺说兵洞塔拎塔喃软（土水塔不足型小儿口疮）**

（1）罕帕雅（主症）：口舌溃疡或糜烂，稀散色淡，不甚疼痛，反复发作或迁延难愈，神疲，颧红，口干不渴，舌红，苔少或花剥苔，脉行快。

（2）多雅（治法治则）：补水清火，补土健胃。

（3）治疗方法

达雅（搽药疗法）：取哈吐崩（四棱豆根）、哈帕利（大苦凉菜根）、文尚海（百样解）、雅解先打（傣百解）、哈帕弯（甜菜根）各等量，磨于淘米水内，取汁涂搽患处，每日1～2次，直至治愈或疾病好转。

## 三、注意事项

1. 保持口腔清洁，注意饮食卫生，奶瓶、奶嘴、餐具等要经常清洁消毒。

2. 注意饮食调节，食物宜新鲜、清洁，多食新鲜蔬菜和水果，饮食有节，忌暴饮暴食及过食肥甘辛辣之品。

3. 避免乳食及饮料过烫，避免不必要的口腔擦拭，切勿损伤口腔黏膜。

4. 加强锻炼身体，增强体质，避免各种感染。

## 四、思考题

1. 鲁旺说兵洞塔拢塔菲想（风火塔偏盛型小儿口疮）可选用哪些外治疗法？

2. 鲁旺说兵洞塔拎塔喃软（土水塔不足型小儿口疮）使用达雅（搽药疗法）如何操作？

3. 鲁旺说兵洞（小儿口疮）进行外治疗法后在生活上、饮食上的调护有哪些？

# 第六节 鲁旺兵拢沙侯（小儿风湿热）

## 一、概述

鲁旺兵拢沙侯（小儿风湿热），常因平素积热于内，加之感受外在的帕雅拢皇（热风毒邪），内外相合，导致“四塔”功能失调，水塔受伤，水不制火，风火偏盛，流滞肢体关节，日久可导致关节变形，甚至累及心脏。临床主要表现为发热、关节肿痛、心悸、胸痛、手舞足蹈、皮肤见环形红斑和皮下结节等。傣医学将其分为鲁旺兵拢沙侯拢阿麻巴（火毒蕴结型小儿风湿热）、鲁旺兵拢沙侯栽线菲想拢旧嘎斤贺栽（火毒攻心型风湿性心脏病）、鲁旺兵拢沙侯栽线塔菲软拢旧嘎斤贺栽（火塔不足型风湿性心脏病）三个证型来论治。西医学认为，该病是一种累及多系统的炎症性疾病，初发与再发多与A组乙型溶血性链球菌感染密切相关，傣医分别治以清火解毒，除风止痛；清火解毒，除风安心；补火利水，除风止痛。

## 二、外治方法

**1. 鲁旺兵拢沙侯拢阿麻巴（火毒蕴结型小儿风湿热）**

（1）罕帕雅（主症）：肢体关节疼痛剧烈，局部灼热红肿，得冷则舒，遇热加剧，活动不灵或有周身发热，口干苦，小便短赤，大便黏滞或干结，舌质红，苔黄厚腻或燥，脉行快。

（2）多雅（治法治则）：清火解毒，除风止痛。

（3）治疗方法

①达雅（搽药疗法）：取更拢良（腊肠树）15g，内管底（蔓荆子）15g，哈芽旧压（含羞云实根）15g，竹扎令（宽筋藤）10g，哈贺罕朗（长序岩豆树根）10g，共切细泡水24小时，取汁煎熬，晒干后研粉，取景郎（黑种草子）、景亮（蜂蜜花）、景几（小茴香）、景毫白（莱菔子）、景丁洪（红前草籽）各20g，研粉与前药粉混匀备用，用劳（酒）调内服外搽，每日1～2次，直至治愈或疾病好转。

②阿雅（洗药疗法）：取嘿涛罕（大黄藤）、先勒（十大功劳）、摆管底（蔓荆叶）、摆拢良（腊肠树叶）、摆宾蒿（白花臭牡丹叶）、摆习列（黑心树叶）、摆娜龙（艾纳香叶）、芽沙板（除风草）各适量，煎煮取药水，让患者浸泡局部或全身进行治疗，治疗时间为每次20分钟左右，每天1次，3天为1个疗程，连续使用两个疗程，疗程间隔时间不宜超过3天。

**2. 鲁旺兵拢沙侯栽线菲想拢旧嘎斤贺栽（火毒攻心型风湿性心脏病）**

（1）罕帕雅（主症）：心悸，胸闷，心痛，发热，烦躁不安，关节肿痛，纳呆泛恶，舌红苔黄，脉快而不畅。

（2）多雅（治法治则）：清火解毒，除风安心。

（3）治疗方法

阿雅（洗药疗法）：取竹扎令（宽筋藤）、补顾（绿包藤）、邓嘿罕（定心藤）、摆管底（蔓荆叶）、嘿涛罕（大黄藤）、先勒（十大功劳）、摆拢良（腊肠树叶）、摆宾蒿（白花臭牡丹叶）、摆习列（黑心树叶）、摆娜龙（艾纳香叶）、芽沙板（除风草）各适量，煎煮取药水，让患者浸泡局部或全身，治疗时间为每次20分钟左右，每天1次，3天为1个疗程，连续使用两个疗程，疗程间隔时间不宜超过3天。

**3. 鲁旺兵拢沙侯栽线塔菲软拢旧嘎斤贺栽（火塔不足型风湿性心脏病）**

（1）罕帕雅（主症）：心胸冷痛，心慌心悸，胸闷气短，肢体肿胀，尿少，头身困重，关节肿痛，纳呆泛恶，舌苔白，脉行不畅。

（2）多雅（治法治则）：补火利水，除风止痛。

（3）治疗方法

①阿雅（洗药疗法）：取嘿档朵（七叶莲）、扁（刺五加叶茎）、嘿亮龙（大血藤）、埋扁（松树心）、摆管底（蔓荆叶）、摆拢良（腊肠树叶）、摆宾蒿（白花臭牡丹叶）、芽沙板（除风草）各适量，煎煮取药水，让患者浸泡局部或全身。治疗时间为每次20分钟左右，每天1次，3天为1个疗程，连续使用两个疗程，疗程间隔时间不宜超过3天。

②达雅（搽药疗法）：取更拢良（腊肠树）、内管底（蔓荆子）、哈芽旧压（含羞云实根）、竹扎令（宽筋藤）、哈贺罕朗（长序岩豆树根）各等量，捣烂加药酒，外搽患处，每天搽 3 ～ 6 次，3 天为 1 个疗程，一般以两个疗程为宜。

### 三、注意事项

生活上应慎起居，适寒温，多晒太阳，避免居室潮湿，防止呼吸道感染；忌食性热之品。风湿热患儿建议每 3 ～ 4 周注射长效青霉素 120 万单位进行预防，预防期限至少 5 年，最好持续至 25 岁；有风湿性心脏病的患儿宜作终身药物预防。对青霉素过敏者可改用红霉素类药物口服，每月口服 6 ～ 7 天；急性期关节肿痛时须制动，心肌炎者要卧床休息。

### 四、思考题

1. 鲁旺兵拢沙侯拢阿麻巴（火毒蕴结型小儿风湿热）可选用哪些外治疗法？

2. 鲁旺兵拢沙侯栽线塔菲软拢旧嘎斤贺栽（火塔不足型风湿性心脏病）使用达雅（搽药疗法）如何操作？

3. 鲁旺兵拢沙侯（小儿风湿热）进行外治疗法后在生活上、饮食上的调护有哪些？

## 第七节 鲁旺拨免（小儿支气管肺炎）

### 一、概述

鲁旺拨免（小儿支气管肺炎）是小儿最常见的肺炎。其临床以发热、咳嗽、痰涎壅盛、呼吸急促、鼻翼扇动为主要特征，可见呼吸困难、三凹征、点头呼吸、呻吟及发绀，肺部听诊有中细湿啰音。多由细菌、病毒、支原体、真菌等病原体感染所致，少数由吸入、过敏等因素引起。其病位在上盘，应先解后治，先服解药，再按上病治上的原则治之。傣医学将其分为鲁旺拨免嘎（风寒闭肺型小儿支气管肺炎）、鲁旺拨免菲想（热邪壅肺型小儿支气管肺炎）两个证型，分别治以疏风散寒，化痰止咳和清火解毒，疏通风气，化痰止咳。西医学的小儿支气管肺炎、喘息性支气管炎表现为本病特征者，可参照本节辨治。

### 二、外治方法

**1. 鲁旺拨免嘎（风寒闭肺型小儿支气管肺炎）**

（1）罕帕雅（主症）：恶寒发热，无汗不渴，咳嗽气急，痰稀色白，四肢及额头摸之不温，舌淡红，苔薄白，三部脉表浅而慢。

（2）多雅（治法治则）：疏风散寒，化痰止咳。

（3）治疗方法

①咱雅（拖擦药物疗法）：取嘿罕盖（通血香）、叫哈荒（生藤）、沙海（香茅草）、

摆管底（蔓荆叶）、摆习列（黑心树叶）、摆拢良（腊肠树叶）、芽沙板（除风草）、辛（生姜）各等量，碾成细粉，置于布袋内，扎紧袋口，蒸热，拖擦背部，每日1次，3～7日为1个疗程，一般治疗2～4个疗程，疗程间隔时间不宜超过1日。

②闭诺（推拿按摩疗法）：取叫哈荒（生藤）、娜罕（羊耳菊）、哈麻喝（洗碗叶根）、哈娜龙（冰片树根）各适量，制成药包，蘸水酒，加热后揉按背部、前胸、上肢。每日1次，3次为1个疗程，连用1～3个疗程。

**2. 鲁旺拨免菲想（热邪壅肺型小儿支气管肺炎）**

（1）罕帕雅（主症）：壮热烦躁，频咳而喘，喉间痰鸣，痰稠色黄，气息急促、呼吸困难、鼻翼扇动，伴见口唇青紫，面赤口渴，咽部红赤，小便短赤，大便干结，舌质红，舌苔黄白相间，脉行浅而快。

（2）多雅（治法治则）：清火解毒，疏通风气，化痰止咳。

（3）治疗方法

①果雅（包药疗法）：取傣药摆埋丁别（灯台叶）、摆吻牧（苦藤叶）、嘿涛罕（大黄藤）、楠楞嘎（木蝴蝶）、习高（石膏）各等量，共碾细粉，用鲜喃皇旧（墨旱莲汁）拌匀，外敷肺俞穴、咳喘穴4～6小时，每日1次，3次为1个疗程，连用1～3个疗程。

②咱雅（拖擦药物疗法）：取傣药鲜皇旧（墨旱莲）、楠楞嘎（木蝴蝶）、宋先嘎（酢浆草）、摆皇曼（马蓝叶）、摆吻牧（苦藤叶）各等量，共捣烂，加水盐适量，将药物置入布袋内，扎紧袋口，拖擦背部，前胸、腹部，每日1次，3～7日为1个疗程，一般治疗2～4个疗程，疗程间隔时间不宜超过1日。

## 三、注意事项

1. 治疗前须明确病因，必要时须结合临床相应的实验室和影像检查。

2. 治疗时根据患者的具体病证，结合患者的年龄和体质，选用相应的治疗方法。治疗期间应避免接触冷水，注意保暖，避免剧烈运动。

3. 预防与调护

（1）冬春季节带儿童外出时防止着凉。气候冷暖骤变时，及时增减衣服，防止感受外邪。

（2）反复呼吸道感染患者给予调治，感冒、咳嗽、麻疹等患儿及时治疗。

（3）保持病室空气新鲜，环境安静。

（4）呼吸急促时，应保持气道通畅，随时吸痰。

（5）对于重症肺炎患儿要加强巡视，密切观察病情变化，及早发现变证。

## 四、思考题

1. 鲁旺拨免菲想（热邪壅肺型小儿支气管肺炎）可选用哪些外治疗法？

2. 鲁旺拨免嘎（风寒闭肺型小儿支气管肺炎）使用闭诺（推拿按摩疗法）如何操作？

3. 鲁旺拨免（小儿支气管肺炎）进行外治疗法后在生活上、饮食上的调护有哪些？

## 第八节　拢沙龙勒（急性扁桃体炎）

### 一、概述

拢沙龙勒（急性扁桃体炎）是儿童常见病、多发病，多见于7～14岁儿童。多为体内“四塔”功能失调，塔菲（火）偏盛，加之感受外界的帕雅拢皇（风热毒邪），内外相合，帕雅拢皇蕴结于上盘咽喉而致。以咽喉肿痛、吞咽困难、扁桃体肿大等症为其主要临床表现。依据“四塔辨证”分为拢沙龙勒塔拢想（风塔偏盛型急性扁桃体炎）和拢沙龙勒塔菲想（火塔偏盛型急性扁桃体炎）两个证型，分别以除风解毒，消肿止痛和清火解毒，利咽止痛来论治。西医学的急慢性扁桃体炎表现为本病特征者，可参照本节辨治。

### 二、外治方法

**1. 拢沙龙勒塔拢想（风塔偏盛型急性扁桃体炎）**

（1）*罕帕雅（主症）*：咽喉疼痛，扁桃体红肿，吞咽困难，发热重、恶寒轻，头身疼痛，口干舌燥，小便短黄，大便干结，舌质稍红，苔薄黄，脉行快而浅。

（2）*多雅（治法治则）*：除风解毒，消肿止痛。

（3）*治疗方法*：取哈帕利（大苦凉菜根）、文尚海（百样解）、雅解先打（傣百解）、哈帕弯（甜菜根）各等量，磨于淘米水中含漱，每日3～6次。

**2. 拢沙龙勒塔菲想（火塔偏盛型急性扁桃体炎）**

（1）*罕帕雅（主症）*：高热面赤，咽痛剧烈，扁桃体红肿热痛，表面有黄白色脓点，或腐烂脓肿，颌下淋巴结肿大、压痛，吞咽困难，口渴欲饮，便秘尿黄，身热灼手，唇红而干，舌质红，苔黄燥，脉行有力而大。

（2）*多雅（治法治则）*：清火解毒，利咽止痛。

（3）*治疗方法*：取吻牧（苦藤）、更习列（黑心树）各等量，煎汤含漱，每日3～6次。

### 三、注意事项

1. 治疗前须明确病因，必要时须结合临床相应的实验室和影像检查。

2. 治疗时根据患者的具体病证，结合患者的年龄和体质，选用相应的治疗方法。治疗期间应避免接触冷水，注意保暖，避免剧烈运动。

3. 注意口腔卫生，饮食宜清淡，多饮水，加强营养，保持大便通畅。

4. 彻底治疗本病，防止病情迁延或并发其他疾病。

### 四、思考题

1. 拢沙龙勒塔拢想（风塔偏盛型急性扁桃体炎）可选用哪些外治疗法？

2. 拢沙龙勒（急性扁桃体炎）进行外治疗法后在生活上、饮食上的调护有哪些？

# 第九节 拢达儿（流行性腮腺炎）

## 一、概述

拢达儿（流行性腮腺炎），临床主要表现为非化脓性腮腺肿胀及疼痛，见耳下腮部漫肿疼痛、边缘不清。多伴有发热和轻度全身不适，个别患者易并发脑炎出现高热、昏迷、抽搐。12岁以上的男性患者易并发睾丸炎，女性患者易并发卵巢炎。本病多发生在凉热交替之季，以5～9岁的儿童多见，主要通过飞沫或唾液传播，潜伏期为14～21天，平均约为18天。本病一般预后良好，患病后可获得终身免疫。傣医认为拢达儿（流行性腮腺炎）是由于平素体内风塔、火塔过盛，四塔功能失调，调护失宜，同时感受帕雅拢皇（热风毒邪），蕴结头面，壅阻耳部腮腺，气血运行受阻所致的小儿常见传染病，将其分为拢达儿塔拢塔菲想（风火塔偏盛型流行性腮腺炎）与拢达儿塔菲想（火毒蕴结型流行性腮腺炎），分别治以除风散结，清热消肿和清火解毒，散结消肿。

## 二、外治方法

**1. 拢达儿塔拢塔菲想（风火塔偏盛型流行性腮腺炎）**

（1）罕帕雅（主症）：发热轻，微恶寒或寒热交替，头痛，以耳垂为中心的一侧或两侧腮部肿大疼痛、边缘不清、皮色不变，触之病变部位皮肤灼热，有压痛、张口困难或咀嚼时疼痛加重，肿胀第3天达高峰，持续1周左右逐渐减轻，或见咽红，舌质红，苔薄白或薄黄，脉行浅快。

（2）多雅（治法治则）：先解后治，除风散结，清热消肿。

（3）治疗方法

果雅（包药疗法）：娜妞（齿翼臭灵丹）、摆帕利（大苦凉菜叶）、哈芽夯燕（马鞭草根）各适量，捣烂包敷患处8～12小时，每日1次，3次为1个疗程，连用2～3个疗程。

**2. 拢达儿塔菲想（火毒蕴结型流行性腮腺炎）**

（1）罕帕雅（主症）：壮热烦躁，以耳垂为中心的一侧或两侧腮部高度肿胀、坚硬、痛剧拒按，吞咽咀嚼困难，口渴，尿赤，大便干结，舌质深红，苔黄，脉行快而有力。甚者伴阴囊肿胀，睾丸肿痛，或见腹部、下腹部疼痛，或高热不退，头痛，呕吐，颈项强直，甚至突发昏迷、抽搐。

（2）多雅（治法治则）：清火解毒，散结消肿。

（3）治疗方法

果雅（包药疗法）：取摆吻牧（苦藤叶）、娜妞（齿翼臭灵丹）、摆帕利（大苦凉菜叶）、摆埋丁别（灯台树叶）各适量，加少许青黛，捣烂外包患处，每日1次，10天为1个疗程，一般治疗2～3个疗程。

## 三、注意事项

**1. 发病及预后**　拢达儿（流行性腮腺炎）的发病机制是病毒经飞沫传入体内，主要经口及鼻黏膜大量增殖后进入血循环，引起病毒血症。随之病毒经血液至全身各器官，最常累及唾液腺如腮腺、舌下腺、颌下腺，也可侵犯胰腺、生殖腺、神经系统及其他器官引起炎性病变。西医治疗主要是对症和支持治疗。

**2. 预防与调护**

（1）发热者，应卧床休息，直到体温正常。

（2）以流质或半流质、无刺激性饮食为宜，忌酸性、香燥、性热、质硬食品，以免刺激腮腺，加重疼痛。

（3）注意口腔卫生，每次餐后可用硼酸水或淡盐水漱口。

（4）注意观察体温，及时处理高热，防止抽搐发生。如出现昏迷、抽搐，应将头偏向一侧，防止舌咬伤，避免窒息。

（5）合并睾丸炎者，用丁字带托住睾丸，局部冷敷，减轻疼痛。

（6）隔离患儿直至腮腺肿胀完全消退，有接触史的易感者应检疫 3 周。

## 四、思考题

1. 拢达儿塔拢塔菲想（风火塔偏盛型流行性腮腺炎）可选用哪些外治疗法？

2. 拢达儿（流行性腮腺炎）进行外治疗法后在生活上、饮食上的调护有哪些？

# 第十节　鲁旺鲁短（婴幼儿腹泻）

## 一、概述

鲁旺鲁短（婴幼儿腹泻），临床以大便次数增多，粪质稀薄或如水样为特征。本病一年四季均可发生，以夏秋季（雨季）发病率较高。发病年龄以婴幼儿为主，其中 6 个月～ 2 岁的小儿多见。如迁延日久不愈，常导致婴幼儿营养不良、生长发育迟缓、鲁旺样拥（小儿贫血）等慢性疾病。依据“四塔辨证”分为鲁旺鲁短乒外嘎（婴幼儿急性寒性腹泻）、鲁旺鲁短乒外皇（婴幼儿急性热性腹泻）、鲁旺鲁短乒哼嘎（婴幼儿慢性寒性腹泻）、鲁旺鲁短乒哼皇（婴幼儿慢性热性腹泻）等四个证型来论治。西医学的急慢性胃肠炎表现为本病特征者，可参照本节辨治。

## 二、外治方法

### （一）鲁旺鲁短乒外（急性婴幼儿腹泻）

**1. 鲁旺鲁短乒外嘎（婴幼儿急性寒性腹泻）**

（1）罕帕雅（主症）：突然发生胃脘冷痛，恶心呕吐，肠鸣腹痛，来势甚急，暴注下泻，夹有未化之食物，或夹有泡沫，臭气不甚，或伴有周身不适，发冷发热，头痛昏蒙，舌苔白厚腻，脉行慢。

（2）多雅（治法治则）：除寒补火，补土止泻。

（3）治疗方法

①闭诺（推拿按摩疗法）：取傣药芽敏（艾叶）、摆扎阿亮（紫苏叶）、皇旧（墨旱莲）各适量，共捣烂，取药汁边涂搽边按摩腹部、脾俞、胃俞、大肠俞。每日1次，3次为1个疗程，连用1～3个疗程。

②果雅（包药疗法）：取哈麻娘布（茴香砂仁根）、沙腊比罕（台乌）、沙勐拉（藿香）各适量，碾细粉，拌匀后加热装入布包，热敷腹部8～12小时，每日1次，3次为1个疗程，连用1～3个疗程。

**2. 鲁旺鲁短兵外皇（婴幼儿急性热性腹泻）**

（1）罕帕雅（主症）：泄泻腹痛，痛则即泻，便下色黄褐、酸腐恶臭，或见少许黏液，肛门灼热，心烦口渴、小便短赤，苔黄厚腻，脉行快。

（2）多雅（治法治则）：清火解毒，止痛止泻。

（3）治疗方法

①闭诺（推拿按摩疗法）：取芽敏（艾叶）、芽敏囡（青蒿）、先勒（十大功劳）、摆桂香啦（饺子果叶）各等量，捣烂取汁，边涂搽边按摩腹部。每日1次，3次为1个疗程，连用1～3个疗程。

②果雅（包药疗法）：取热泻方，先勒（十大功劳）30g，白头翁15g，芽英热龙（大车前草）15g，抱勒（金花果）5g，制成热药包，包于腹部8～12小时，每日1次，3次为1个疗程，连用1～3个疗程。

### （二）鲁旺鲁短兵哼（慢性婴幼儿腹泻）

**1. 鲁旺鲁短兵哼嘎（婴幼儿慢性寒性腹泻）**

（1）罕帕雅（主症）：形瘦体弱，面色不荣，精神欠佳，腹痛泄泻反复发作，或持续两个月以上，大便稀薄，次数和量增多，时带少量黏液或脓血，舌苔白腻，脉行慢而无力。

（2）多雅（治法治则）：补土健胃止泻。

（3）治疗方法

①闭诺（推拿按摩疗法）：取傣药芽敏（艾叶）、抱勒（金花果）、摆扎阿亮（紫苏叶）、皇旧（墨旱莲）、辛（生姜）各适量，共捣烂，取药汁加开水适量，边涂搽边按摩腹部、脾俞、胃俞、大肠俞。每日1次，3次为1个疗程，连用1～3个疗程。

②果雅（包药疗法）：取上述方药捣烂，加水炒热包敷腹部8～12小时，每日1次，3次为1个疗程，连用1～3个疗程。

**2. 鲁旺鲁短兵哼皇（婴幼儿慢性热性腹泻）**

（1）罕帕雅（主症）：形瘦体弱，面色不荣，精神欠佳，烦躁不安，唇干舌燥少水，口气臭，腹痛泄泻反复发作，或持续两个月以上，腹痛即泻，大便次数和量增多，时带少量黏液或脓血，小便短少色黄，舌边尖红，苔黄腻，脉行快而无力。

（2）多雅（治法治则）：补土健胃，清热止泻。

（3）治疗方法

①闭诺（推拿按摩疗法）：取皇旧（墨旱莲）、皇曼（马蓝）、帕波凉（马齿苋）、芽敏（艾叶）、芽敏囡（青蒿）、先勒（十大功劳）、摆桂香啦（饺子果叶）各等量，捣烂取汁，边涂搽边按摩腹部。每日 1 次，3 次为 1 个疗程，连用 1 ～ 3 个疗程。

②果雅（包药疗法）：取皇旧（墨旱莲）、皇曼（马蓝）、帕波凉（马齿苋）、芽敏（艾叶）、芽敏囡（青蒿）、先勒（十大功劳）、摆桂香啦（饺子果叶）、罕好喃（水菖蒲）各等量，捣烂取汁，加淘米水、猪油炒热外包腹部 8 ～ 12 小时，每日 1 次，3 次为 1 个疗程，连用 1 ～ 3 个疗程。

## 三、注意事项

**1. 预防**

（1）注意饮食卫生，食品应新鲜、清洁，不吃变质食品，不暴饮暴食。饭前、便后要洗手，餐具要卫生。

（2）提倡母乳喂养，不宜在夏季及小儿有病时断奶，遵守添加辅食的原则，注意科学喂养。

（3）加强户外活动，注意气候变化，防止感受外邪，避免腹部受凉。

**2. 调护**

（1）适当控制饮食，减轻塔拎（土塔）、脾胃负担。对吐泻严重及伤食泄泻患儿暂时禁食，以后随着病情好转，逐渐增加饮食量。

（2）保持皮肤清洁干燥，勤换尿布。每次大便后，要用温水清洗臀部，并扑上爽身粉，防止发生红臀。

（3）密切观察病情变化，及早发现腹泻变证。

## 四、思考题

1. 鲁旺鲁短兵外嘎（婴幼儿急性寒性腹泻）可选用哪些外治疗法？
2. 鲁旺鲁短兵哼嘎（婴幼儿慢性寒性腹泻）使用果雅（包药疗法）如何操作？
3. 鲁旺鲁短（婴幼儿腹泻）进行外治疗法后在生活上、饮食上的调护有哪些？

# 第十一节　鲁旺哦勒（新生儿黄疸）

## 一、概述

鲁旺哦勒（新生儿黄疸）是以出生后皮肤、面目出现黄疸为特征的病证，与胎禀因素有关。临床上分为生理性黄疸和病理性黄疸。生理性黄疸是指出生后 2 ～ 3 天出现黄疸，4 ～ 6 天达高峰，10 ～ 14 天自行消退，早产儿可延迟至 3 ～ 4 周消退，食欲良好，睡眠正常，精神亦佳，一般不需要治疗。病理性黄疸产生原因很多，如新生儿溶血病、新生儿肝炎综合征、新生儿胆道闭锁、新生儿败血症、母乳性黄疸及药物、窒息所致黄疸。须查明原因，及时治疗。依据证候分为鲁旺哦勒皇（新生儿热性黄疸）和鲁旺哦勒嘎（新生儿寒性黄疸）进行论治。治疗原则分别为清火解毒，利胆退黄和温水化湿，利胆退黄。

## 二、外治方法

**1. 鲁旺哦勒皇（新生儿热性黄疸）**

（1）罕帕雅（主症）：全身皮肤发黄、鲜明如橘子色，小便不利，尿深黄如茶色，大便黏滞或干结，发热、周身困乏无力，精神欠佳，心烦呕吐，厌食油腻，舌苔黄厚腻，脉行快。

（2）多雅（治法治则）：清火解毒，利胆退黄。

（3）治疗方法

阿雅（洗药疗法）：取先勒（十大功劳）、墨旱莲、嘿涛罕（大黄藤）、埋闪罕（黄竹）、茵陈、摆拢良（腊肠树叶）、摆娜龙（艾纳香叶）各适量，煎煮取药水，让患者浸泡全身 20 ～ 30 分钟，每天 1 次，3 ～ 7 天为 1 个疗程，一般治疗 1 ～ 2 个疗程。

**2. 鲁旺哦勒嘎（新生儿寒性黄疸）**

（1）罕帕雅（主症）：全身皮肤发黄，色黄如烟熏，小便黄，大便溏薄，周身困乏无力，畏寒，精神欠佳，厌食呕吐，舌苔白而厚腻，脉行慢。

（2）多雅（治法治则）：温水化湿，利胆退黄。

（3）治疗方法

阿雅（洗药疗法）：取摆扎阿亮（紫苏叶）、沙勐拉（藿香）、哈嘿别龙（葛根）、荒嫩（薄荷）、嘿罕盖（通血香）、摆管底（蔓荆叶）、摆拢良（腊肠树叶）、摆宾蒿（白花臭牡丹叶）、摆娜龙（艾纳香叶）、扁（刺五加叶、茎）各适量，煎煮取药水，让患者浸泡全身 20 ～ 30 分钟，每天 1 次，3 ～ 7 天为 1 个疗程，一般治疗 1 ～ 2 个疗程。

## 三、注意事项

**1. 及时治疗**　新生儿黄疸是新生儿期常见病，由于胆红素对神经系统的毒性，如果不及时治疗，部分严重患儿出现胆红素脑病，造成神经损伤及功能残疾。临床常用的治疗方法有药物疗法（酶诱导剂、白蛋白、微生态制剂）、光疗、动静脉同步换血、新生儿抚触治疗、中西医结合治疗、民族医药疗法等。但临床上应根据实际情况有针对性地选择治疗方法，找出引起疾病的原因，减轻其病情并促进其恢复。同时，应将重点放在新生儿黄疸的预防、及早发现和及时管理上。

**2. 预防与调护**

（1）热性黄疸：妊娠期及哺乳期母亲饮食宜清淡、营养丰富，忌饮酒及过食辛热油腻之品，注意休息。

（2）寒性黄疸：妊娠期及哺乳期母亲多食清淡、有营养之品，勿贪凉饮冷，忌寒凉之品，注意休息。

（3）新生儿出生后尽早开奶，促进胎粪顺利排出。做好脐带的护理、臀部及皮肤护理，避免损伤，预防感染。

## 四、思考题

1. 鲁旺哦勒皇（新生儿热性黄疸）可选用哪些外治疗法？
2. 鲁旺哦勒嘎（新生儿寒性黄疸）使用阿雅（洗药疗法）如何操作？
3. 鲁旺哦勒（新生儿黄疸）进行外治疗法后在生活上、饮食上的调护有哪些？

# 第十二节 鲁旺拢恒（小儿惊风）

## 一、概述

鲁旺拢恒（小儿惊风），俗称“抽风”，是感受帕雅拢皇（风热毒邪），或体弱、久病等所致体内“四塔”失调、“五蕴”失常的儿科急危重症之一。本病西医学称为小儿惊厥，可发生于高热、中毒型细菌性疾病、乙型脑炎、脑膜炎等多种疾病中。临床主要表现为全身或身体某一局部肌肉抽搐，意识不清，常常是多种危重病的早期表现，往往威胁小儿生命。小儿惊风在任何季节，多种疾病中均可发生，年龄越小，发病率越高。

根据本病发病急缓、病程、临床表现特点分为鲁旺拢恒外（小儿急惊风）和鲁旺拢恒者（小儿慢惊风）两个证型论治。鲁旺拢恒外（小儿急惊风）治疗应急以定惊止痉，惊止神清后应及时寻找病因，祛除病因，治以泻火除风止痉，化痰开窍。鲁旺拢恒者（小儿慢惊风）多由久病或急惊风日久转变而来，如经久不愈，可导致“四塔”衰败，危及生命，治以补土健胃，补火温水，除风止痉。

## 二、外治方法

**1. 鲁旺拢恒外（小儿急惊风）**

（1）罕帕雅（主症）：高热，体温>39℃，周身发烫、前额灼手、面红目赤、气粗不匀，神倦多寐，或烦躁不安，头痛，突然四肢拘急，手足乱抓乱动，双眼上翻，或直视不动，或斜视、昏迷，舌质红，苔薄黄，脉行快而有力。

（2）多雅（治法治则）：急惊风发作时治以定惊止痉，急掐人中穴，惊止神清后治以泻火除风止痉，化痰开窍。

（3）治疗方法

①阿雅（洗药疗法）：用皇旧（墨旱莲）20g，景郎（黑种草子）5g，麻新哈布（马莲鞍）15g，内管底（蔓荆子）10g，先勒（十大功劳）20g，罕好帕（石菖蒲）15g，煎水浸泡全身20～30分钟，每天1次，3～7天为1个疗程，一般治疗1～2个疗程。

②达雅（搽药疗法）：芽对约（含羞草）15g，芽呼话（扇叶铁线蕨）15g，锅麻飞（木奶果）鲜叶各适量，用火烘烤后放入酒中浸泡，取药酒擦双上肢。每日1～2次，

直至治愈或疾病好转。或哈沙梗（毛叶巴豆根）磨于水中，用药汁擦手心、足心。每日1～2次，直至治愈或疾病好转。

**2. 鲁旺拢恒者（小儿慢惊风）**

（1）罕帕雅（主症）：精神萎靡，面色萎黄，大便稀薄，四肢不温，手足徐徐抽动，反复发作，昏睡或神志不清，舌质淡红，苔薄白，脉行细弱而无力。

（2）多雅（治法治则）：补土健胃，补火温水，除风止痉。

（3）治疗方法

①阿雅（洗药疗法）：用皇旧（墨旱莲）、宋先嘎（酢浆草）、芽沙板（除风草）、麻新哈布（马莲鞍）、摆管底（蔓荆叶）、摆拢良（腊肠树叶）、先勒（十大功劳）、罕好帕（石菖蒲）各等量，煎水浸泡全身20～30分钟，每天1次，3～7天为1个疗程，一般治疗1～2个疗程。

②达雅（搽药疗法）：锅麻飞（木奶果）鲜叶适量，用火烘烤后放入劳（酒）中浸泡，取雅劳（药酒）擦双上肢。每日1～2次，直至治愈或疾病好转。

## 三、注意事项

**1. 预防**

（1）高热患儿应积极退热处理。

（2）积极治疗原发病，防止抽搐反复发作。

（3）对于慢惊风患儿，要加强体育锻炼，增强体质，减少发作。

**2. 调护**

（1）避风寒，抽搐发作时禁食，抽搐停止后宜食流质食物，病情好转后宜食清淡易消化食物，忌食香燥性热之品。

（2）抽搐发作时，应将头偏向一侧，避免分泌物或呕吐物阻塞气道引起窒息。同时用消毒纱布包裹压舌板放于上下齿之间，防止舌咬伤。

（3）抽搐时不可强行按压手足，以防手足损伤。

（4）保持呼吸道通畅，痰涎壅盛者，给予吸痰，同时注意给氧。

（5）保持室内安静，避免过度刺激。

（6）密切观察患儿面色、呼吸及脉搏变化，防止病情突变。

## 四、思考题

1. 鲁旺拢恒外（小儿急惊风）可选用哪些外治疗法？
2. 鲁旺拢恒者（小儿慢惊风）使用阿雅（洗药疗法）如何操作？
3. 鲁旺拢恒（小儿惊风）进行外治疗法后在生活上、饮食上的调护有哪些？

# 第十三节 鲁旺斤毫嘎短（婴幼儿积食不化）

## 一、概述

鲁旺斤毫嘎短（婴幼儿积食不化）是因小儿喂养不当，内伤乳食，停积胃肠，脾胃功能受损所引起的一种小儿常见的病证。临床表现以不思乳食、腹胀嗳腐、大便酸臭或便秘为特征。食积又称积滞，依据“四塔辨证”分为鲁旺斤毫嘎短塔拎塔喃软（土水塔不足型婴幼儿积食不化）、鲁旺斤毫嘎短塔拎塔菲软（土火塔不足型婴幼儿积食不化）两个证型，治疗分别为调补水血，补土健胃和健胃补火，开胃增食。西医学的小儿消化不良可参照辨治。

## 二、外治方法

**1. 鲁旺斤毫嘎短塔拎塔喃软（土水塔不足型婴幼儿积食不化）**

（1）罕帕雅（主症）：乳食不思，食欲不振或拒食，食少饮多，面色萎黄无华，皮肤干燥，小便短黄，手足心热，舌红而干，脉行无力。

（2）多雅（治法治则）：调补水血，补土健胃。

（3）治疗方法

①果雅（包药疗法）：取巴闷（冬瓜）、故拉（铁树）各适量，碾粉混匀，加热药包，敷于胃脘部和腹部。另可取景郎（黑种草子）、野八角、麻娘（砂仁）各等量，共碾细粉，加水拌匀，贴敷脐部 8 ～ 12 小时，每日 1 次，3 次为 1 个疗程，连用 1 ～ 3 个疗程。

②闭诺（推拿按摩疗法）：采取傣中医结合的手法，在上、中、下脘及下腹部、足三里、背部等处进行推拿按摩。每日 1 次，3 次为 1 个疗程，连用 1 ～ 3 个疗程。

**2. 鲁旺斤毫嘎短塔拎塔菲软（土火塔不足型婴幼儿积食不化）**

（1）罕帕雅（主症）：神倦乏力，面色萎黄，形体消瘦，夜寐不安，不思乳食，食则饱胀，腹满喜按，呕吐酸馊乳食，大便溏薄，夹有乳凝块或食物残渣，舌淡红，苔白腻，脉沉细而滑。

（2）多雅（治法治则）：健胃补火，开胃增食。

（3）治疗方法

①果雅（包药疗法）：取么滚（人字树）10g，波丢勐（茴香豆蔻根）15g，哈风沙门（海南狗牙花根）10g，罕好喃（水菖蒲）10g，捣烂，蒸热外包于腹部 8 ～ 12 小时，每日 1 次，3 次为 1 个疗程，连用 1 ～ 3 个疗程。

②闭诺（推拿按摩疗法）：采取傣中医结合的手法，在上、中、下脘及下腹部、足三里、背部等处推拿按摩。每日 1 次，3 次为 1 个疗程，连用 1 ～ 3 个疗程。

## 三、注意事项

**1. 预防** 提倡母乳喂养，乳食宜定时定量，不应过饥过饱。食品宜新鲜清洁，不应过食生冷、肥腻之物。适当添加辅食，不应偏食、杂食，合理喂养。平时应保持大便通畅，养成良好的排便习惯。

**2. 调护** 饮食、起居有时，纠正偏食，少吃甜食。呕吐者可暂时禁食 3 ～ 6 小时，或给予生姜汁数滴，加少许糖水饮服。腹胀者揉摩腹部。

## 四、思考题

1. 鲁旺斤毫嘎短塔拎塔菲软（土火塔不足型婴幼儿积食不化）可选用哪些外治疗法？

2. 鲁旺斤毫嘎短塔拎塔喃软（土水塔不足型婴幼儿积食不化）使用果雅（包药疗法）如何操作？

3. 鲁旺斤毫嘎短（婴幼儿积食不化）进行外治疗法后在生活上、饮食上的调护有哪些？

# 第十章 杂风病

## 第一节 塔都迭（四塔衰败病）

### 一、概述

塔都迭（四塔衰败病）是指由于各种病因导致“四塔”中任何一塔或多塔衰败为主要表现的病证的总称。傣医学将其分为瓦约塔都软（风气衰退）、爹卓塔都迭（火塔衰败）、阿波塔都迭（水塔衰败）和巴他维塔都迭（土塔衰败）四个证型。西医学中因病毒、细菌、食物、药物、外伤等导致的急性中毒和休克，如流脑、中风、脑出血、食物中毒、药物中毒、外伤、毒蛇咬伤等，可参照本节治疗。

### 二、外治方法

**1. 瓦约塔都软（风气衰退）**

（1）罕帕雅（主症）：高热，烦躁不安，语无伦次，烦渴欲饮，饮而不解。

（2）治疗方法

①针刺放血疗法：皮肤常规消毒，用三棱针刺指尖放血。

②阿雅（洗药疗法）：取楠夯板（余甘子树皮）200g，楠果缅（移依树皮 ）200g，煎水浸泡全身 20 ～ 30 分钟，每天 1 次，3 ～ 7 天为 1 个疗程，一般治疗 1 ～ 2 个疗程。

③达雅（搽药疗法）：取哈麻埋勒（黄李子树根）适量，磨水外搽胸部，每日 1～2 次，直至治愈或疾病好转。

**2. 爹卓塔都迭（火塔衰败）**

（1）罕帕雅（主症）：手足乱动，汗自发际出至前额，极度烦渴、谵语，睁眼不识人；病起日渐高烧、不省人事，两耳根部肿大，烦渴欲饮而不解。

（2）治疗方法

①针刺放血疗法：皮肤常规消毒，用三棱针刺指尖放血。

②果雅（包药疗法）：选用皇旧（墨旱莲）、皇曼（马蓝）各适量，加盐捣烂，用纱布包裹，敷于患者手足心，以达到退热的治疗目的。每日 1 次，3 次为 1 个疗程，连用 1 ～ 3 个疗程。

**3. 阿波塔都迭（水塔衰败）**

（1）罕帕雅（主症）：大汗淋漓，二便失禁，口角流涎，语无伦次，舌体强直，或患病日久，周身大汗自出，手足冰凉、昏迷不醒。

（2）治疗方法

①咱雅皇（热拖擦药物疗法）：取嘿罕盖（通血香）、叫哈荒（生藤）、沙海（香茅草）、摆管底（蔓荆叶）、摆习列（黑心树叶）、摆拢良（腊肠树叶）、芽沙板（除风草）、辛（生姜）各适量，将药物置入布袋内，扎紧袋口，从上到下、从前到后、从左到右，顺着人体的经筋循行路线拖擦周身或局部，拖擦至皮肤发热、发红为度，不宜擦破皮肤。每日1次，3～7日为1个疗程，一般治疗2～4个疗程，疗程间隔时间不宜超过1日。

②果雅（包药疗法）：取楠过（嘎哩啰树皮）、哈哈（茅草根）、贵的罕利（生粉芭蕉）各适量，捣烂外敷后颈部30分钟。每日1次,3次为1个疗程，连用1～3个疗程。

**4. 巴他维塔都迭（土塔衰败）**

（1）罕帕雅（主症）：耳聋失眠，唾液自溢，颈部大汗淋漓，或周身麻木，不知香臭，舌体萎缩，身体无冷热感觉，四肢冰冷、大小便失禁等。

（2）治疗方法

①果雅（包药疗法）：取摆龙埋亮龙（大红花叶）、皇旧（墨旱莲）、摆宾亮（红花臭牡丹叶）、摆宾蒿（白花臭牡丹叶）、摆更方（苏木叶）、芽敏（艾叶）各等量，共碾细粉，做成药包，每袋200g，蘸雅劳（药酒）、药液蒸热后，热敷周身。

②咱雅皇（热拖擦药物疗法）：取嘿罕盖（通血香）、叫哈荒（生藤）、沙海（香茅草）、摆管底（蔓荆叶）、摆习列（黑心树叶）、摆拢良（腊肠树叶）、芽沙板（除风草）、辛（生姜）各适量，将药物置入布袋内，扎紧袋口，从上到下、从前到后、从左到右，顺着人体的经筋循行路线拖擦周身或局部，拖擦至皮肤发热、发红为度，不宜擦破皮肤。每日1次，3～7日为1个疗程，一般治疗2～4个疗程，疗程间隔时间不宜超过1日。

③闭诺（推拿按摩疗法）：取摆龙埋亮龙（大红花叶）、皇旧（墨旱莲）、摆宾亮（红花臭牡丹叶）、摆宾蒿（白花臭牡丹叶）、摆更方（苏木叶）、芽敏（艾叶）各等量，共碾细粉，做成推拿药包，每袋200g，蘸雅劳（药酒）、药液蒸热后，揉按热敷周身或局部30分钟左右。每日1次，3次为1个疗程，连用1～3个疗程。

## 三、注意事项

加强营养，忌食辛香燥烈之品，忌吸烟，忌喝劳（酒）、咖啡、茶等。注意休息，不可过于劳累和兴奋。

## 四、思考题

1. 瓦约塔都软（风气衰退）可选用哪些外治疗法？
2. 阿波塔都迭（水塔衰败）使用果雅（包药疗法）如何操作？
3. 塔都迭（四塔衰败病）进行外治疗法后在生活上、饮食上的调护有哪些？

# 第二节　夯塔冒沙么（五蕴失调病）

## 一、概述

夯塔冒沙么（五蕴失调病）是指内外因素导致人体四塔及脏腑功能紊乱而引起的五蕴失调的多种综合性疾病。傣医学将其分为鲁巴夯塔（色蕴失调）、维雅纳夯塔（识蕴失调）、维达纳夯塔（受蕴失调）、先雅纳夯塔（想蕴失调）、山哈纳夯塔（行蕴失调）五个证型进行调治。西医学的情感障碍，精神、神经系统疾病，生长发育不良，阿尔茨海默病及慢性消耗性疾病等，可参照治疗。

## 二、外治方法

**1. 鲁巴夯塔（色蕴失调）**

（1）罕帕雅（主症）：形体过度肥胖、浮肿，或者消瘦；小儿头方大或者偏小；皮肤的颜色及面色的改变；皮肤结节、溃烂、硬肿、变黑；牙关紧闭；头发的干枯、脱落；肢体的萎废、抽搐、颤动、蜷缩、角弓反张等。

（2）多雅（治法治则）：调平五蕴，补益四塔。

（3）治疗方法

①闭诺（推拿按摩疗法）：取喃皇旧（墨旱莲汁）、喃毫命（姜黄汁）、喃辛（姜汁）各适量，加劳（酒）为引，共混合，应用傣中医结合的推拿手法，取药汁边涂搽边按摩四肢。每日 1 次，3 次为 1 个疗程，连用 1 ～ 3 个疗程。

②暖雅（睡药疗法）：取沙海（香茅草）、沙海藤（山鸡椒）、摆莫哈爹（小驳骨叶）、摆拢良（腊肠树叶）、摆保龙（光叶巴豆叶）、摆管底（蔓荆叶）、皇旧（墨旱莲）、皇曼（马蓝）各适量，切碎后加酒炒热或蒸热，加劳（酒）充分拌匀（取出一半备用），取出平摊于睡药床上，用一次性透气布单覆盖于热药上，待温度适中时令患者睡于药上，用一次性透气布单盖于患者身上，再将余药覆盖于腹部或全身（除头颅外）30 ～ 60 分钟，隔日 1 次，3 次为 1 个疗程，一般以 2 ～ 4 个疗程为宜。

③烘雅（熏蒸疗法）：取荒嫩（薄荷）、沙海（香茅草）、货别罕（树萝卜）、摆管底（蔓荆叶）、摆习列（黑心树叶）、摆娜龙（艾纳香叶）、摆宾蒿（白花臭牡丹叶）、摆宾亮（红花臭牡丹叶）、摆拢良（腊肠树叶）、芽沙板（除风草）各适量，共碾细粉，装袋，每袋 50g，置于熏蒸器的锅内，待煮沸产生热气后，将患者置于熏蒸器（熏蒸木桶、蒸箱）内，以药物蒸汽进行全身或腰骶部熏蒸 20 ～ 40 分钟，隔日 1 次，3 次为 1 个疗程，一般治疗 4 个疗程。

④阿雅（洗药疗法）：取楠秀（白花树皮）、楠说（石梓皮）、嘿蒿楠（三开瓢）、嘿蒿莫（滑叶藤仲）、皇旧（墨旱莲）、摆管底（蔓荆叶）、摆娜龙（艾纳香叶）、芽沙板（除风草）、摆芽拉勐龙（对叶豆叶）、扁（刺五加叶、茎）、嘿涛罕（大黄藤）、毫命（姜黄）各等量，煎水浸泡全身 20 ～ 30 分钟，每天 1 次，3 ～ 7 天为 1 个疗程，一般

治疗 1 ～ 2 个疗程。

**2. 维雅纳夯塔（识蕴失调）**

（1）罕帕雅（主症）：精神萎靡，面色无华，神情淡漠，感觉迟钝、痴呆，恐惧失眠，思维迟钝或焦躁不安，狂躁、胡言乱语；甚或神昏谵语，四肢抽搐，猝然昏倒，两目上视等。

（2）多雅（治法治则）：调平四塔、五蕴，清心开窍。

（3）治疗方法

①暖雅（睡药疗法）：取摆芽拉勐囡（决明叶）、摆罕好喃（水菖蒲叶）、摆莫哈爹（小驳骨叶）、摆拢良（腊肠树叶）、摆保龙（光叶巴豆叶）、摆管底（蔓荆叶）、皇旧（墨旱莲）、皇曼（马蓝）各适量，切碎后加酒炒热或蒸热，加劳（酒）充分拌匀（取出一半备用），取出平摊于睡药床上，用一次性透气布单覆盖于热药上，待温度适中时令患者睡于药上，用一次性透气布单盖于患者身上，再将余药覆盖于腹部或全身（除头颅外）30 ～ 60 分钟，隔日 1 次，3 次为 1 个疗程，一般以 2 ～ 4 个疗程为宜。

②烘雅（熏蒸疗法）：嘿罕盖（通血香）、叫哈荒（生藤）、沙海（香茅草）、摆管底（蔓荆叶）、摆拢良（腊肠树叶）、芽沙板（除风草）、辛（生姜）各等量，共碾细粉，装袋，每袋 50g，置于熏蒸器的锅内，待煮沸产生热气后，将患者置于熏蒸器（熏蒸木桶、蒸箱）内，以药物蒸汽进行全身或腰骶部熏蒸 20 ～ 40 分钟，隔日 1 次，3 次为 1 个疗程，一般治疗 4 个疗程。

③皇登（捶打疗法）：根据傣医经筋循行路线，使用木槌或棉槌、药槌、药包，从上而下、从下而上反复捶打疼痛部位，使其发红发热为度。每日 1 次，3 日为 1 个疗程，连续治疗 1 ～ 3 个疗程。

**3. 维达纳夯塔（受蕴失调）**

（1）罕帕雅（主症）：心情苦闷，意志消沉，精神不振，注意力不集中，情绪低落，淡漠少语，悲伤欲哭，心悸，失眠，健忘，心神不宁，情绪失常，甚或狂乱，莫名欣快，烦躁多动，言语高亢，忽冷忽热，全身蚁行感，身体麻木或疼痛，两胁胀痛、胸闷，咽中如有物梗阻。

（2）多雅（治法治则）：调补四塔，滋养五蕴。

（3）治疗方法

①达雅（搽药疗法）：取哟喝（茄子嫩尖）、皇旧（墨旱莲）嫩尖各 3 个，答歪郎（黑甘蔗芽）3 个，贺哈（红豆蔻根）适量，烧炭碾细粉，加甑脚水为引，外搽手足心。每日 1 ～ 2 次，直至治愈或疾病好转。

②闭诺（推拿按摩疗法）：取喃皇旧（墨旱莲汁）、摆莫哈蒿（鸭嘴花叶）、摆管底（蔓荆叶）、藤甜菜汁各等量，加酒为引，共混合，取药液边涂搽边按摩全身。每日 1 次，3 次为 1 个疗程，连用 1 ～ 3 个疗程。

**4. 先雅纳夯塔（想蕴失调）**

（1）罕帕雅（主症）：表情呆滞，自言自语，言语重复，语无伦次，哭笑无常或精神紧张，情绪激动，烦躁易怒，语言刻板，答非所问，幻视幻听，恐惧多虑，失眠多梦，打人毁物，行为怪异或有精神错乱病史等。

（2）多雅（治法治则）：调补四塔、五蕴，镇静安神，清心开窍。

（3）治疗方法

①针刺放血疗法：皮肤常规消毒，用三棱针针刺指尖放血。

②达雅（搽药疗法）：取皇旧（墨旱莲）、宋先嘎（酢浆草）、帕烘蒿（玉米菜）各适量，共捣细，炒热，生熟各半，滤汁加雅叫哈顿散（五宝药散）为引，外搽人中、手足部。每日1～2次，直至治愈或疾病好转。

③皇登（捶打疗法）：根据傣医经筋循行路线，使用木槌或棉槌、药槌、药包，从上而下、从下而上反复捶打疼痛部位，以发红发热为度。每日1次，3日为1个疗程，连续治疗1～3个疗程。

**5. 山哈纳夯塔（行蕴失调）**

（1）罕帕雅（主症）：发育迟缓，智力低下，五迟（行、立、发、齿、语迟），五软（头项、口、手、足、肌肉软），发育畸形，解颅、方颅，性早熟或性器官发育不全，早衰症、巨人症、侏儒症、呆小症，身材高大或矮小，过度肥胖或消瘦。

（2）多雅（治法治则）：调补四塔五蕴。

（3）治疗方法

①暖雅（睡药疗法）：取占电拎（大剑叶木）30g，芽楠嫩（荷包山桂花）30g，楠埋宗英龙（桂枝）15g，故罕（当归藤）15g，嘿涛勒（鸡血藤）15g，芽敏龙（益母草）15g，哈宾蒿（白花臭牡丹根）30g，哈罗埋亮（大红花根）30g，切碎后加酒炒热或蒸热，加劳（酒）充分拌匀（取出一半备用），取出平摊于睡药床上，用一次性透气布单覆盖于热药上，待温度适中时令患者睡于药上，用一次性透气布单盖于患者身上，再将余药覆盖于腹部或全身（除头颅外）30～60分钟，隔日1次，3次为1个疗程，一般以2～4个疗程为宜。

②果雅（包药疗法）：取比比亮（红花丹）10g，哈芽旧压（含羞云实根）30g，哈管底（蔓荆根）30g，哈娜罕（羊耳菊根）30g，扁少火（粗叶木）30g，芽敏龙（益母草）15g，芽楠嫩（荷包山桂花）30g，捣烂，外包于四肢、背、腹部。每日1次，3次为1个疗程，连用1～3个疗程。

## 三、注意事项

加强营养，忌食辛香燥烈之品，忌吸烟，忌喝劳（酒）、咖啡、茶等。注意休息，不可过于劳累和兴奋。

## 四、思考题

1. 维雅纳夯塔（识蕴失调）可选用哪些外治疗法？
2. 先雅纳夯塔（想蕴失调）使用达雅（搽药疗法）如何操作？
3. 夯塔冒沙么（五蕴失调病）进行外治疗法后在生活上、饮食上的调护有哪些？

# 第三节 腩旱（皮肤干燥症）

## 一、概述

腩旱（皮肤干燥症）是因体内四塔、五蕴功能失调，塔喃（水血）不足不能制火，加之感受外在的帕雅拢皇（热风毒邪），内外相合，不能濡润、滋养、保护人体的器官、组织，造成局部或全身出现以干燥为主要特征的病证。临床主要表现为眼干、口干、皮肤干燥，治以清火解毒，补水润肤，依据“四塔辨证”分为腩旱塔拢塔菲想（风火塔偏盛型皮肤干燥症）、腩旱塔拎想（土塔壅塞型皮肤干燥症）、腩旱塔喃软（水塔不足型皮肤干燥症）、腩旱塔拢软（风塔不足型皮肤干燥症）、腩旱勒巴（瘀血阻滞型皮肤干燥症）五个证型来论治。西医学中多种原因所致的皮肤干燥症及干燥综合征均可参照辨治。

## 二、外治方法

**1. 腩旱塔拢塔菲想（风火塔偏盛型皮肤干燥症）**

（1）罕帕雅（主症）：眼干少泪，口干唇燥、唾液量少、饮水不解，鼻咽干燥，干咳无痰或痰少黏稠，难以咳出，常伴有发热、目赤多眵、面红烘热、头身疼痛、关节隐痛、溲赤便结等，舌红苔薄黄而干，或有裂纹，或舌红少苔，脉行快。

（2）多雅（治法治则）：清火解毒，除风止痛。

（3）治疗方法

①阿雅（洗药疗法）：取嘿罕（无根藤）、嘿涛罕（大黄藤）、楠该罕（石斛）、补顾（绿包藤）、咪火蛙（山大黄）各等量，煎水外洗周身 20 ～ 30 分钟，每天 1 次，3 ～ 7 天为 1 个疗程，一般治疗 1 ～ 2 个疗程。

②达雅（搽药疗法）：取嘿涛罕（大黄藤）、文尚海（百样解）、哈新哈布（藤苦参）、吻牧（苦藤）、先勒（十大功劳）各等量，煎煮，取药液涂搽周身，每日 2 ～ 4 次，直至治愈或疾病好转。

**2. 腩旱塔拎想（土塔壅塞型皮肤干燥症）**

（1）罕帕雅（主症）：舌干口燥，干呕呃逆，进硬食须用水送下，或饥不欲食，或胃脘隐痛，或牙痛，大便干结，舌红少津，脉浅而慢。

（2）多雅（治法治则）：补土健胃，通气止痛。

（3）治疗方法

①阿雅（洗药疗法）：取更方（苏木）、嘿罕盖（通血香）、波丢勐（茴香豆蔻根）、咪火蛙（山大黄）、楠过（嘎哩啰树皮）各等量，煎水外洗周身 20 ～ 30 分钟，每天 1 次，3 ～ 7 天为 1 个疗程，一般治疗 1 ～ 2 个疗程。

②达雅（搽药疗法）：取皇旧（墨旱莲）、皇曼（马蓝）、嘿涛罕（大黄藤）、文尚海（百样解）、哈新哈布（藤苦参）、摆吻牧（苦藤叶）各等量，煎煮，取药液涂搽周身，

每日 2 ～ 4 次，直至治愈或疾病好转。

**3. 腩旱塔喃软（水塔不足型皮肤干燥症）**

（1）罕帕雅（主症）：眩晕耳鸣，口干目涩，视物模糊，两胁隐痛，爪甲枯脆，失眠盗汗，腰膝酸软，肢体麻木，筋脉拘急，舌红苔少或无苔，脉深而快。

（2）多雅（治法治则）：清火解毒，补水润燥。

（3）治疗方法

①阿雅（洗药疗法）：取摆管底（蔓荆叶）、摆拢良（腊肠树叶）、摆习列（黑心树叶）、摆娜龙（艾纳香叶）、芽沙板（除风草）、摆芽拉勐龙（对叶豆叶）、摆扁（刺五加叶）各适量，煮水外洗患处 20 ～ 30 分钟，每天 1 次，3 ～ 7 天为 1 个疗程，一般治疗 1 ～ 2 个疗程。

②达雅（搽药疗法）：取嘿罕（无根藤）、皇旧（墨旱莲）、皇曼（马蓝）、嘿涛罕（大黄藤）、文尚海（百样解）、哈新哈布（藤苦参）、摆吻牧（苦藤叶）各等量，煎煮取药液涂搽周身，每日 2 ～ 4 次，直至治愈或疾病好转。

**4. 腩旱塔拢软（风塔不足型皮肤干燥症）**

（1）罕帕雅（主症）：口干眼干，神疲倦怠乏力，自汗盗汗，食欲不振，舌红少苔，脉沉弱无力。

（2）多雅（治法治则）：调补四塔，补气健胃。

（3）治疗方法

①阿雅（洗药疗法）：取芽楠嫩（荷包山桂花）、摆扁（刺五加叶）、摆管底（蔓荆叶）、摆拢良（腊肠树叶）、摆娜龙（艾纳香叶）、芽沙板（除风草）、摆芽拉勐龙（对叶豆叶）各等量，煮水外洗 20 ～ 30 分钟，每天 1 次，3 ～ 7 天为 1 个疗程，一般治疗 1 ～ 2 个疗程。

②达雅（搽药疗法）：取以不列嘿（铜钱麻黄）、芽楠嫩（荷包山桂花）、皇旧（墨旱莲）、皇曼（马蓝）、摆扁（刺五加叶）、嘿罕（无根藤）、嘿涛罕（大黄藤）、哈新哈布（藤苦参）、摆吻牧（苦藤叶）各等量，煎煮取药液涂搽周身，每日 2 ～ 4 次，直至治愈或疾病好转。

**5. 腩旱勒巴（瘀血阻滞型皮肤干燥症）**

（1）罕帕雅（主症）：口干咽燥、眼干目涩，但欲漱水不欲咽，头晕目眩，皮肤粗糙，色暗发斑，四肢关节疼痛或屈伸不利，皮肤结节红斑，舌质暗少津，或紫暗有瘀点、瘀斑，脉行不畅。

（2）多雅（治法治则）：活血祛瘀，通气止痛。

（3）治疗方法

①阿雅（洗药疗法）：取傣药皇旧（墨旱莲）、嘿罕盖（通血香）、毫命（姜黄）、晚害闹（莪术）、摆更方（苏木叶）、荒嫩（薄荷）、摆管底（蔓荆叶）、摆拢良（腊肠树叶）、摆习列（黑心树叶）、摆娜龙（艾纳香叶）、芽沙板（除风草）各适量，煎煮取药液浸泡全身 20 ～ 30 分钟，每天 1 次，3 ～ 7 天为 1 个疗程，一般治疗 1 ～ 2 个疗程。

②达雅（搽药疗法）：取傣药皇旧（墨旱莲）、摆宾蒿（白花臭牡丹叶）、贺波亮

（小红蒜）、毫命（姜黄）、晚害闹（莪术）、摆更方（苏木叶）、嘿罕盖（通血香）各适量，煎煮取药液涂搽周身。每日 2 ～ 4 次，直至治愈或疾病好转。

### 三、注意事项

1. 结合自身肤质，适当使用护肤品，坚持防晒。
2. 适当补充水分，多吃新鲜蔬菜、水果，避免刺激性食物。
3. 保持充足的优质睡眠，保持心情舒畅。
4. 避免化纤类紧身内衣。

### 四、思考题

1. 腩旱勒巴（瘀血阻滞型皮肤干燥症）可选用哪些外治疗法？
2. 腩旱塔拢塔菲想（风火塔偏盛型皮肤干燥症）使用达雅（搽药疗法）如何操作？
3. 腩旱（皮肤干燥症）进行外治疗法后在生活上、饮食上的调护有哪些？

## 第四节　朴英蛮不章米鲁（不孕症）

### 一、概述

朴英蛮不章米鲁（不孕症）是指夫妇同居 1 年以上，有正常的性生活，配偶生殖功能正常，未避孕而女方未受孕者即为不孕症。其中从未妊娠者称原发不孕，曾有过妊娠而后未避孕 1 年未再受孕者称为继发不孕。目前认为，不孕不育的因素与女方和男方均有关系，女方因素占 60%，男方因素占 30%，男女双方因素约占 10%。本章节即针对女性因素进行诊治。依据“四塔辨证”分为朴英蛮不章米鲁塔菲软（火塔不足宫寒型不孕症）、朴英蛮不章米鲁塔喃软（水血不足型不孕症）、朴英蛮不章米鲁勒巴（瘀血阻滞型不孕症）三个证型。治疗分别采用补火强身，暖宫散寒；补水养血，益精助孕；活血化瘀，除寒通气，通血助孕的方法。西医学的生殖障碍表现为本病特征者，可参照本节辨治。

### 二、外治方法

**1. 朴英蛮不章米鲁塔菲软（火塔不足宫寒型不孕症）**

（1）罕帕雅（主症）：婚后不孕，月经推后来潮，月经量少色淡，甚或月经停闭不行，平素白带量多，腰痛如折，腹冷肢寒，性欲淡漠，小便频数或不禁，面色晦暗，舌淡苔白滑，脉深细而慢。

（2）多雅（治法治则）：补火强身，暖宫散寒。

（3）治疗方法

①暖雅（睡药疗法）：取芽敏（艾叶）、摆芽楠嫩（荷包山桂花叶）、故罕（当归藤）、芽敏龙（益母草）、摆宾蒿（白花臭牡丹叶）、摆宾亮（红花臭牡丹叶）、摆龙埋亮龙（大红花叶）各 1000g，切碎，置于锅内加水、劳（酒）炒热或蒸热，取出平摊

于睡药床上，加劳（酒）充分拌匀（取出一半备用），用纱布覆盖于热药上，待温度适中时令患者睡于药上，用纱布盖于患者身上，再将余药覆盖于患部或全身（除头颅外）30～60分钟，隔日1次，3次为1个疗程，一般以2～4个疗程为宜。

②果雅（包药疗法）：取比比亮（红花丹）10g，哈芽旧压（含羞云实根）30g，哈管底（蔓荆根）30g，哈娜罕（羊耳菊根）30g，扁少火（粗叶木）30g，芽敏龙（益母草）15g，芽楠嫩（荷包山桂花）30g，包敷于腹部8～12小时，每日1次，3次为1个疗程，连用1～3个疗程。

**2. 朴英蛮不章米鲁塔喃软（水血不足型不孕症）**

（1）罕帕雅（主症）：婚后不孕，月经先期，量少色红，皮肤不润，形体消瘦，腰酸腿软，头晕耳鸣，眼花心悸，性情急躁，口干，五心烦热，舌红苔少，脉行沉细。

（2）多雅（治法治则）：补水养血，益精助孕。

（3）治疗方法

①暖雅（睡药疗法）：取芽依秀母（香附子）、嘿涛勒（鸡血藤）、哈禾节（小野黄茄根）、哈莫哈郎（大驳骨根）、嘿贺罗（青牛胆）、芽敏龙（益母草）、摆宾蒿（白花臭牡丹叶）、摆宾亮（红花臭牡丹叶）、摆龙埋亮龙（大红花叶）、邓嘿罕（定心藤）、文尚海（百样解）各1000g，切碎，置于锅内加水、劳（酒）炒热或蒸热，取出平摊于睡药床上，加劳（酒）充分拌匀（取出一半备用），用纱布覆盖于热药上，待温度适中时令患者睡于药上，用纱布盖于患者身上，再将余药覆盖于患部或全身（除头颅外）30～60分钟，隔日1次，3次为1个疗程，一般以2～4个疗程为宜。

②果雅（包药疗法）：取摆宾蒿（白花臭牡丹叶）、摆宾亮（红花臭牡丹叶）、摆龙埋亮龙（大红花叶）、邓嘿罕（定心藤）、波波罕（山乌龟）、内罕盖（五味子）、芽把路（麦冬）、哈宾蒿（白花臭牡丹根）、哈宾亮（红花臭牡丹根）、芽楠嫩（荷包山桂花）各适量，捣烂，加酒炒热外包腹部8～12小时，每日1次，3次为1个疗程，连用1～3个疗程。

**3. 朴英蛮不章米鲁勒巴（瘀血阻滞型不孕症）**

（1）罕帕雅（主症）：多年不孕，月经后期，量多少不一，色紫夹块，经行腹痛，少腹作痛不舒，或腰骶疼痛拒按；舌紫暗，或边尖有瘀点，脉行不畅而弦长。

（2）多雅（治法治则）：活血化瘀，除寒通气，通血助孕。

（3）治疗方法

①暖雅（睡药疗法）：取芽依秀母（香附子）15g，哈禾节（小野黄茄根）15g，哈莫哈郎（大驳骨根）15g，匹囡（胡椒）3g，辛（生姜）3g，嘿贺罗（青牛胆）10g，芽敏龙（益母草）15g，嘿罕盖（通血香）15g，哈宾亮（红花臭牡丹根）15g，哈宾蒿（白花臭牡丹根）15g，哈罗埋亮龙（大红花根）15g，罗罕（红花）5g，切碎，置于锅内加水、劳（酒）炒热或蒸热，取出平摊于睡药床上，加劳（酒）充分拌匀（取出一半备用），用纱布覆盖于热药上，待温度适中时令患者睡于药上，用纱布盖于患者身上，再将余药覆盖于患部或全身（除头颅外）30～60分钟，隔日1次，3次为1个疗程，一般以2～4个疗程为宜。

②果雅（包药疗法）：取贺波亮（小红蒜）、摆更方（苏木叶）、芽依秀母（香附子）、哈禾节（小野黄茄根）、哈莫哈郎（大驳骨根）、嘿贺罗（青牛胆）、芽敏龙（益母草）、嘿罕盖（通血香）、哈宾亮（红花臭牡丹根）、哈宾蒿（白花臭牡丹根）、哈罗埋亮龙（朱槿根）、罗罕（红花）各适量，加醋、酒适量，炒热药包敷下腹部 8 ～ 12 小时，每日 1 次，3 次为 1 个疗程，连用 1 ～ 3 个疗程。

### 三、注意事项

**1. 积极治疗** 女性不孕主要以排卵障碍、输卵管因素、子宫内膜容受性异常为主，临证应当全面采集患者病史，结合临床表现及实验室检查，查找病因，积极采取相应措施治疗，若效果不明显，或合并其他不孕原因，应及时采用辅助生殖技术。

**2. 预防与调护**

（1）增强体质，促进健康。

（2）注意经期调护，经期应禁止性生活，不可剧烈运动，不可使用辛辣刺激、寒冷食物。

（3）保持心情愉快。

（4）不做非必要性宫腔检查及操作。

（5）发生妇科相关疾病时及时就医。

### 四、思考题

1. 朴英蛮不章米鲁勒拢巴（瘀血阻滞型不孕症）可选用哪些外治疗法？

2. 朴英蛮不章米鲁塔菲软（火塔不足宫寒型不孕症）使用暖雅（睡药疗法）如何操作？

3. 朴英蛮不章米鲁（不孕症）进行外治疗法后在生活上、饮食上的调护有哪些？

## 第五节　滚宰蛮不章米鲁（不育症）

### 一、概述

滚宰蛮不章米鲁（不育症）是指育龄夫妇同居 1 年以上，性生活正常，未采取任何避孕措施，女方生殖功能正常，仍未受孕者即为不育症。傣医认为本病因患者体内四塔功能失调所致，所以将之分为滚宰蛮不章米鲁塔拢软（风塔不足型不育症）、滚宰蛮不章米鲁塔菲软（火塔不足型不育症）、滚宰蛮不章米鲁塔喃软（水塔不足型不育症）与滚宰蛮不章米鲁塔拎软（土塔不足型不育症）来论治。必要时采取傣西医结合治疗。

### 二、外治方法

**1. 滚宰蛮不章米鲁塔拢软（风塔不足型不育症）**

（1）罕帕雅（主症）：周身困乏无力，性欲低下，精液色清量少、精子活动力低、精少不育，舌淡苔白，脉深而无力。

（2）多雅（治法治则）：调补塔拢，增力强身。

（3）治疗方法

①暖雅（睡药疗法）：取摆芽楠嫩（荷包山桂花叶）、摆以不列嘿（铜钱麻黄叶）、摆芽依秀母（香附子叶）、摆禾节（小野黄茄叶）、摆莫哈郎（大驳骨叶）、摆罕盖（通血香叶）、摆宾亮（红花臭牡丹叶）各1000g，切碎，置于锅内加水、劳（酒）炒热或蒸热，取出平摊于睡药床上，加劳（酒）充分拌匀（取出一半备用），用纱布覆盖于热药上，待温度适中时令患者睡于药上，用纱布盖于患者身上，再将余药覆盖于患部或全身（除头颅外）30～60分钟，隔日1次，3次为1个疗程，一般以2～4个疗程为宜。

②烘雅（熏蒸疗法）：取摆芽楠嫩（荷包山桂花叶）、摆尖欢（沉香叶）、叫哈荒（生藤）、摆沙海（香茅草叶）、摆以不列嘿（铜钱麻黄叶）、摆芽依秀母（香附子叶）、摆禾节（小野黄茄叶）、摆莫哈郎（大驳骨叶）、摆罕盖（通血香叶）、摆宾亮（红花臭牡丹叶）各适量，将之置入熏蒸器的锅内，待煮沸产生热气后让患者位于特制的熏蒸器（熏蒸木桶、蒸箱）内，接收器内药物蒸汽进行全身或局部熏蒸20～40分钟，隔日1次，3次为1个疗程，一般治疗4个疗程。

③咱雅（拖擦药物疗法）：取傣药皇旧（墨旱莲）、芽帕雅哟（竹节黄）、嘿罕盖（通血香）、叫哈荒（生藤）、沙海（香茅草）、摆拢良（腊肠树叶）、芽沙板（除风草）、摆扎阿亮（紫苏叶）各等量，碾细粉装袋，每袋200g，蘸水和药酒蒸热，拖擦揉按背部、腰部。另外，热敷腰部做肾保养。每日1次，3～7日为1个疗程，一般治疗2～4个疗程，疗程间隔时间不宜超过1日。

**2. 滚宰蛮不章米鲁塔菲软（火塔不足型不育症）**

（1）罕帕雅（主症）：面色苍白，腰膝酸软，性欲低下，阳痿遗精、早泄、精冷精少、精液清稀，精乏无子，舌质淡，边有齿痕，舌苔白厚腻，脉深弱无力。

（2）多雅（治法治则）：调补火塔，增力暖精。

（3）治疗方法

①暖雅（睡药疗法）：取摆占电拎（大剑叶木叶）、摆芽楠嫩（荷包山桂花叶）、芽敏（艾叶）、哟蜜（树菠萝嫩叶）、摆以不列嘿（铜钱麻黄叶）、摆芽依秀母（香附子叶）、摆禾节（小野黄茄叶）、摆莫哈郎（大驳骨叶）、摆罕盖（通血香叶）、摆宾亮（红花臭牡丹叶）各1000g，切碎，置于锅内加水、劳（酒）炒热或蒸热，取出平摊于睡药床上，加劳（酒）充分拌匀（取出一半备用），用纱布覆盖于热药上，待温度适中时令患者睡于药上，用纱布盖于患者身上，再将余药覆盖于患部或全身（除头颅外）30～60分钟，隔日1次，3次为1个疗程，一般以2～4个疗程为宜。

②烘雅（熏蒸疗法）：取摆辛（姜叶）、摆麻娘（砂仁叶）、摆芽楠嫩（荷包山桂花叶）、摆尖欢（沉香叶）、叫哈荒（生藤）、摆沙海（香茅草叶）、摆以不列嘿（铜钱麻黄叶）、摆芽依秀母（香附叶）、摆禾节（小野黄茄叶）、摆莫哈郎（大驳骨叶）、摆罕盖（通血香叶）、摆宾亮（红花臭牡丹叶）各适量，将之置入熏蒸器的锅内，待煮沸产生热气后让患者位于特制的熏蒸器（熏蒸木桶、蒸箱）内，接收器内药物蒸汽进行全身或局

部熏蒸 20 ～ 40 分钟，隔日 1 次，3 次为 1 个疗程，一般治疗 4 个疗程。

③咱雅（拖擦药物疗法）：取傣药芽敏（艾叶）、摆芽楠嫩（荷包山桂花叶）、皇旧（墨旱莲）、芽帕雅哟（竹节黄）、嘿罕盖（通血香）、摆叫哈荒（生藤叶）、摆拢良（腊肠树叶）、芽沙板（除风草）、摆扎阿亮（紫苏叶）各等量，碾细粉装袋，每袋 200g，蘸水和药酒蒸热，拖擦揉按背部、腰部，热敷腰部。每日 1 次，3 ～ 7 日为 1 个疗程，一般治疗 2 ～ 4 个疗程，疗程间隔时间不宜超过 1 日。

**3. 滚宰蛮不章米鲁塔喃软（水塔不足型不育症）**

（1）罕帕雅（主症）：心烦失眠，面色无华，颜面前胸后背生疮长疖，腰膝酸软，性欲亢奋，精液黏稠、少而腥臭，精液液化延时，精乏无子，舌边尖红，舌苔黄腻，脉细而快。

（2）多雅（治法治则）：补水清火，养精安神。

（3）治疗方法

①暖雅（睡药疗法）：取摆芽楠嫩（荷包山桂花叶）、芽敏（艾叶）、哟蜜（树菠萝嫩叶）、摆以不列嘿（铜钱麻黄叶）、摆芽依秀母（香附叶）、摆禾节（小野黄茄叶）、摆莫哈郎（大驳骨叶）、摆罕盖（通血香叶）、摆宾蒿（白花臭牡丹叶）、摆龙埋亮龙（大红花叶）、摆宾亮（红花臭牡丹叶）各 1000g，切碎，置于锅内加水、劳（酒）炒热或蒸热，取出平摊于睡药床上，加劳（酒）充分拌匀（取出一半备用），用纱布覆盖于热药上，待温度适中时令患者睡于药上，用纱布盖于患者身上，再将余药覆盖于患部或全身（除头颅外）30 ～ 60 分钟，隔日 1 次，3 次为 1 个疗程，一般以 2 ～ 4 个疗程为宜。

②烘雅（熏蒸疗法）：取摆该罕（石斛叶）、摆芽楠嫩（荷包山桂花叶）、摆尖欢（沉香叶）、叫哈荒（生藤）、摆沙海（香茅草叶）、摆以不列嘿（铜钱麻黄叶）、摆芽依秀母（香附叶）、摆禾节（小野黄茄叶）、摆莫哈郎（大驳骨叶）、摆罕盖（通血香叶）、摆宾蒿（白花臭牡丹叶）、摆龙埋亮龙（大红花叶）、摆宾亮（红花臭牡丹叶）各适量，将之置入熏蒸器的锅内，待煮沸产生热气后让患者位于特制的熏蒸器（熏蒸木桶、蒸箱）内，接收器内药物蒸汽进行全身或局部熏蒸 20 ～ 40 分钟，隔日 1 次，3 次为 1 个疗程，一般治疗 4 个疗程。

③咱雅（拖擦药物疗法）：取傣药摆帕利（大苦凉菜叶）、芽敏（艾叶）、摆龙埋亮龙（大红花叶）、摆宾亮（红花臭牡丹叶）、摆娜龙（艾纳香叶）、摆芽楠嫩（荷包山桂花叶）、皇旧（墨旱莲）、摆拢良（腊肠树叶）、芽沙板（除风草）各等量，碾细粉装袋，每袋 200g，蘸喃皇旧（墨旱莲汁）、酒为引，蒸热拖擦揉按背部、腰部。每日 1 次，3 ～ 7 日为 1 个疗程，一般治疗 2 ～ 4 个疗程，疗程间隔时间不宜超过 1 日。

**4. 滚宰蛮不章米鲁塔拎软（土塔不足型不育症）**

（1）罕帕雅（主症）：周身困乏无力，面色蜡黄，饮食不佳，胃脘胀痛，性欲低下，精液色清量少，精子活动力低，大便溏泄、小便清长，舌淡苔白，脉深弱而无力。

（2）多雅（治法治则）：调补土塔，增力强身。

（3）治疗方法

①暖雅（睡药疗法）：取摆毫命（姜黄叶）、摆麻尖（肉豆蔻叶）、摆罕盖（通血香

叶)、摆麻娘(砂仁叶)、摆以不列嘿(铜钱麻黄叶)、摆芽依秀母(香附叶)、摆禾节(小野黄茄叶)、摆莫哈郎(大驳骨叶)、摆宾亮(红花臭牡丹叶)各1000g,切碎,置于锅内,加水、劳(酒)炒热或蒸热,取出平摊于睡药床上,加劳(酒)充分拌匀(取出一半备用),用纱布覆盖于热药上,待温度适中时令患者睡于药上,用纱布盖于患者身上,再将余药覆盖于患部或全身(除头颅外)30～60分钟,隔日1次,3次为1个疗程,一般以2～4个疗程为宜。

②烘雅(熏蒸疗法):取摆麻娘(砂仁叶)、摆罕盖(通血香叶)、摆麻尖(肉豆蔻叶)、摆尖欢(沉香叶)、叫哈荒(生藤)、摆沙海(香茅草叶)、摆以不列嘿(铜钱麻黄叶)、摆芽依秀母(香附叶)、摆莫哈郎(大驳骨叶)、摆宾亮(红花臭牡丹叶)各等量,碾细粉,装袋,每袋50g,将之置入熏蒸器的锅内,待煮沸产生热气后让患者位于特制的熏蒸器(熏蒸木桶、蒸箱)内,接收器内药物蒸汽进行全身或局部熏蒸20～40分钟,隔日1次,3次为1个疗程,一般治疗4个疗程。

③咱雅(拖擦药物疗法):取傣药毫命(姜黄)、补累(紫色姜)、嘿罕盖(通血香)、皇旧(墨旱莲)、芽帕雅哟(竹节黄)、摆拢良(腊肠树叶)、芽沙板(除风草)、摆扎阿亮(紫苏叶)各等量,碾细粉装袋,每袋200g,蘸水和药酒蒸热,拖擦揉按背部、腰部,热敷腰部。每日1次,3～7日为1个疗程,一般治疗2～4个疗程,疗程间隔时间不宜超过1日。

## 三、注意事项

**1. 诊治原则** 对于滚宰蛮不章米鲁(不育症)患者,应注意询问与不孕不育相关的病史。如:夫妻性生活情况,了解有无性交困难;生殖器部位相关手术及外伤;慢性疾病史(包括结核、腮腺炎)。部分患者因缺乏性生活相关基本知识及男女双方盼孕心切造成精神过度紧张,这类患者应进行耐心开导。对于病因明确的,应积极采用相应的措施治疗,以提高精液质量。

**2. 预防与调护**

(1)性生活适度。戒烟、毒、酒;忌酸冷性寒之物,多食营养性温之品。

(2)掌握性知识,学会预测女方排卵日期,排卵前2～3日至排卵后24小时内性交,次数适度,以增加受孕机会。

(3)积极加强锻炼,增强体质,纠正营养不良和贫血;积极治疗内科疾病。

(4)注意消除有害因素的影响,对接触放射线、有毒物品或高温环境而致不育者,建议调整工作。

## 四、思考题

1. 滚宰蛮不章米鲁塔拢软(风塔不足型不育症)可选用哪些外治疗法?

2. 滚宰蛮不章米鲁塔喃软(水塔不足型不育症)使用咱雅(拖擦药物疗法)如何操作?

3. 滚宰蛮不章米鲁(不育症)进行外治疗法后在生活上、饮食上的调护有哪些?

# 第六节　拢沙龙接答（火眼病）

## 一、概述

拢沙龙接答（火眼病）是临床常见的眼病，分为拢沙龙接答外（急性火眼病）和拢沙龙接答哼（慢性火眼病）。拢沙龙接答外（急性火眼病）起病较急，暴发目赤肿痛，沙涩畏光，自觉流泪，眼部异物感、灼热感或刺痛，可兼发热头痛，主要证型为拢沙龙接答塔菲想（火塔偏盛型火眼病），治以清火解毒，除风明目；拢沙龙接答哼（慢性火眼病）则因拢沙龙接答外（急性火眼病）失治误治或治疗不当转化而得，临床主要表现为眼睛干涩发痒、畏光流泪、倒睫、眼眶胀痛、头痛等，主要证型为拢沙龙接答塔喃软（水塔不足型火眼病），治以补水清火，除风止痛。西医学的急慢性结膜炎、角膜炎等可参照辨治。

## 二、外治方法

### （一）拢沙龙接答外（急性火眼病）

**拢沙龙接答塔菲想（火塔偏盛型火眼病）**

（1）罕帕雅（主症）：发病急，自觉流泪，眼部异物感、灼热感或刺痛。双目充血发红，或有脓性分泌物，早晨起床时睁眼困难。舌红，苔黄厚腻或薄黄腻，小便短黄或混浊，大便干燥或便结难下，脉行快而有力。

（2）多雅（治法治则）：清热解毒，消肿止痛。

（3）治疗方法

①取雅叫哈顿散（五宝药散）置入碗中，加水调匀浸泡，取药汁滴眼，每天 3 次，3 天为 1 个疗程，连续治疗 1 ～ 3 个疗程。

②取鲜绿茶、芽罗勒（蒲公英）各等量，煎水，待凉清洗眼目或湿敷，每日 3 次，3 天为 1 个疗程，连续治疗 1 ～ 3 个疗程。

### （二）拢沙龙接答哼（慢性火眼病）

**拢沙龙接答塔喃软（水塔不足型火眼病）**

（1）罕帕雅（主症）：发病较慢，常由急性火眼病转化而来。临床主要表现为眼睛干涩发痒，或轻度刺痛，畏光怕风，视物不清，流泪，倒睫，眼眶胀痛，兼见头痛、口干心烦、小便短赤、大便干结，舌红少苔，脉行深、细、快。

（2）多雅（治法治则）：补水清火，除风止痛。可采取傣西医结合治疗。

（3）治疗方法

①雅叫哈顿散（五宝药散）适量，置入哈麻过（嘎哩啰根）碗中，加水调匀浸泡，取药汁滴眼，每日 3 次，3 天为 1 个疗程，连续治疗 1 ～ 3 个疗程。

②取鲜绿茶、芽罗勒（蒲公英）各等量，煎水，待凉清洗眼目或湿敷，每日3次，3天为1个疗程，连续治疗1～3个疗程。

## 三、注意事项

**1. 疾病治疗原则** 拢沙龙接答外（急性火眼病）起病较急，应根据病因治疗，以局部给药为主，必要时辅以全身用药。

**2. 预防与调护** 注意避寒热，少食香辣燥热之品。勤洗手、洗脸，不用手或衣袖拭眼。急性期患者须隔离，以避免感染，防止流行。

## 四、思考题

1. 拢沙龙接答塔菲想（火塔偏盛型火眼病）可选用哪些外治疗法？
2. 拢沙龙接答（火眼病）进行外治疗法后在生活上、饮食上的调护有哪些？

# 第七节 哦毕剁（毒蛇咬伤）

## 一、概述

哦毕剁（毒蛇咬伤）是由蛇的毒液通过毒牙的导管注入伤口，引起局部和全身中毒症状，严重可致死亡。本病临床表现以毒蛇咬伤后，一般局部留有齿痕，伴有疼痛和肿胀为特征。严重者肿胀蔓延迅速，淋巴结肿大，皮肤出现血疱、瘀斑甚至局部组织坏死，甚至呼吸抑制，最后导致循环、呼吸衰竭。傣医认为蛇毒可以导致体内四塔、五蕴功能失调，水血大伤，甚至四塔功能衰败而死亡。无论为何种毒蛇所伤，根据其致病特点和发病机制，采取清火解毒，除风止痛，内服外包并重的方法治之。

## 二、外治方法

**1. 罕帕雅（主症）** 大多数患者被毒蛇咬伤后几秒钟或几分钟内即出现全身症状，可有口渴、恶心、呕吐、腹泻、胸腹疼痛、晕眩倦怠、畏寒发热等不适。局部皮肤发生显著红肿且渐扩展，并见瘀斑，由鲜红渐转暗紫色，甚至发生坏死，伴疼痛并逐渐加剧，伤口中央可见一对大而深的毒牙痕。

**2. 多雅（治法治则）** 清火解毒，除风止痛。

**3. 治疗方法** 根据傣医先解后治之理论，先予雅解沙把（百解胶囊），口服，每次4～8粒，每日3次，一直服到病愈为止。

（1）急救措施：一旦被毒蛇咬伤，应尽快采取结扎、冲洗、扩创、服药等急救措施，以防止毒液扩散和吸收。

（2）阿雅（洗药疗法）：文尚海（百样解）30g，广蒿修（青竹标）30g，雅解先打（傣百解）30g，淡竹叶15g，邓嘿罕（定心藤）30g，煎水外洗患处20～30分钟，每天1次，3～7天为1个疗程，一般治疗1～2个疗程。

（3）达雅（搽药疗法）：取广蒿修（青竹标）适量，磨水内服，同时磨于劳（酒）中外搽患处。每日 1 次，3 ～ 7 日为 1 个疗程，一般治疗 2 ～ 4 个疗程，疗程间隔时间不宜超过 1 日。

## 三、注意事项

1. 本病是临床常见的危急重症，故无论何种毒蛇咬伤都应积极治疗。
2. 宣传普及毒蛇咬伤的防治知识，让群众了解和掌握毒蛇的活动规律，特别是毒蛇咬伤后的自救方法。
3. 被蛇咬伤后，注意伤口护理。
4. 饮食上忌食辛辣、燥热、肥甘厚味之品，忌饮酒。
5. 鼓励患者多饮水，促进毒素排出。
6. 对于患者的紧张恐惧情绪，应耐心做好解释和安慰工作。
7. 咬伤初期，应令患者抬高患肢，避免走动，以防毒液扩散。
8. 后期病情好转时，患肢应适当抬高，以利于消肿，外敷药物不要遮盖伤口。

## 四、思考题

1. 哦毕剁（毒蛇咬伤）的治疗原则是什么？可选用哪些外治疗法？
2. 哦毕剁（毒蛇咬伤）使用阿雅（洗药疗法）如何操作？
3. 哦毕剁（毒蛇咬伤）进行外治疗法后在生活上、饮食上的调护有哪些？

# 第八节　洞飞（急性蜂窝织炎）

## 一、概述

洞飞（急性蜂窝织炎）是皮下组织、筋膜下、肌间隙的急性弥漫性化脓性炎症，系由溶血性链球菌和金黄色葡萄球菌感染引起。其特点是病变不易局限，常迅速扩散，红肿蔓延成片，边界不清，灼热疼痛，全身症状明显。可分为原发性和继发性，继发者多由疮疖等疾病引起。傣医学认为本病是由于患者体内四塔失调，火塔偏盛，内里有热，水不足不能制火，加之外感帕雅拢皇（热风毒邪），内外相合蕴结肌肤而致，并将之分为洞飞塔拢塔菲想（风火毒邪偏盛型急性蜂窝织炎）、洞飞塔拢塔喃巴如乃（风火水毒瘀滞型急性蜂窝织炎）论治，分别治以泻火解毒，凉血透脓及泻火解毒，化瘀排脓。成脓后应进行切开排脓，并保持引流通畅。

## 二、外治方法

**1. 洞飞塔拢塔菲想（风火毒邪偏盛型急性蜂窝织炎）**

（1）罕帕雅（主症）：好发于四肢、颜面、外阴或臀部。初起局部弥漫性暗红色肿胀，境界不清，并有显著的凹陷性水肿，严重者可有小水疱或深在性脓肿，迅速向四周扩散。局部发热，疼痛明显，常伴有寒战、高热和全身不适等症状。舌质红，苔黄厚腻，脉行快。

（2）多雅（治法治则）：泻火解毒，凉血透脓。

（3）治疗方法

①阿雅（洗药疗法）：嘿涛罕（大黄藤）30g，雅解先打（傣百解）10g，哈吐崩（四棱豆根）10g，楠埋短（刺桐树皮）10g，先勒（十大功劳）30g，煎水外洗患处20～30分钟，每日1次，3～7日为1个疗程，一般治疗1～2个疗程。

②达雅（搽药疗法）：取波波罕（山乌龟）适量，磨汁外搽；取哈娜罕（羊耳菊根）适量，泡水内服，或磨汁外搽；或取咪火蛙（山大黄）适量，磨水外搽患处，每日1～2次，直至治愈或疾病好转。

**2. 洞飞塔拢塔喃巴如乃（风火水毒瘀滞型急性蜂窝织炎）**

（1）罕帕雅（主症）：本型多突然起病，初起为一硬性炎性红肿，后演变为波动性脓疡且迅速向四周组织扩展，发生进行性坏疽。好发于背部或腰骶部，有时发生于颈部、胸部或腹部，常伴有寒战、高热和全身不适等症状。舌质红，苔黄厚腻，脉行快。

（2）多雅（治法治则）：泻火解毒，化瘀排脓。

（3）治疗方法

①达雅（搽药疗法）：取咪火蛙（山大黄）、嘿涛罕（大黄藤）、波波罕（山乌龟）各适量，磨汁外搽，每日1～2次，直至治愈或疾病好转。

②阿雅（洗药疗法）：取咪火蛙（山大黄）50g，雅解先打（傣百解）30g，文尚海（百样解）20g，吻牧（苦藤）50g，嘿涛罕（大黄藤）50g，先勒（十大功劳）50g，浓煎浸泡外洗20～30分钟，每日1次，3～7日为1个疗程，一般治疗1～2个疗程。

## 三、注意事项

（1）忌食香燥、性热、煎炸的食物。

（2）注意皮肤卫生，保持皮肤功能的完整性。

（3）加强营养，提高机体抵抗力，注意休息。

（4）高热时应卧床，宜食半流质饮食。

（5）患疮疖应积极处理，忌挤压。

（6）在治疗的过程中，应密切观察患者的病情，防止脓毒血症的发生。

## 四、思考题

1. 洞飞塔拢塔菲想（风火毒邪偏盛型急性蜂窝织炎）可选用哪些外治疗法？

2. 洞飞塔拢塔喃巴如乃（风火水毒瘀滞型急性蜂窝织炎）使用阿雅（洗药疗法）如何操作？

3. 洞飞（急性蜂窝织炎）进行外治疗法后在生活上、饮食上的调护有哪些？

# 第九节 纳毫发（黄褐斑）

## 一、概述

纳毫发（黄褐斑），为颜面部对称而局限性分布的淡褐色至深褐色的色素沉着性皮肤病。本病临床表现以对称分布，颜面部两颊、额部、鼻、唇及颏有褐色斑片，多呈蝴蝶状。无自觉症状，以日晒后加重为特征。男女均可发病，多见于中青年女性。傣医认为黄褐斑主要由于四塔功能失调，气血瘀滞，不能温养肌肤，上荣颜面，治疗以调补水血，活血退斑为主。

## 二、外治方法

**纳毫发勒拢巴（气血瘀滞型黄褐斑）**

（1）罕帕雅（主症）：面部褐色斑片，或浅或深，边界清楚，对称分布于两颧周围；伴见胁胀胸闷、烦躁易怒、不思饮食；女子月经不调，或经前斑色加深，乳房作胀或疼痛，大便干结、小便黄。舌质淡红，苔薄白，脉有力。

（2）多雅（治法治则）：调补水血，活血退斑。

（3）治疗方法

①达雅（搽药疗法）：取楠该罕（石斛）、买过干呆（水红木叶）、嘿罕（无根藤）各适量，煎水，湿敷患部，每日 1 ～ 2 次，直至治愈或疾病好转。

②阿雅（洗药疗法）：楠该罕（石斛）、糯宾蒿（白花臭牡丹花）、糯该罕（石斛花）、糯（茶花）、罗呆哼（姜花）、糯章巴碟（鸡蛋花）各等量，煎汤内服和外洗颜面。每日 1 次，3 ～ 7 日为 1 个疗程，一般治疗 1 ～ 2 个疗程。

## 三、注意事项

**1. 疾病处理原则** 西医以减少黑色素生成、抗炎、抑制血管增生、修复皮肤屏障、抗光老化为指导原则。避免诱发因素，注重防晒，配合使用修复皮肤屏障的功效性护肤品等。傣医采取内服、外洗傣药相结合治疗，以调补水血，活血退斑为治则，疗效显著。

**2. 预防与调护**

（1）避免紫外线的照射。紫外线照射会导致黑色素增加，所以避免日晒，防止色斑加重，保证黄褐斑的治疗效果。户外使用遮阳工具或防晒霜。

（2）避免刺激。洗脸时动作轻柔，加强皮肤屏障维护。敏感肌肤尽量减少化妆品的使用，尤其要避免使用有香味和刺激性的化妆品。

（3）情绪不良和工作压力大多是黄褐斑的诱发原因，调节情绪，降低压力，保持心情开朗舒畅，既是一种预防方法，也是一种治疗手段。

（4）保持充足的睡眠是预防黄褐斑的重要措施。

## 四、思考题

1. 纳毫发（黄褐斑）可选用哪些外治疗法？
2. 纳毫发（黄褐斑）使用阿雅（洗药疗法）如何操作？
3. 纳毫发（黄褐斑）进行外治疗法后在生活上、饮食上的调护有哪些？

# 第十节 缅比货样（咬蜇伤）

## 一、概述

缅比货样（咬蜇伤）包括多种毒虫如蜂、蚁等所伤，本节特指因蜂刺刺入皮肤后，“四塔”功能失调，不能抵御蜂毒，蜂毒郁于肌肤，直入脏腑，引起局部皮肤明显症状和全身中毒反应之病。对于本病傣医采取内服外治相结合治疗，治以清火解毒，消肿止痛。

## 二、外治方法

**1. 罕帕雅（主症）** 全身大片红斑、肿胀、痒痛，口干心烦，便秘，小便黄，舌质红，苔黄腻，脉快。

**2. 多雅（治法治则）** 清火解毒，消肿止痛。

**3. 治疗方法**

（1）达雅（搽药疗法）：取哈麻喝（洗碗叶根）、哈利（旋花茄根）、几补（老虎楝）各适量，磨汁内服、外搽，也可选用傣医院研制的雅麻想（疮毒酊）涂搽。每日 1 ～ 2 次，直至治愈或疾病好转。

（2）阿雅（洗药疗法）：取嘿涛罕（大黄藤）、邓嘿罕（定心藤）、先勒（十大功劳）、麻丙罕（印度枳）、贺罕（黄藤）、芽沙板（除风草）、文尚海（百样解）、摆娜龙（艾纳香叶）各等量，煎水外洗患处 20 ～ 30 分钟，每日 1 次，3 ～ 7 日为 1 个疗程，一般治疗 1 ～ 2 个疗程。

## 三、注意事项

治疗时根据患者的具体病证，结合患者的年龄和体质，选用相应的治疗方法。可结合西药抗过敏治疗，出现过敏性休克者宜配合西医进行积极抢救治疗。治疗期间应避免接触冷水，注意保暖，避免剧烈运动。

## 四、思考题

1. 缅比货样（咬蜇伤）可选用哪些外治疗法？
2. 缅比货样（咬蜇伤）使用达雅（搽药疗法）如何操作？

# 第十一章 傣医治疗学操作训练

## 实训一 烘雅（熏蒸疗法）

【目的要求】

通过训练，掌握烘雅（熏蒸疗法）的操作方法，熟悉烘雅（熏蒸疗法）常用的雅烘（傣药）配方。

【实训时间】

1课时。

【器材用具】

常用的雅烘（傣药）、一次性透气布单、枕头、棉被、隔热手套、温度计等。

【操作流程】

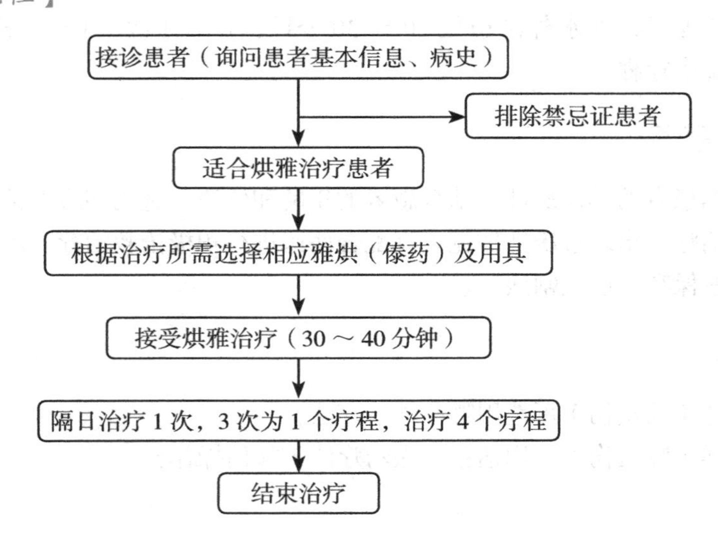

【实训技能标准】

考核时，需要操作者对操作流程、注意事项、适应证和禁忌证边操作边讲述。考核项目详见表 11–1。

**表 11–1 烘雅（熏蒸疗法）实训考核表**

| 项目 | 操作技术要求 | 分值（分） | 得分 | 备注 |
| --- | --- | --- | --- | --- |
| 人文素质 | 着装整齐，干净卫生；仪态得体，关爱接受治疗者 | 1.0 | | |
| 雅烘（傣药） | 根据接受治疗者的具体病证，选择相应的雅烘（傣药）配方 | 1.0 | | |
| 用具准备 | 常用的雅烘（傣药）、一次性透气布单、枕头、棉被、隔热手套、温度计等 | 1.0 | | |
| 熏蒸器 | 具备无菌观念，根据接受治疗者的体质、病证和施术部位选择适当的熏蒸器 | 1.5 | | |
| 熏蒸 | 1. 施术者说明治疗流程和注意事项，并获得接受治疗者的配合。<br>2. 注意保护患者隐私。<br>3. 注意蒸汽温度，防止烫伤接受治疗者。<br>4. 治疗过程中，询问患者感受并密切观察 | 3.5 | | |
| 结束 | 关闭（移开）熏蒸器，予消毒毛巾擦干施术部位，正确处理 | 1.0 | | |
| 整体 | 体现人文关怀，操作熟练 | 1.0 | | |
| 合计 | | 10 | | |

【实训小结】

烘雅（熏蒸疗法）通过煎煮雅烘（傣药）产生的热气，使药物通过皮肤吸收后作用于患处（或全身），既可用于治疗疾病，又可缓解疲劳、清洁肌肤。通过本次实训，要求学生熟练掌握烘雅（熏蒸疗法）的操作流程、操作要点，熟悉操作所需用具、常用雅烘（傣药）。操作时应排除禁忌证，注意蒸汽温度适宜，控制治疗时间，保护患者隐私，体现人文关怀。

## 实训二 暖雅（睡药疗法）

【目的要求】

通过训练掌握暖雅（睡药疗法）的操作方法，熟悉暖雅（睡药疗法）常用的雅烘（傣药）配方。

【实训时间】

1 课时。

【器材用具】

常用的雅烘（傣药）、睡药床、一次性透气布单、枕头、棉被、隔热手套、温度计等。

【操作流程】

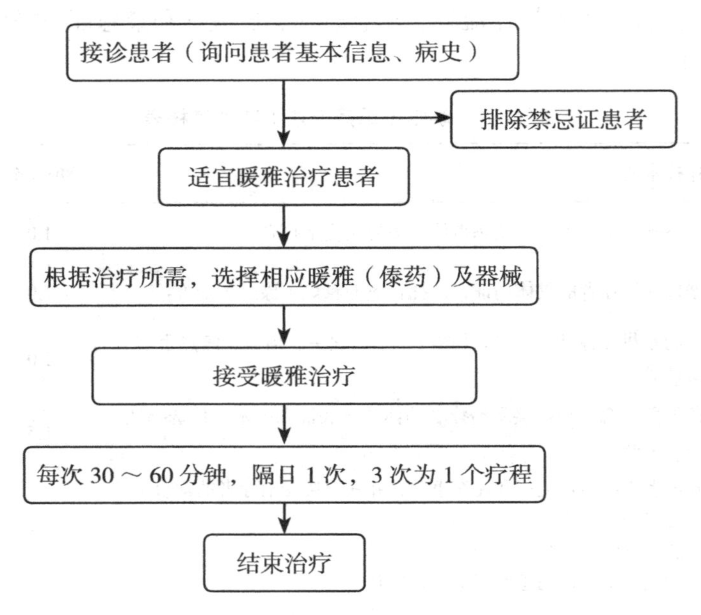


【实训技能标准】

考核时，需要操作者对操作流程、注意事项、适应证和禁忌证边操作边讲述。考核项目详见表 11–2。

**表 11–2　暖雅（睡药疗法）实训考核表**

| 项目 | 操作技术要求 | 分值（分） | 得分 | 备注 |
| --- | --- | --- | --- | --- |
| 人文素质 | 着装整齐，干净卫生；仪态得体，关爱患者 | 1.0 | | |
| 无菌观念 | 术前后洗手，需要消毒部位消毒方法正确；用具清洗消毒，消毒后物品摆放顺序、方法、位置正确 | 1.5 | | |
| 雅烘（傣药） | 根据接受治疗者的具体病证，选择相应的雅烘（傣药）配方 | 1.0 | | |
| 用具准备 | 常用的雅烘（傣药）、睡药床、一次性透气布单、枕头、棉被、隔热手套、温度计等 | 1.0 | | |
| 操作要点 | 1. 用药适宜。根据患者的具体病证配备相应的雅烘（傣药）。<br>2. 温度适宜。把加热后的雅烘（傣药），平摊于睡药床上，搅拌药品使温度降至 40℃。<br>3. 治疗时间。每次 30 ～ 60 分钟，隔日 1 次，3 次为 1 个疗程，一般以 2 ～ 4 个疗程为宜，疗程间隔时间不宜超过 3 日 | 3.5 | | |
| 结束 | 清洁消毒施术部位，医疗垃圾处理到位 | 1.0 | | |
| 整体 | 体现人文关怀，操作熟练 | 1.0 | | |
| 合计 | | 10 | | |

【实训小结】

暖雅（睡药疗法）是通过将药物加热，覆盖全身来发汗，使药性通过体表毛窍透入经络、血脉，从而达到温经通络、活血行气、散热止痛、祛瘀消肿等作用。通过本次实训，要求学生熟练掌握暖雅（睡药疗法）的操作流程、操作要点，熟悉操作所需用具、常用雅烘（傣药）。操作时应排除禁忌证，注意温度适宜，控制治疗时间，体现人文关怀。

## 实训三 达雅（搽药疗法）

【目的要求】

通过训练掌握达雅（搽药疗法）的操作方法，熟悉达雅（搽药疗法）常用的用于治疗皮肤病、跌打损伤、中风后遗症、风湿病的配方。

【实训时间】

1 课时。

【器材用具】

适宜的雅烘（傣药）药油、药水或药酒，棉签、纱布、75% 乙醇、脱脂棉、乳胶手套等。

【操作流程】

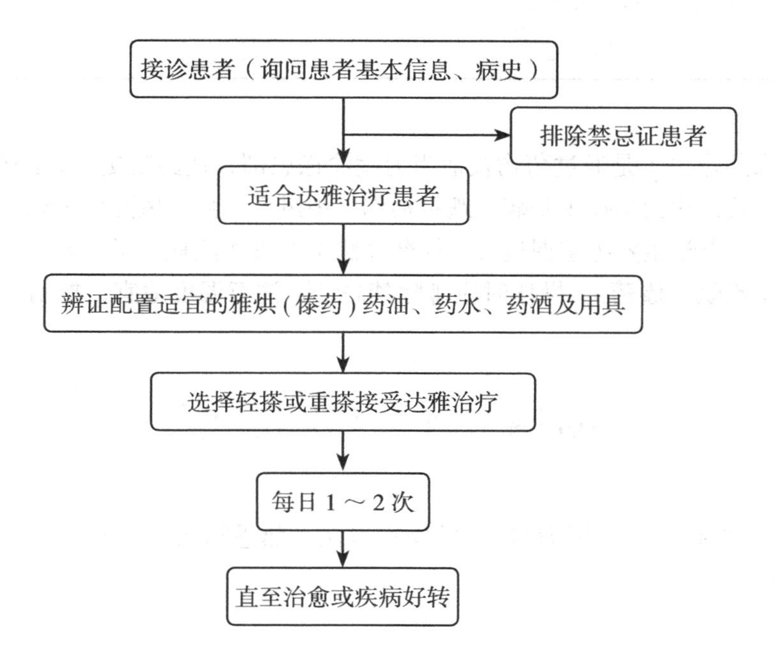


【实训技能标准】

考核时，需要操作者对操作流程、注意事项、适应证和禁忌证边操作边讲述。考核项目详见表 11–3。

表 11-3 达雅（搽药疗法）实训考核表

| 项目 | 操作技术要求 | 分值（分） | 得分 | 备注 |
| --- | --- | --- | --- | --- |
| 人文素质 | 着装整齐，干净卫生；仪态得体，关爱接受治疗者 | 1.0 | | |
| 无菌观念 | 术前后洗手，需要消毒部位消毒方法正确；用具清洗消毒，消毒后物品摆放顺序、方法、位置正确 | 1.0 | | |
| 雅烘（傣药） | 根据患者病情病证所需，选用相应的雅烘（傣药）药油、药水或药酒 | 1.0 | | |
| 用具准备 | 适宜的雅烘（傣药）、棉签、纱布、75% 乙醇、脱脂棉、乳胶手套等 | 1.5 | | |
| 操作要点 | 1. 用药适宜。根据具体病证，配备选用适宜的雅烘（傣药）药油、药水或药酒，并明确轻搽、重搽。<br>（1）轻搽适用于病变局部皮损较严重，渗出液较多者，蘸取药油、药水或药酒轻轻涂于皮肤表面。<br>（2）重搽适用于局部皮肤无疱疹、无渗出液或渗出液较少，重搽至皮肤发红不破损为度。<br>2. 保护隐私。根据患者患病部位，如果达雅（搽药疗法）治疗可能需要患者暴露较大面积或隐私部位，应当做到完全隔挡，不同患者之间保持完全隐私保密性 | 3.5 | | |
| 结束 | 治疗完毕，整理用物，医疗垃圾处理到位 | 1.0 | | |
| 整体 | 体现人文关怀，操作熟练 | 1.0 | | |
| 合计 | | 10 | | |

【实训小结】

达雅（搽药疗法）是通过药物及适当力度涂搽患部，使药物更好地经皮肤入肌理，渗透并发挥功效，达到治疗皮肤病、跌打损伤、中风后遗症、风湿病等病证的目的。通过本次实训，要求学生熟练掌握达雅（搽药疗法）的操作流程、操作要点，熟悉操作所需用具、常用雅烘（傣药）。操作时应排除禁忌证，注意温度适宜，控制治疗时间，体现人文关怀。

## 实训四　阿雅（洗药疗法）

【目的要求】

通过实训掌握阿雅（洗药疗法）的操作方法，熟悉阿雅（洗药疗法）常用的雅烘（傣药）配方。

【实训时间】

1 课时。

【器材用具】

常用的雅烘（傣药）、洗药治疗器具、一次性透气布单、枕头、棉被、隔热手套、温度计等。

【操作流程】

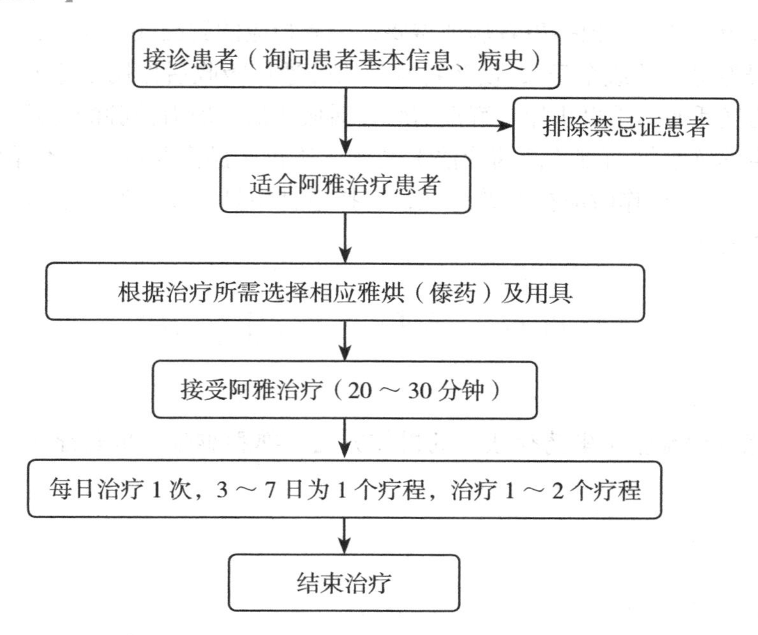


【实训技能标准】

考核时，需要操作者对操作流程、注意事项、适应证和禁忌证边操作边讲述。考核项目详见表11–4。

**表11–4 阿雅（洗药疗法）实训考核表**

| 项目 | 操作技术要求 | 分值（分） | 得分 | 备注 |
|---|---|---|---|---|
| 人文素质 | 着装整齐，干净卫生；仪态得体，关爱施术对象 | 1.0 | | |
| 操作前准备 | 1. 了解患者基本信息，评估患者情况。<br>2. 操作物品准备齐全：常用的雅烘（傣药）、洗药治疗器具、一次性透气布单、枕头、棉被、隔热手套、温度计等。<br>3. 操作前洗手 | 2.0 | | |
| 体位选择 | 体位依患者病情而定 | 0.5 | | |
| 动作要领 | 1. 充分暴露患处。<br>2. 须熟练掌握操作要领后实施，避免暴力操作 | 1.0 | | |
| 注意事项 | 1. 操作前仔细问诊，完善相关检查，明确诊断，排除禁忌证。<br>2. 施术者说明治疗流程和注意事项，并获得接受治疗者的配合。<br>3. 治疗过程中，询问患者感受并密切观察 | 3.5 | | |
| 整体 | 操作熟练 | 1.0 | | |
| 结束 | 使用消毒毛巾擦干施术部位，观察患者有无不适，做好记录，嘱其休息30分钟后再离开，整理物品，洗手 | 1.0 | | |
| 合计 | | 10 | | |

【实训小结】

阿雅（洗药疗法）是根据患者病证需要，配制相应的鲜品或干品傣药进行煎煮，将煎煮后药液浸泡患处（或全身），使药物有效成分透皮吸收后作用于患处或全身，达到祛风散寒、通气活血、杀虫止痒、解毒洁肤、活血化瘀、凉血消肿的功效。通过本次实训，要求学生熟练掌握阿雅（洗药疗法）的操作流程、操作要点，熟悉操作所需用具、常用雅烘（傣药）。操作时应排除禁忌证，选择适宜用具，注意温度适宜，控制治疗时间，体现人文关怀。

## 实训五　难雅（坐药疗法）

【目的要求】

通过训练掌握难雅（坐药疗法）的操作方法，熟悉难雅（坐药疗法）常用的雅烘（傣药）配方。

【实训时间】

1课时。

【器材用具】

常用的雅烘（傣药）、煎药锅、消毒毛巾、坐药盆、坐药凳、一次性塑料盆袋、75%乙醇、碘伏、无菌棉签等。

【操作流程】

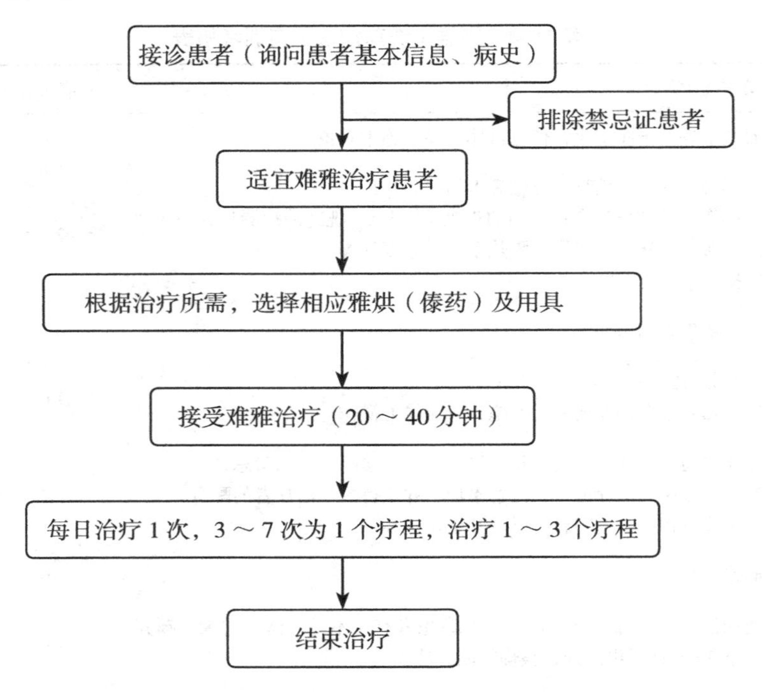


【实训技能标准】

考核时，需要操作者对操作流程、注意事项、适应证和禁忌证边操作边讲述。考核项目详见表 11–5。

**表 11–5　难雅（坐药疗法）实训考核表**

| 项目 | 操作技术要求 | 分值（分） | 得分 | 备注 |
|---|---|---|---|---|
| 人文素质 | 着装整齐，干净卫生；仪态得体，关爱施术对象 | 1.0 | | |
| 无菌观念 | 术前后洗手，需要消毒部位消毒方法正确；用具清洗消毒，消毒后物品摆放顺序、方法、位置正确 | 1.0 | | |
| 雅烘（傣药） | 根据施术对象的具体病证，选择相应的雅烘（傣药）配方 | 1.0 | | |
| 用具准备 | 根据施术对象的体质、病证和施术部位，选择适当的坐药水或坐药疗法；选用合适的坐药盆或坐药凳，准备好一次性塑料盆袋 | 1.0 | | |
| 难雅操作 | 1. 施术者说明治疗流程和注意事项，并获得施术对象的配合。<br>2. 注意保护施术对象隐私。<br>3. 注意温度，防止烫伤施术对象。<br>4. 治疗过程中，询问施术对象感受并密切观察 | 4.0 | | |
| 结束 | 移开坐药盆 / 凳，予消毒毛巾擦干施术部位，正确处理使用过的坐药盆 / 凳、一次性塑料盆袋及雅烘（傣药） | 1.0 | | |
| 整体 | 体现人文关怀，操作熟练 | 1.0 | | |
| 合计 | | 10 | | |

【实训小结】

难雅（坐药疗法）是以傣医四塔五蕴理论为指导思想，根据病情所需，配制相应的雅烘（傣药）鲜品捣烂或干品散剂，煎煮或加介质炒热，放入不同的容器或器具上，让患者坐在药液中或加工好的药物上进行治疗的一种外治方法，既可用于治疗疾病，又可用于清洁局部肌肤。难雅（坐药疗法）具有清热解毒、活血化瘀、凉血消肿、缩肛止痛、杀虫止痒等作用。通过本次实训，要求学生熟练掌握难雅（坐药疗法）的操作流程、操作要点，熟悉操作所需用具、常用雅烘（傣药）。操作时应排除禁忌证，注意用药适宜、温度适宜，保护隐私，体现人文关怀。

## 实训六　沙雅（刺药疗法）

【目的要求】

通过训练掌握沙雅（刺药疗法）的操作方法，熟悉握沙雅（刺药疗法）常用的雅烘（傣药）配方。

【实训时间】

1 课时。

【器材用具】

常用的雅烘（傣药）、2% 碘酒、75% 乙醇、95% 乙醇、消毒棉球、镊子、血管钳、针盘、棉球缸、软柄皮肤针、硬柄皮肤针等。

【实训步骤】

**1. 持针姿势** 软柄和硬柄皮肤针有不同的持针姿势。

（1）软柄皮肤针将针柄末端置于掌心，拇指居上，示指在下，余指呈握拳状固定针柄末端。

（2）硬柄皮肤针用拇指和中指夹持针柄两侧，示指置于针柄中段的上面，无名指和小指将针柄末端固定于大小鱼际之间。

**2. 操作方法** 皮肤常规消毒后，针尖对准叩刺部位，运用灵活的腕力垂直叩刺。即将针尖垂直叩击在皮肤上，并立刻弹起，如此反复进行。

**3. 技术要点** 运用腕力，垂直叩刺，速度均匀，起落迅速。

**4. 刺激强度** 按照弱刺激、中等刺激和强刺激的不同要求练习。带教老师也可选择适宜的病例进行操作示范，供学生观摩学习。

（1）弱刺激：用较轻的腕力叩刺，冲力小，针尖接触皮肤时间较短，局部皮肤略见潮红，患者无疼痛感觉。

（2）中等刺激：叩刺的腕力介于强、弱刺激之间，冲力中等，局部皮肤潮红，但无出血，患者稍觉疼痛。

（3）强刺激：用较重的腕力叩刺，冲力大，针尖接触皮肤时间稍长，局部皮肤可见出血，患者有明显疼痛感觉。叩刺后迅速拔火罐于叩刺部，使局部适量出血。

**5. 双手配合** 一手持棉球（或棉签）涂搽雅烘（傣药），一手持皮肤针叩刺，双手配合熟练。

【操作流程】

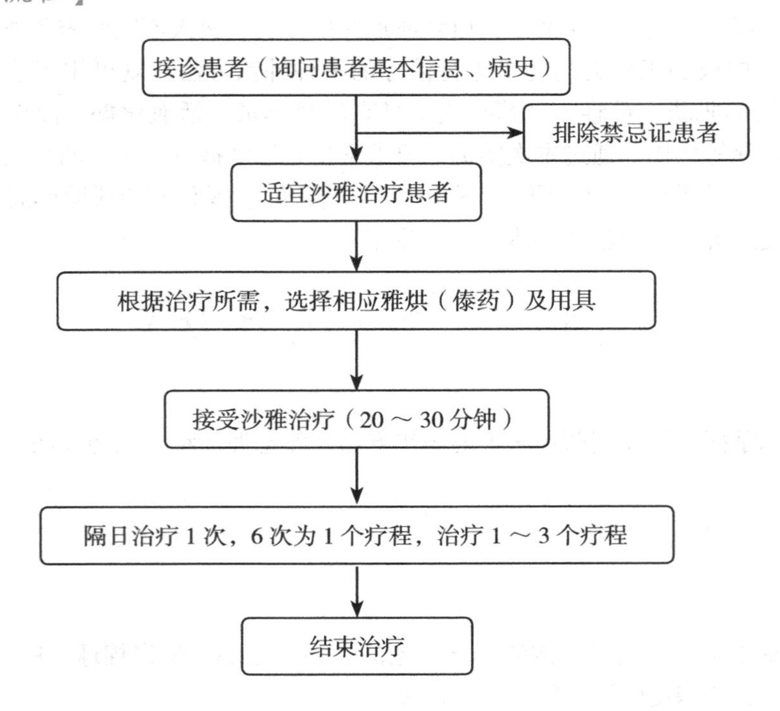

【实训技能标准】

考核时，需要操作者对操作流程、注意事项、适应证和禁忌证边操作边讲述。考核项目详见表 11-6。

**表 11-6 沙雅（刺药疗法）实训考核表**

| 项目 | 操作技术要求 | 分值（分） | 得分 | 备注 |
| --- | --- | --- | --- | --- |
| 人文素质 | 着装整齐，干净卫生；仪态得体，关爱受针者 | 1.0 | | |
| 无菌观念 | 术前后洗手，需要消毒部位消毒方法正确；针具消毒，消毒后物品摆放顺序、方法、位置正确 | 1.0 | | |
| 雅烘（傣药） | 根据接受治疗者的具体病证，选择相应的雅烘（傣药）配方 | 1.0 | | |
| 用具准备 | 常用的雅烘（傣药）、2% 碘酒、75% 乙醇、95% 乙醇、消毒棉球、镊子、血管钳、针盘、棉球缸、软柄皮肤针、硬柄皮肤针等 | 1.0 | | |
| 持针 | 将针柄末端置于掌心，拇指居上，示指在下，余指呈握拳状固定针柄末端 | 1.0 | | |
| 刺药 | 1. 施术者说明治疗流程和注意事项，并获得接受治疗者的配合。<br>2. 一手涂搽雅烘（傣药），一手持针叩刺，配合和谐 | 3.0 | | |
| 结束 | 清洁消毒施术部位，医疗垃圾处理到位 | 1.0 | | |
| 整体 | 体现人文关怀，操作熟练 | 1.0 | | |
| 合计 | | 10 | | |

【实训小结】

沙雅（刺药疗法）通过叩刺促进药力渗透皮肤吸收，促进药物疗效的发挥。主要作用为祛风除湿，通血止痛。通过本次实训，要求学生熟练掌握沙雅（刺药疗法）操作流程、操作要点，熟悉操作所需用具、常用雅烘（傣药）。操作时应排除禁忌证，注意针刺力度，控制治疗时间，保护患者隐私，体现人文关怀。

## 实训七 果雅（包药疗法）

【目的要求】

通过训练，掌握果雅（包药疗法）的操作方法，熟悉掌握果雅（包药疗法）常用的雅烘（傣药）配方。

【实训时间】

1 课时。

【器材用具】

常用的雅烘（傣药）、消毒纱布、胶布、绷带、消毒毛巾等。

【操作流程】

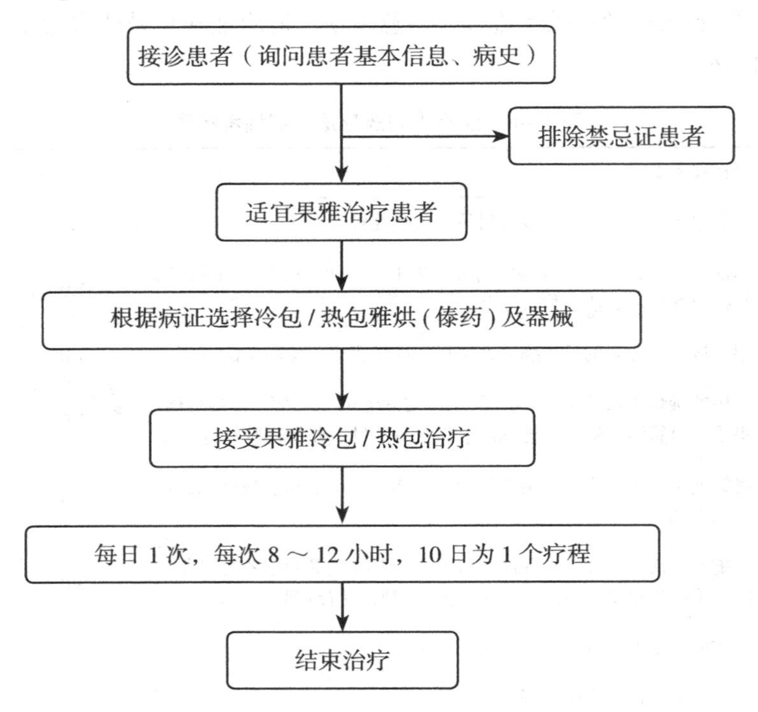


【实训技能标准】

考核时，需要操作者对操作流程、注意事项、适应证和禁忌证边操作边讲述。考核项目详见表 11–7。

**表 11–7　果雅（包药疗法）实训考核表**

| 项目 | 操作技术要求 | 分值（分） | 得分 | 备注 |
|---|---|---|---|---|
| 人文素质 | 着装整齐，干净卫生；仪态得体，关爱接受治疗者 | 1.0 | | |
| 雅烘（傣药） | 根据接受治疗者的具体病证，选择相应的雅烘（傣药）配方，并制作好雅烘（傣药） | 2.0 | | |
| 用具准备 | 具备无菌观念，根据接受治疗者的体质、病证和施术部位选择适当大小的果雅包、绷带等 | 1.5 | | |
| 包药 | 1. 操作者说明治疗流程和注意事项，并获得患者的配合。<br>2. 温度适宜，热包不能烫伤患者（以 40 ～ 60℃为宜），冷包应以患者能耐受为度。<br>3. 用药适宜，根据患者病证选用雅烘（傣药）配方。<br>4. 根据患处部位制作大小合适的药包。<br>5. 每日 1 次，每次 8 ～ 12 小时，10 日为 1 个疗程 | 3.5 | | |
| 结束 | 取下雅烘（傣药），予消毒毛巾擦干包药部位，正确处理使用过的雅烘（傣药） | 1.0 | | |
| 整体 | 体现人文关怀，操作熟练 | 1.0 | | |
| 合计 | | 10 | | |

【实训小结】

果雅（包药疗法）是一种傣医外治方法，根据不同的病证配备相应的雅烘（傣药），根据病性选择冷包或热包，使药力透过皮肤直达病所，以达到治疗疾病的目的，具有除风活血、消肿止痛、接骨续筋、软坚散结、清热解毒、退热止痉等功效。通过要求学习者熟练掌握果雅（包药疗法）操作流程、操作要点，熟悉操作所需器械、常用果雅雅烘（傣药）。操作时应排除禁忌证，注意温度适宜，控制治疗时间，体现人文关怀。

## 实训八 咱雅（拖擦药物疗法）

【目的要求】

通过训练掌握咱雅（拖擦药物疗法）的操作方法，熟悉咱雅（拖擦药物疗法）常用的相关热药水或药酒配制。

【实训时间】

1 课时。

【器材用具】

纱布袋、治疗床（凳）、棉签、手套、药勺、盛药容器（盆、桶）等。

【操作流程】

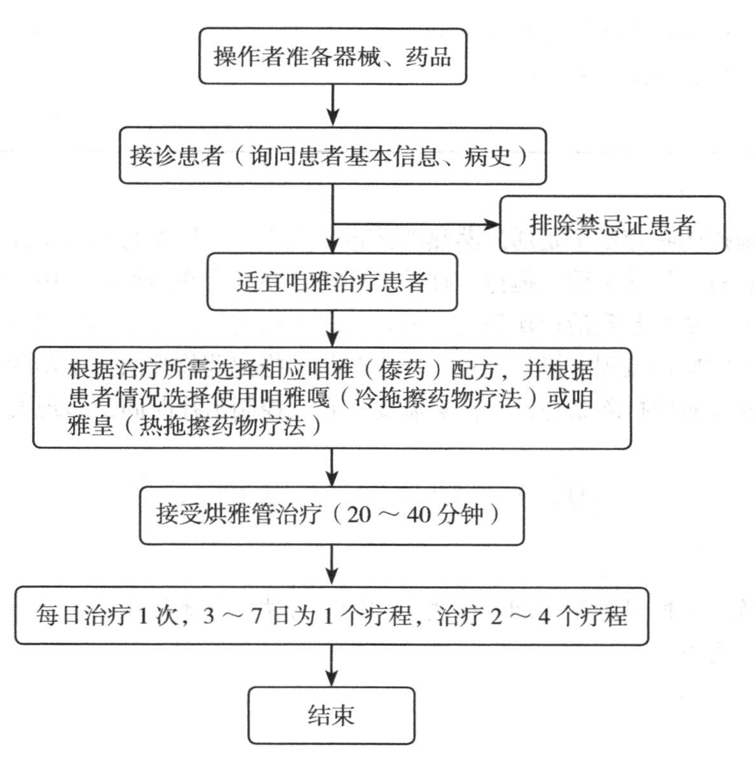


【实训技能标准】

考核时，需要操作者对操作流程、注意事项、适应证和禁忌证边操作边讲述。考核项目详见表 11–8。

**表 11–8 咱雅（拖擦药物疗法）实训考核表**

| 项目 | 操作技术要求 | 分值（分） | 得分 | 备注 |
| --- | --- | --- | --- | --- |
| 人文素质 | 着装整齐，干净卫生；仪态得体，关爱接受治疗者 | 1.0 | | |
| 无菌观念 | 术前后洗手，需要消毒部位消毒方法正确；用具清洗消毒，消毒后物品摆放顺序、方法、位置正确 | 1.0 | | |
| 药袋及相关热药水或药酒配制 | 热药水配制方法：取雅咱拢梅兰申（除风止痛散），用劳雅打拢玫兰申（外用追风镇痛酒）100mL，加入 100mL 热水混匀备用。再取雅咱拢梅兰申（除风止痛散）1 袋（200g/ 袋），蘸配制好的热药水，或热雅劳（药酒），或 75% 乙醇 | 1.5 | | |
| 用具准备 | 纱布袋、治疗床（凳）、棉签、手套、药勺、盛药容器（盆、桶）等 | 1.0 | | |
| 操作要点 | 1. 用药适宜。根据不同的病情选择药袋，蘸取相关的热药水或药酒，顺人体经筋循行的部位或患处进行从上至下、从左到右、从前至后的拖擦、揉按、叩击，使药力在拖擦过程中直接通过皮肤吸收而到达体内，从而起到清热解毒，除风活血，通经止痛等作用。<br>2. 温度适宜。控制好药液的温度，温度应适宜。<br>3. 力度均匀适中。力度均匀且适中地自上而下、从前至后，顺机体的经筋循行部位反复拖擦 | 3.5 | | |
| 结束 | 清洁消毒施术部位，医疗垃圾处理到位 | 1.0 | | |
| 整体 | 体现人文关怀，操作熟练 | 1.0 | | |
| 合计 | | 10 | | |

【实训小结】

咱雅（拖擦药物疗法）是通过蒸热的药包，顺人体经筋循行的部位或患处进行从上至下、从左到右、从前至后的拖擦、揉按、叩击，使药力在拖擦过程中直接通过皮肤吸收而到达体内，从而起到治疗疾病之目的。通过本次实训，要求学生熟练掌握咱雅（拖擦药物疗法）的操作流程、操作要点，熟悉咱雅（拖擦药物疗法）常用的相关热药水或药酒配制。操作时应排除禁忌证，注意温度适宜、控制治疗时间，体现人文关怀。

## 实训九 烘雅管（烟熏疗法）

【目的要求】

通过训练，掌握烘雅管（烟熏疗法）的操作方法，熟悉烘雅管（烟熏疗法）常用的雅烘（傣药）配方。

【实训时间】

1 课时。

【器材用具】

常用的雅烘（傣药）（碾碎成药绒）、钢丝勺、治疗床、一次性透气布单等。

【操作流程】

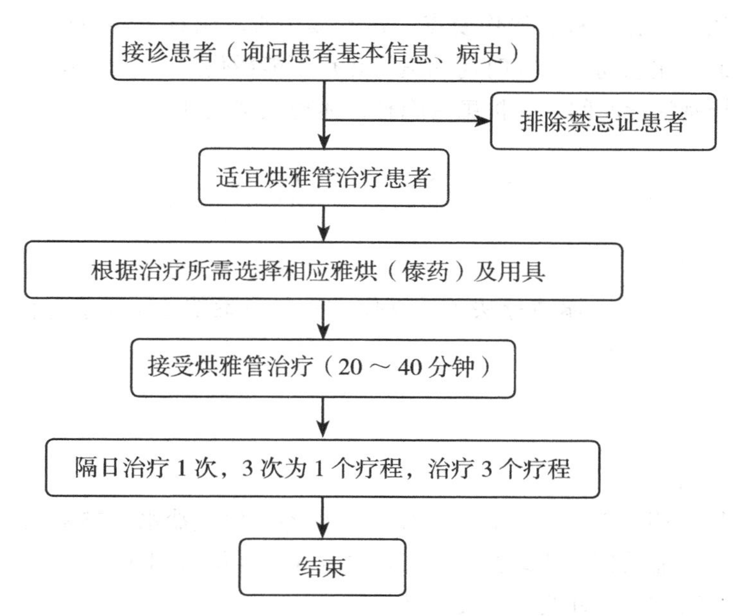


【实训技能标准】

考核时，需要操作者对操作流程、注意事项、适应证和禁忌证边操作边讲述。考核项目详见表11–9。

**表11–9 烘雅管（烟熏疗法）实训考核表**

| 项目 | 操作技术要求 | 分值（分） | 得分 | 备注 |
|---|---|---|---|---|
| 人文素质 | 着装整齐，干净卫生；仪态得体，关爱接受治疗者 | 1.0 | | |
| 雅烘（傣药） | 根据接受治疗者的具体病证，选择相应的雅烘（傣药）配方并碾碎成药绒 | 2.0 | | |
| 用具准备 | 局部治疗：具备无菌观念，根据接受治疗者的体质、病证和施术部位选择大小适宜的钢丝勺。<br>整体治疗：具备无菌观念，消毒过的竹床、被子、一次性透气布单供患者使用 | 1.5 | | |
| 药烟熏烤 | 1. 施术者说明治疗流程和注意事项，并获得接受治疗者的配合。<br>2. 注意保护患者隐私。<br>3. 注意药烟熏烤热疗温度，防止烫伤接受治疗者，整体治疗时烟雾浓度不能呛到患者。<br>4. 治疗过程中，询问患者感受并密切观察 | 3.5 | | |
| 结束 | 移开治疗钢丝勺，或让患者离开治疗竹床，正确处理使用过的用具和雅烘（傣药） | 1.0 | | |
| 整体 | 体现人文关怀，操作熟练 | 1.0 | | |
| 合计 | | 10 | | |

【实训小结】

烘雅管（烟熏疗法）是通过燃烧药物产生令患者局部或口鼻肌肤接受烟雾的熏烤热

疗。主要作用为祛风除寒、通经止痛、清脑醒神。通过本次实训，要求学生熟练掌握烘雅管（烟熏疗法）操作流程、操作要点，熟悉操作所需用具、常用雅烘（傣药）。操作时应排除禁忌证，注意局部治疗时药烟熏烤热疗不能烫伤患者，整体治疗时烟雾浓度不能呛到患者、控制治疗时间、保护患者隐私，体现人文关怀。

## 实训十　依达（溻渍疗法）

【目的要求】

通过训练掌握依达（溻渍疗法）的操作方法，熟悉依达（溻渍疗法）常用的雅烘（傣药）配方。

【实训时间】

1 课时。

【器材用具】

常用的雅烘（傣药）、治疗盘、2% 碘酒、棉签、生理盐水、75% 乙醇、95% 乙醇、消毒棉球、镊子、血管钳、棉球缸、4 ～ 6 层或 6 ～ 8 层医用无菌纱布、注射器、保鲜膜、纱布、无菌敷布、红外线灯、凡士林等。

【操作流程】

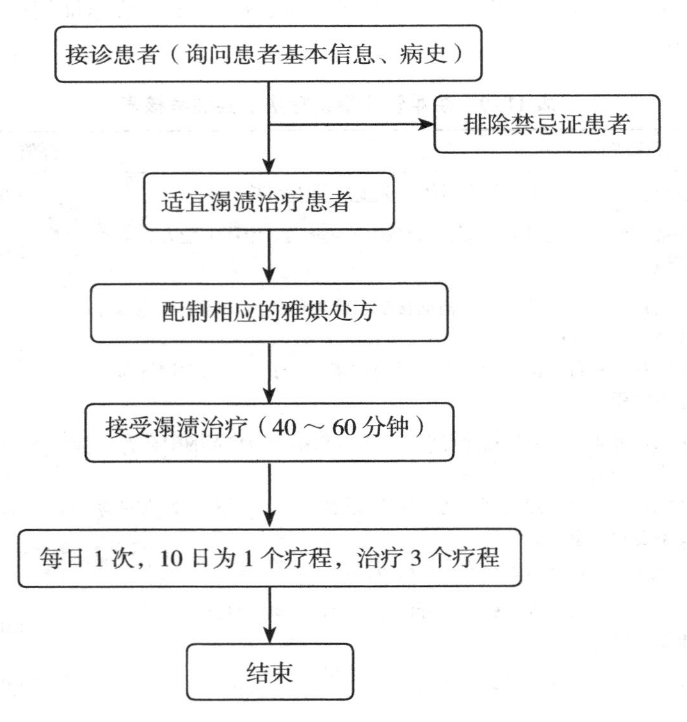


【实训技能标准】

考核时，需要操作者对操作流程、注意事项、适应证和禁忌证边操作边讲述。考核项目详见表 11–10。

**表 11-10　依达（溻渍疗法）实训考核表**

| 项目 | 操作技术要求 | 分值（分） | 得分 | 备注 |
|---|---|---|---|---|
| 人文素质 | 着装整齐，干净卫生；仪态得体，关爱施术对象 | 1.0 | | |
| 无菌观念 | 术前后洗手，需要消毒部位消毒方法正确；用具清洗消毒，消毒后物品摆放顺序、方法、位置正确 | 1.5 | | |
| 雅烘（傣药） | 根据接受治疗者的具体病证，选择相应的雅烘（傣药）配方 | 1.0 | | |
| 用具准备 | 常用的雅烘（傣药）、治疗盘、2% 碘酒、棉签、生理盐水、75% 乙醇、95% 乙醇、消毒棉球、镊子、血管钳、棉球缸、4 ～ 6 层或 6 ～ 8 层医用无菌纱布、注射器、保鲜膜、纱布、无菌敷布、红外线灯、凡士林等 | 1.0 | | |
| 操作要点 | 1. 溻渍治疗前应先用温水清洗溻渍部位，必要时可选择 75% 乙醇或碘伏予以消毒处理，若患者有皮肤过敏，或患处具有皮损、溃烂或水疱等情况，一般禁止采用溻渍疗法，或在用药前进行详细评估。<br>2. 溻渍药液应均匀涂抹于药垫或医用纱布上（或将药渣等过滤完全），避免药物残渣或颗粒物对皮肤产生直接刺激。<br>3. 纱布或药垫、脱脂棉等的厚薄应适中，可根据患病部位及溻渍药液进行相应调整。一般敷贴超过患处边缘 1 ～ 2cm，并在外层覆盖保鲜膜，维持药液湿度，减少污染。<br>4. 热溻疗法时须控制好溻渍温度，如调整好红外线灯或 TDP 仪与患处皮肤间的距离，一般以 20 ～ 30cm 为最佳距离，避免烫伤患者皮肤 | 3.5 | | |
| 整体 | 体现人文关怀，操作熟练 | 1.0 | | |
| 结束 | 清洁消毒施术部位，医疗垃圾处理到位 | 1.0 | | |
| 合计 | | 10 | | |

【实训小结】

依达（溻渍疗法）是傣医将饱含药液的纱布或毛巾敷于患处，借助药液温度温煦肌肤，药液有效成分透皮吸收后作用于患处和机体，达到祛除病邪的一种外治疗法。溻渍疗法具有祛风除湿、疏经通络、祛风散寒、活血化瘀、凉血消肿、清热利湿等作用。通过本次实训，要求学生熟练掌握溻渍疗法的操作流程、操作要点，熟悉操作所需用具、常用雅烘（傣药）。操作时应排除禁忌证，注意温度适宜、控制时间，体现人文关怀。

## 实训十一　皇登（捶打疗法）

【目的要求】

通过实训掌握皇登（捶打疗法）的操作技巧。

【实训时间】

1 课时。

【器材用具】

圆木棒、木槌各 1 个。

【实训步骤】

根据傣医经筋循行的路线或痛点将木棒置于痛处，用木槌轻重适度地敲击木棒，木棒可随经脉循行路线移动。

【操作流程】

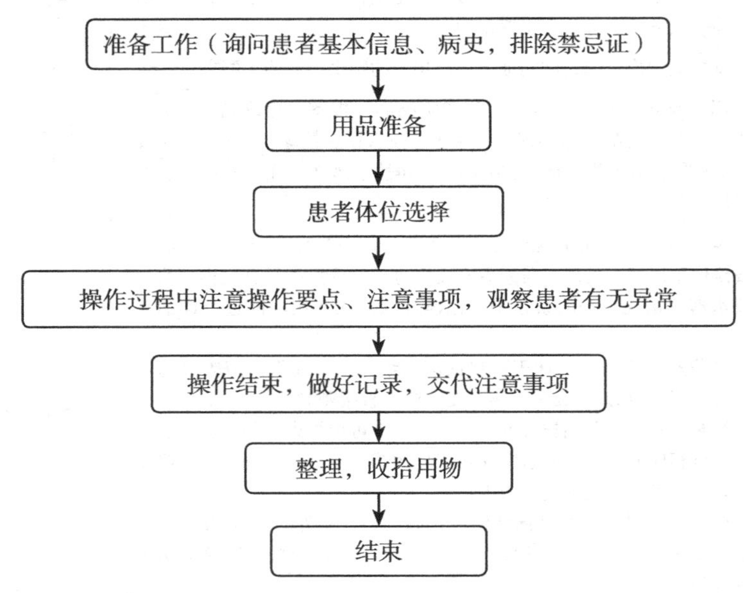


【实训技能标准】

考核时，需要操作者对操作流程、注意事项、适应证和禁忌证边操作边讲述。考核项目详见表 11–11。

**表 11–11 皇登（捶打疗法）实训考核表**

| 项目 | 操作技术要求 | 分值（分） | 得分 | 备注 |
|---|---|---|---|---|
| 人文素质 | 着装整齐，干净卫生；仪态得体，关爱施术对象 | 1.0 | | |
| 用具准备 | 圆木棒、木槌各 1 个 | 0.5 | | |
| 术前准备 | 术前洗手，需要消毒部位消毒方法正确；了解受术者病情，确定施术部位，检查施术部位及皮肤情况 | 2.5 | | |
| 手法操作 | 1. 捶击时动作要平稳而有节奏，要使整个敲击工具同时接触体表。<br>2. 腕部放松，用力要先轻渐重，舒适而渗透。<br>3. 操作时，捶击力度应果断、快速，手法宜柔和，切忌暴力捶击 | 3.5 | | |
| 整体 | 体现人文关怀，操作熟练 | 1.5 | | |
| 结束 | 清洁消毒施术部位，医疗垃圾处理到位 | 1.0 | | |
| 合计 | | 10 | | |

【实训小结】

1. 捶击时动作要平稳而有节奏，要使整个敲击工具同时接触体表，患者感觉刺激量渗透而无局部皮肤的刺痛感。

2. 腕部放松，抬起木棒或木槌时腕关节掌屈蓄势，下落过程中逐渐变为背伸。

3. 用力要先轻渐重，舒适而渗透。

4. 轻捶以皮肤轻度发红、发热为度，捶动的频率较快；中、重度捶法操作稳定。

5. 操作时，捶击力度应果断、快速，捶打后将木槌立即弹起，捶击的时间不宜过长，使捶击既有一定的力度，又使受试者感觉缓和舒适。切忌暴力捶击，以免给受术者造成不应有的伤痛。

# 实训十二 剔痧（除痧疗法）

## 一、沙过哦勒（针刺拔罐放血疗法）

【目的要求】

通过实训，掌握并能熟练进行沙过哦勒（针刺拔罐放血疗法）的操作，掌握适应证及禁忌证。

【实训时间】

2 课时。

【器材用具】

5% 碘酊棉、75% 乙醇、火罐、一次性针具（采血针、梅花针或三棱针）、无菌手套、无菌纱布、棉球。

【实训步骤】

医者戴无菌手套，用 3% 碘酊棉消毒施术部位，再用 75% 乙醇消毒施术部位，用一次性针具点刺施术部位 3 ～ 5 针，迅速起针，在针孔处再行拔罐，每罐出血量在 10 ～ 20mL，留罐约 10 分钟后取罐，用无菌干棉球清除血迹，再用 75% 的乙醇棉球消毒好施术部位，最后用无菌消毒纱布予以包扎。

【操作流程】

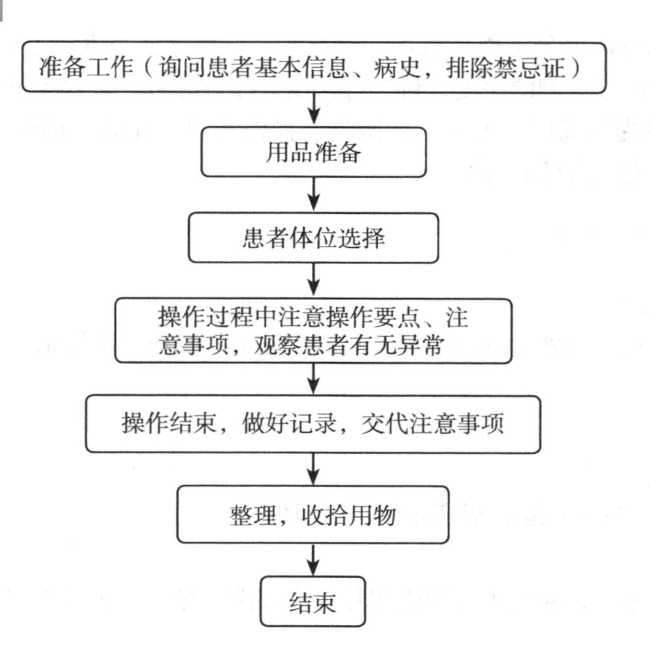

【实训技能标准】

考核时，需要操作者熟悉操作流程、注意事项及适应证和禁忌证，边操作边讲述。考核项目详见表 11–12。

**表 11–12 沙过哦勒（针刺拔罐放血疗法）实训考核表**

| 项目 | 操作技术要求 | 分值（分） | 得分 | 备注 |
|---|---|---|---|---|
| 人文素质 | 着装整齐，干净卫生；仪态得体，关爱施术对象 | 1.0 | | |
| 用具准备 | 5% 碘酊棉、75% 乙醇、火罐、一次性针具（采血针、梅花针或三棱针）、无菌手套、无菌纱布、棉球 | 1.0 | | |
| 无菌观念 | 术前后洗手，需要消毒部位消毒方法正确；器具消毒，消毒后物品摆放顺序、方法、位置正确 | 2.0 | | |
| 点刺 | 点刺时将针尖对准施术部位，运用较轻的腕力直刺、弹刺、速刺，即将针尖垂直点刺在皮肤上，并立刻弹起，针尖接触皮肤的时间愈短愈好，点刺面大小适宜 | 3.0 | | |
| 拔罐 | 在治疗前应仔细检查罐口、罐体，以防破损；罐口大小以覆盖点刺面为宜；留罐时间根据病情及时调整，留罐时间适宜 | 1.0 | | |
| 结束 | 体现人文关怀，医疗垃圾处理到位 | 1.0 | | |
| 整体 | 操作熟练 | 1.0 | | |
| 合计 | | 10 | | |

【实训小结】

1. 本法主要操作分为两步，即针刺和拔罐。采血针、梅花针、三棱针的点刺要求深浅得当且迅速，在把握点刺深浅的前提下应适当提升点刺的速度以减轻疼痛。在点刺结束后应当迅速加拔火罐，以防血液凝固而放血失败。因此，本法练习要求动作连贯，一气呵成。

2. 针刺训练前期可分别用采血针、梅花针、三棱针在仿真皮上做腕力直刺、弹刺、速刺训练，先把握好点刺的深度，再进行速度及连贯练习。拔罐练习可直接在人体做练习，待针刺与拔罐熟练后，可在人体做整个操作练习，此时应训练无菌观念及自我防护，以整体达到安全有效的目标。

## 二、呵痧（刮痧疗法）

【目的要求】

通过实训掌握并能熟练进行呵痧（刮痧疗法）的操作，掌握适应证及禁忌证。

【实训时间】

2 课时。

【器材用具】

5% 碘酊棉、75% 乙醇、刮痧介质、刮痧板。

【实训步骤】

医者进行手卫生，对施术部位先用热毛巾擦洗干净，再进行常规消毒。对刮具使用前须要煮沸消毒，或用高压蒸汽消毒，消毒后方可使用。一手持刮痧板，蘸上刮痧油，在施术部位按一定方向刮拭，直至皮下呈现痧痕为止。刮拭时手腕要用力且力度应均匀，同时要根据病情和患者的反应，随时调整刮拭力度，轻而不浮，重而不滞，以患者能耐受为度。

【操作流程】

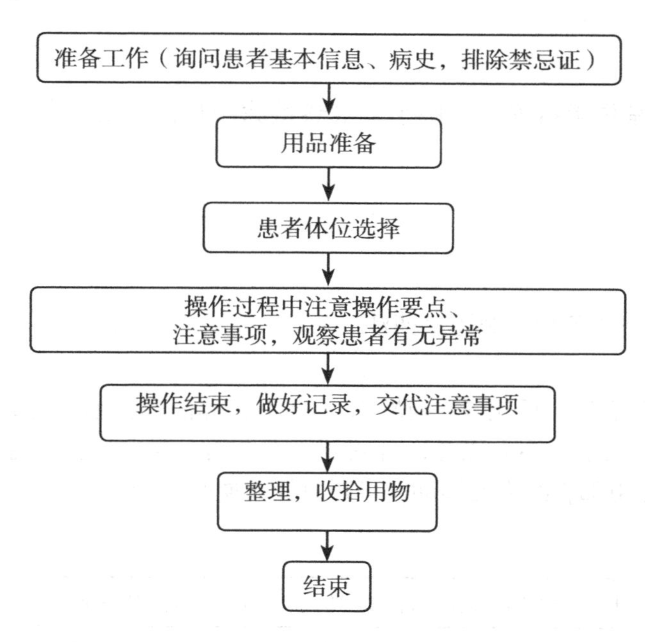


【实训技能标准】

考核时，需要操作者熟悉操作流程、注意事项、适应证和禁忌证，边操作边讲述。考核项目详见表 11–13。

**表 11–13 呵痧（刮痧疗法）实训考核表**

| 项目 | 操作技术要求 | 分值（分） | 得分 | 备注 |
|---|---|---|---|---|
| 人文素质 | 着装整齐，干净卫生；仪态得体，关爱施术对象 | 1.0 | | |
| 用具准备 | 5% 碘酊棉、75% 乙醇、刮痧介质、刮痧板 | 1.0 | | |
| 无菌观念 | 术前、术后洗手，需要消毒部位消毒方法正确；器具消毒，消毒后物品摆放顺序、方法、位置正确 | 2.0 | | |
| 刮痧 | 施术部位均匀涂抹刮痧介质后，用右手持刮痧板，方法正确，反复刮拭至皮肤潮红 | 4.0 | | |
| 结束 | 体现人文关怀，医疗垃圾处理到位 | 1.0 | | |
| 整体 | 操作熟练 | 1.0 | | |
| 合计 | | 10 | | |

【实训小结】

1. 注意刮痧介质的使用。

2. 刮痧时力道要均匀，灵活利用腕力、臂力，切忌使用蛮力。

3. 根据不同施术部位选择不同操作手法，并且按一定方向进行刮拭，至皮下呈现痧痕为止。

4. 根据患者病情及反应随时调整刮动的力量。

## 三、咱乎（滚热蛋除痧疗法）

【目的要求】

通过训练掌握并能熟练进行咱乎（滚热蛋除痧疗法）的操作，掌握适应证及禁忌证。

【实训时间】

1 课时。

【器材用具】

3% 碘酊棉、75% 乙醇、鸡蛋、药汁。

【实训步骤】

医者先进行手卫生，后用 5% 碘酊棉及 75% 乙醇消毒施术部位，把完好的鸡蛋清洗干净蛋壳后，放入水中小火烧开，再调至大火煮熟。取出鸡蛋，温度适宜后用纱布、手绢等包裹着，在患部直线来回滚动，可顺时针或逆时针转动。

【操作流程】

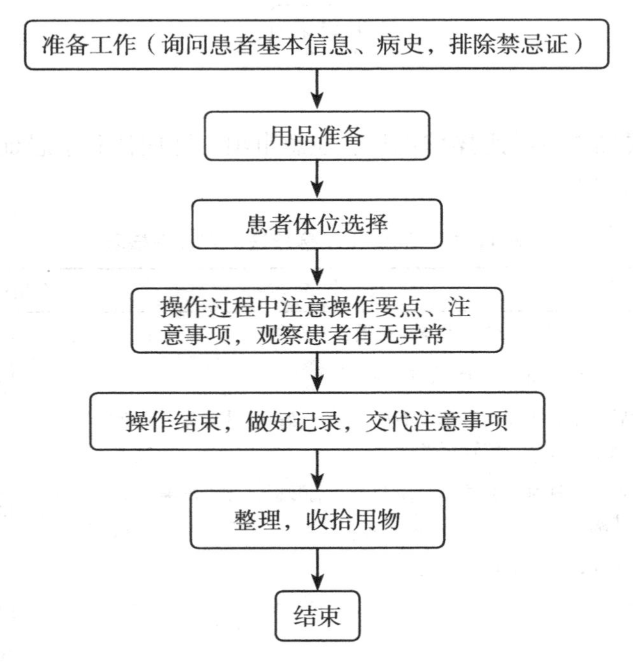


【实训技能标准】

考核时，需要操作者熟悉操作流程、注意事项及适应证和禁忌证，边操作边讲述。考核项目详见表 11-14。

表 11–14 咱呼（滚热蛋除痧疗法）实训考核表

| 项目 | 操作技术要求 | 分值（分） | 得分 | 备注 |
|---|---|---|---|---|
| 人文素质 | 着装整齐，干净卫生；仪态得体，关爱施术对象 | 1.0 | | |
| 用具准备 | 3% 碘酊棉、75% 乙醇、鸡蛋、药汁 | 1.0 | | |
| 无菌观念 | 术前、术后洗手，需要消毒部位消毒方法正确；器具消毒，消毒后物品摆放顺序、方法、位置正确 | 2.0 | | |
| 滚蛋 | 注意鸡蛋温度、手法力度，避免烫伤、鸡蛋破裂等状况 | 4.0 | | |
| 结束 | 体现人文关怀，医疗垃圾处理到位 | 1.0 | | |
| 整体 | 操作熟练 | 1.0 | | |
| 合计 | | 10 | | |

【实训小结】

1. 煮熟的鸡蛋，温度须适宜。
2. 手法可为直线来回滚动、顺时针或逆时针转动。

## 四、得痧（搋痧疗法）

【目的要求】

通过训练掌握并能熟练进行得痧（搋痧疗法）的操作，掌握适应证及禁忌证。

【实训时间】

2 课时。

【器材用具】

3% 碘酊棉、75% 乙醇。

【实训步骤】

施术前医者进行手卫生，先嘱患者休息 10 分钟左右，以消除紧张情绪，放松体态，松弛肌肤，以利操作；对施术部位进行常规消毒。根据治疗部位采用合适体位，并尽量暴露于外，以利于施术操作。

【操作流程】

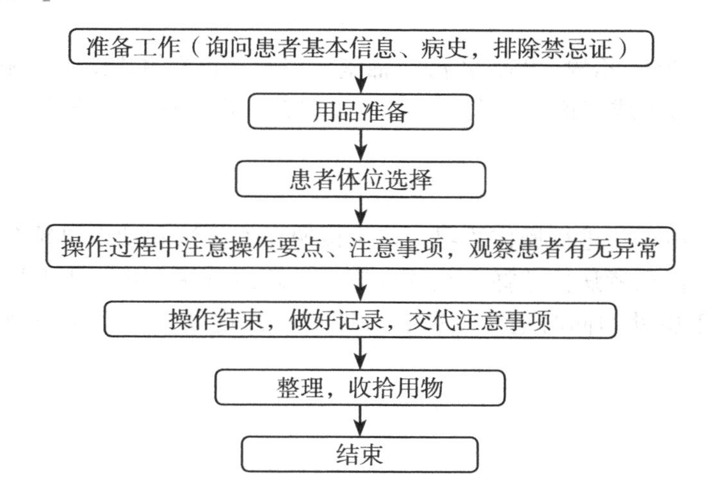

【实训技能标准】

考核时，需要操作者熟悉操作流程、注意事项及适应证和禁忌证，边操作边讲述。考核项目详见表 11-15。

**表 11-15 得痧（搋痧疗法）实训考核表**

| 项目 | 操作技术要求 | 分值（分） | 得分 | 备注 |
| --- | --- | --- | --- | --- |
| 人文素质 | 着装整齐，干净卫生；仪态得体，关爱施术对象 | 1.0 | | |
| 用具准备 | 3% 碘酊棉、75% 乙醇 | 0.5 | | |
| 无菌观念 | 术前、术后洗手，需要消毒部位消毒方法正确；器具消毒，消毒后物品摆放顺序、方法、位置正确 | 2.0 | | |
| 搋痧 | 手法舒适，力度以患者能忍受为度 | 4.5 | | |
| 结束 | 体现人文关怀，医疗垃圾处理到位 | 1.0 | | |
| 整体 | 操作熟练 | 1.0 | | |
| 合计 | | 10 | | |

【实训小结】

本法取决于操作力量的轻重、速度的急缓、时间的长短、方向以及作用的部位等诸多因素，而上述动作的完成，都是依靠手法的技巧来实现的。

# 实训十三 过（拔罐疗法）

【目的要求】

通过实训掌握并能熟练进行过（拔罐疗法）的操作，掌握适应证及禁忌证，掌握拔罐疗法的操作技巧。

【实训时间】

1 课时。

【器材用具】

3% 碘酊棉、75% 乙醇、95% 乙醇、棉签、棉球、止血钳或镊子，相应药酒、药油或药汁，火罐、水罐或气罐，一次性针具（皮肤针、梅花针或三棱针）、无菌手套、无菌纱布。

【实训步骤】

学员两人一组相互进行操作练习，严格按照操作方法和动作要领在相应治疗部位上相互练习。根据患者病情选择适宜的火罐、水罐或气罐，用棉签蘸取相应药酒、药油或药汁，涂于患处的同时运用皮肤针等叩刺局部皮肤，最后在叩刺部位拔罐，并留罐。

【操作流程】

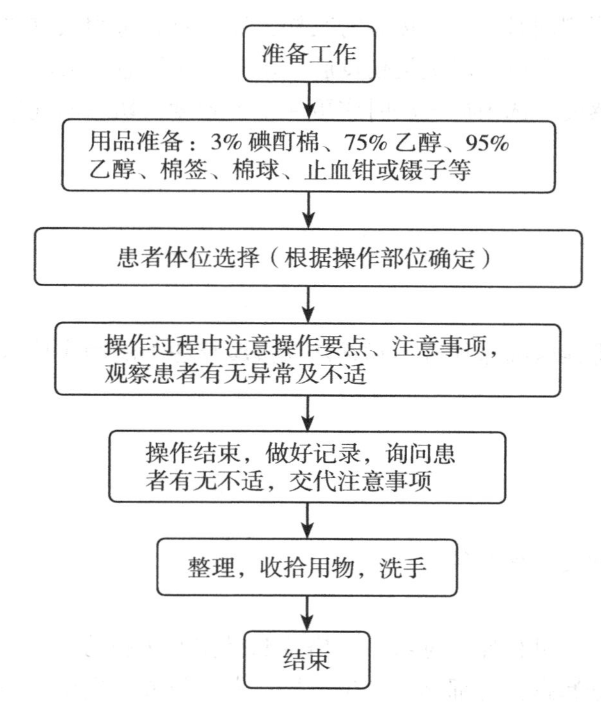


【实训技能标准】

考核时，需要操作者对手法动作技巧、动作要领、注意事项、手法适应证和禁忌证边操作边讲述。考核项目详见表 11–16。

**表 11–16 过（拔罐疗法）实训考核表**

| 项目 | 操作技术要求 | 分值（分） | 得分 | 备注 |
|---|---|---|---|---|
| 人文素质 | 着装整齐，干净卫生；仪态得体，关爱施术对象 | 1.0 | | |
| 用具准备 | 3% 碘酊棉、75% 乙醇、95% 乙醇、棉签、棉球、止血钳或镊子，相应药酒、药油或药汁，火罐、水罐或气罐，一次性针具（皮肤针、梅花针或三棱针）、无菌手套、无菌纱布 | 1.0 | | |
| 无菌观念 | 术前后洗手，需要消毒部位消毒方法正确；器具消毒，消毒后物品摆放顺序、方法、位置正确 | 2.0 | | |
| 拔罐疗法 | 1. 涂搽与叩刺同时进行：一手持棉签蘸药汁或药酒涂搽患部皮肤（或穴位），一手持皮肤针叩刺。<br>2. 叩刺宜轻：运用较轻的腕力垂直叩刺，即将针尖垂直叩击在皮肤上，并立刻弹起。如此反复进行，直至局部皮肤略见潮红（不出血），患者感到局部微热、轻微疼痛为度。<br>3. 拔罐的松紧度适宜。拔罐的松紧度应以患者能耐受、没有明显疼痛或不适为度 | 4.0 | | |
| 结束 | 取罐方法正确，术后消毒及医疗垃圾处理 | 1.0 | | |
| 整体 | 体现人文关怀，操作熟练 | 1.0 | | |
| 合计 | | 10 | | |

【实训小结】

拔罐前涂搽与叩刺同时进行，拔罐时其松紧度适宜，选用火罐法时应动作迅速，棉球乙醇宜少且不能沾于罐口，以免烫伤皮肤。水罐法时注意药液的制备与保存，防止药液污染而造成皮肤感染。选用抽气法时应更注重松紧度，切忌抽气过度，给患者造成不应有的伤痛。

## 实训十四　秧夯（脚踏热铁按摩疗法）

【目的要求】

通过实训，熟悉傣医临床秧夯（脚踏热铁按摩疗法）的操作技术，掌握手法的动作技巧和操作要领。

【实训时间】

0.5 课时。

【器材用具】

治疗床垫、软枕头、坐凳等。

【实训步骤】

学员两人一组相互进行操作练习，严格按照操作方法和动作要领在相应治疗部位上相互练习。模特充分暴露腰背部疼痛部位，操作者站位或者坐位以一侧脚掌（清洁）蘸清水（常温药液），快速以蘸水或药液脚掌短暂接触烧红铁犁后汽化，即瞬间转移至病患痛处，以适当力量按压痛处。反复多次练习。

【操作流程】

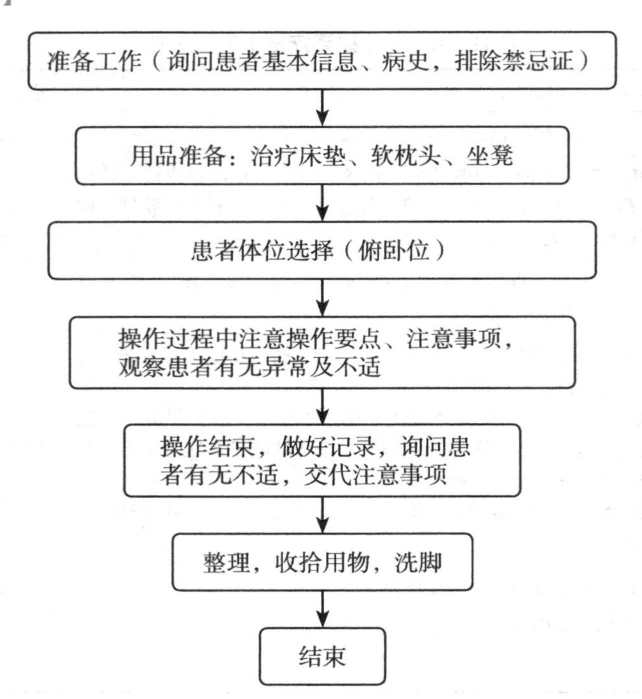

【实训技能标准】

考核时，需要操作者对手法动作技巧、动作要领、注意事项及适应证和禁忌证边操作边讲述。考核项目详见表 11–17。

**表 11–17　秧夯（脚踏热铁按摩疗法）实训考核表**

| 项目 | 操作技术要求 | 分值（分） | 得分 | 备注 |
| --- | --- | --- | --- | --- |
| 人文素质 | 着装整齐，干净卫生；仪态得体，关爱施术对象 | 1.0 | | |
| 操作前准备 | 了解患者基本信息，评估患者情况，操作物品准备齐全（治疗床垫、软枕头、坐凳），操作前洗手 | 1.0 | | |
| 体位选择 | 患者俯卧位 | 0.5 | | |
| 动作要领 | 1. 充分暴露腰背部患处。<br>2. 须熟练掌握操作要领后实施。<br>3. 该手法要领“快、准、稳”，操作时以脚踏铁犁前，脚掌须浸润，接触铁犁时间不宜过长，以免烫伤 | 4.0 | | |
| 注意事项 | 1. 操作前须熟练反复操作，避免紧张动作僵硬引起烫伤。<br>2. 操作前完善个人卫生，消毒过程避免消毒液（乙醇）接触烧红铁犁引起意外伤害 | 1.5 | | |
| 结束 | 询问患者有无不适，做好记录，嘱其卧床休息 10 分钟后再下床活动。收拾用物，洗脚 | 1.0 | | |
| 整体 | 体现人文关怀，操作熟练 | 1.0 | | |
| 合计 | | 10 | | |

【实训小结】

操作前明确操作步骤；训练时要求熟练掌握操作技巧，沉着冷静，避免操作过程中意外烫伤。

# 实训十五　扬（踩法）

【目的要求】

通过教师的示范和指导，学生模仿演练，掌握扬（踩法）的操作及技巧。

【实训时间】

1 课时。

【器材用具】

踩跷治疗床、专用袜、垫子。

【实训步骤】

1. 嘱患者放松并俯卧于治疗床上，医者用双足足掌或足跟、足趾，选择适宜的力度踩压、揉按搓擦、滑推、颤抖，根据傣医经筋循行路线，从上而下、从下而上反复施于患者的背腰及下肢后侧等部位。

2. 治疗时间及疗程：根据病情和体质确定，一般每次 30 ～ 60 分钟，3 天为 1 个疗程，可连续治疗数个疗程。

【操作流程】

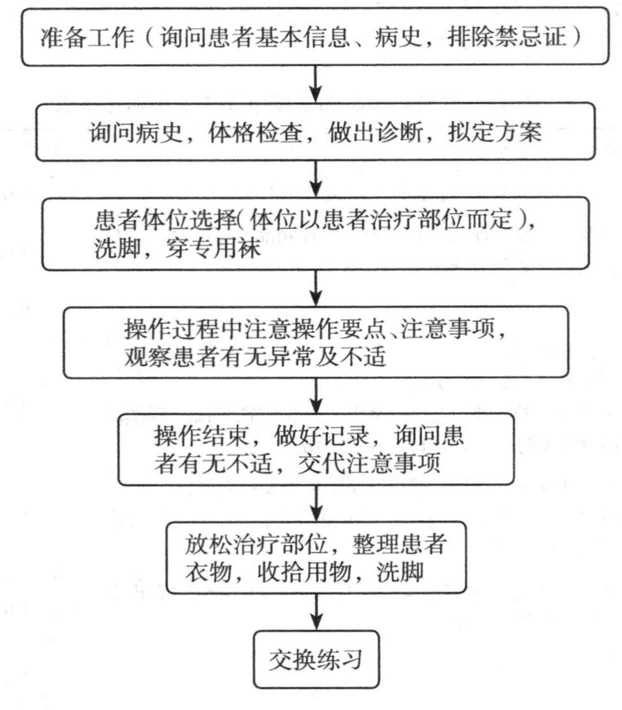


【实训技能标准】

掌握疾病诊断步骤及方法；严格掌握适应证和禁忌证；在教师的指导下熟练进行操作并应用于临床。考核项目详见表 11–18。

**表 11–18　扬（踩法）实训考核表**

| 项目 | 操作技术要求 | 分值（分） | 得分 | 备注 |
|---|---|---|---|---|
| 人文素质 | 着装整齐，干净卫生；仪态得体，关爱施术对象 | 1.0 | | |
| 用具准备 | 踩跷治疗床、专用袜、垫子 | 0.5 | | |
| 无菌观念 | 环境干净整洁，符合医疗场所一般清洁要求 | 1.5 | | |
| 扬（踩法） | 根据接受治疗者的具体病证，选择相应的操作部位，操作者洗脚，穿专用袜 | 1.0 | | |
| 体位选择 | 患者放松并俯卧于治疗床上 | 1.0 | | |
| 操作 | 1. 施术者说明治疗流程和注意事项，并获得接受治疗者的配合。<br>2. 踩压力度适当，根据病情、病变部位适当调整。<br>3. 治疗过程中，询问患者感受并密切观察 | 3.0 | | |
| 结束 | 放松治疗部位，整理患者衣物 | 1.0 | | |
| 整体 | 体现人文关怀，操作熟练 | 1.0 | | |
| 合计 | | 10 | | |

【实训小结】

1. 踩压的幅度应由小到大，用力应先轻渐重，通过双臂的支撑来控制下压力的大小。

2. 术脚接触部位要吸定于操作部位，不得在皮肤表面摩擦或滑动。

3. 操作者呼吸自然，不要屏气，用力平稳，当患者有明显的得气感时再慢慢抬起术脚。

4. 频率以 100 ～ 160 次 / 分钟为宜，操作时间一般为 5 ～ 10 分钟。

## 实训十六　灭（捏法）

【目的要求】

通过教师的示范和指导，学生模仿演练，掌握灭（捏法）的操作及技巧。

【实训时间】

1 课时。

【器材用具】

方凳、治疗床。

【实训步骤】

1. 受术者取俯卧位或坐位，全身放松，充分暴露治疗部位；操作者取站立位或坐位，单手捏时以单手拇指与示、中二指指面着力，双手操作时，以双手拇指与示、中二指指面着力。

2. 操作时可配合使用药酒、药液或滑石粉等介质，拇指与示指、中指指面夹持住治疗部位的皮肤，相对用力提捏捻搓，随即放松。一捏一放反复施术，也可以循傣医经脉或沿病变部位肌肉走行方向移动。

【操作流程】

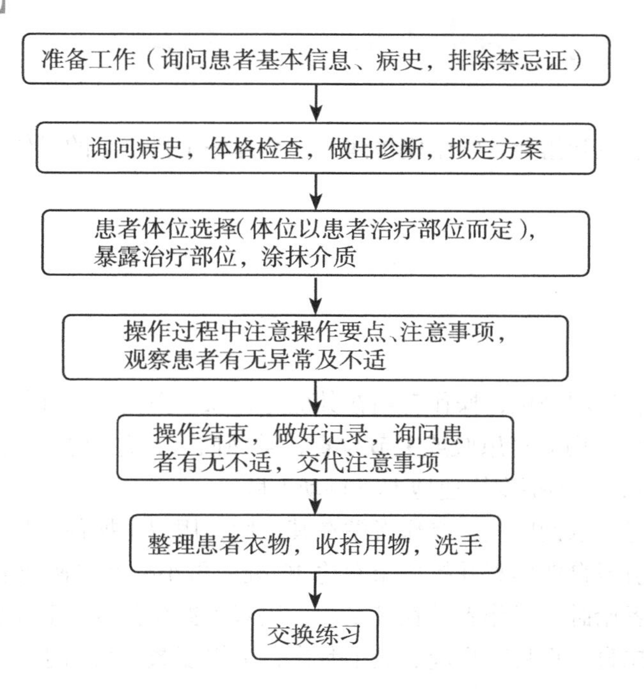

【实训技能标准】

掌握疾病诊断步骤及方法；严格掌握适应证和禁忌证；在教师的指导下熟练进行操作并应用于临床。考核项目详见表 11-19。

**表 11-19 灭（捏法）实训考核表**

| 项目 | 操作技术要求 | 分值（分） | 得分 | 备注 |
| --- | --- | --- | --- | --- |
| 人文素质 | 着装整齐，干净卫生；仪态得体，关爱施术对象 | 1.0 | | |
| 用具准备 | 方凳、治疗床 | 0.5 | | |
| 无菌观念 | 术前后洗手或手消 | 1.5 | | |
| 灭（捏法） | 根据接受治疗者的具体病证，选择相应的操作部位 | 1.0 | | |
| 体位选择 | 取俯卧位或坐位，全身放松，充分暴露治疗部位，涂抹介质 | 1.0 | | |
| 操作 | 1. 施术者说明治疗流程和注意事项，并获得接受治疗者的配合。<br>2. 单手或双手操作，示、中二指对称用力，避免掐捏。<br>3. 治疗过程中，询问患者感受并密切观察 | 3.0 | | |
| 结束 | 清洁治疗部位，医疗垃圾处理到位，整理患者衣物 | 1.0 | | |
| 整体 | 体现人文关怀，操作熟练 | 1.0 | | |
| 合计 | | 10 | | |

【实训小结】

1. 用指面着力，避免用指端着力抠掐。

2. 夹捏的力量要松紧适宜，每次提捏的皮肤要适中，两指相对而不要拧转。

3. 动作要连贯而有节律性，用力要均匀而柔和。

## 实训十七 好（抖法）

【目的要求】

通过教师的示范和指导，学生模仿演练，掌握好（抖法）的操作及技巧。

【实训时间】

1 课时。

【器材用具】

方凳、治疗床。

【实训步骤】

**1. 抖上肢** 患者取坐位，操作者站在其侧方，双手拇指在上并拢，四指在下握住其腕关节，操作时轻轻用力将患肢或关节拉直，掌面向下，并牵引至前伸 15°，同时外展至 45°左右的位置，再小幅度快速地上下抖动上肢。

**2. 抖下肢** 患者取俯卧位，操作者站在其足侧，用双手握住其患肢小腿下端，操作时先用力将其牵引至自然伸直并抬离床面约 30°处，再小幅度快速地上下抖动。

**3. 抖腰** 患者俯卧，操作者站在其足侧，用双手握住其双下肢小腿下端，操作时先用力将其双下肢拉直，再将其提起、放下数次，上提度数一次高于一次，最后将其腰腹快速提离床面，再用大力抖拉下肢。

【操作流程】

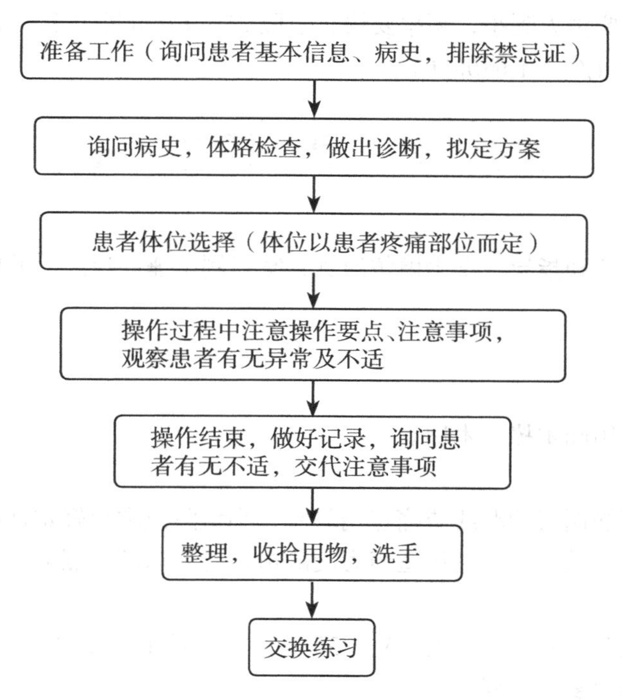


【实训技能标准】

掌握疾病诊断步骤及方法；严格掌握抖法的适应证和禁忌证；在教师的指导下熟练进行抖法操作并应用于临床。考核项目详见表 11–20。

**表 11–20　好（抖法）实训考核表**

| 项目 | 操作技术要求 | 分值（分） | 得分 | 备注 |
|---|---|---|---|---|
| 人文素质 | 着装整齐，干净卫生；仪态得体，关爱施术对象 | 1.0 | | |
| 用具准备 | 方凳、治疗床 | 0.5 | | |
| 无菌观念 | 术前后洗手或手消 | 1.5 | | |
| 好（抖法） | 根据接受治疗者的具体病证，选择相应的操作部位 | 1.0 | | |
| 持握患肢 | 双手拇指在上并拢，四指在下握住其腕（踝）关节 | 1.0 | | |
| 操作 | 1. 施术者说明治疗流程和注意事项，并获得接受治疗者的配合。<br>2. 用力轻柔，操作步骤得当，避免拉扯患肢。<br>3. 治疗过程中，询问患者感受并密切观察 | 3.0 | | |
| 结束 | 放松治疗部位，整理患者衣物 | 1.0 | | |
| 整体 | 体现人文关怀，操作熟练 | 1.0 | | |
| 合计 | | 10 | | |

【实训小结】

1. 操作时动作要连续、轻松，固定患肢的双手不要捏得太紧，否则使动作滞涩。

2. 被抖动的肢体要自然伸直、放松，使其处于充分放松状态，不要将抖动的肢体牵拉得太紧。

3. 抖动的幅度要由大到小，频率要快，上肢 250 次 / 分钟，下肢 100 次 / 分钟。

4. 操作者呼吸自然，不能屏气。

# 实训十八　剁（捶筋疗法）

【目的要求】

通过教师的示范和指导，学生模仿演练，掌握剁（捶筋疗法）的操作及技巧。

【实训时间】

1 课时。

【器材用具】

治疗床，可备用圆木棒、木槌。

【实训步骤】

1. 根据傣医经筋循行的路线或痛点用拳头、小鱼际或掌根轻重适度地敲击，可随经筋路线移动，根据体质、病情选用适当力度敲击，对于痛部剧烈或久痛者，可适当加大力度。

2. 治疗时间及疗程：每次治疗 15 ～ 30 分钟，每日 1 ～ 2 次，3 日为 1 个疗程，可根据病情，连续治疗多个疗程。

【操作流程】

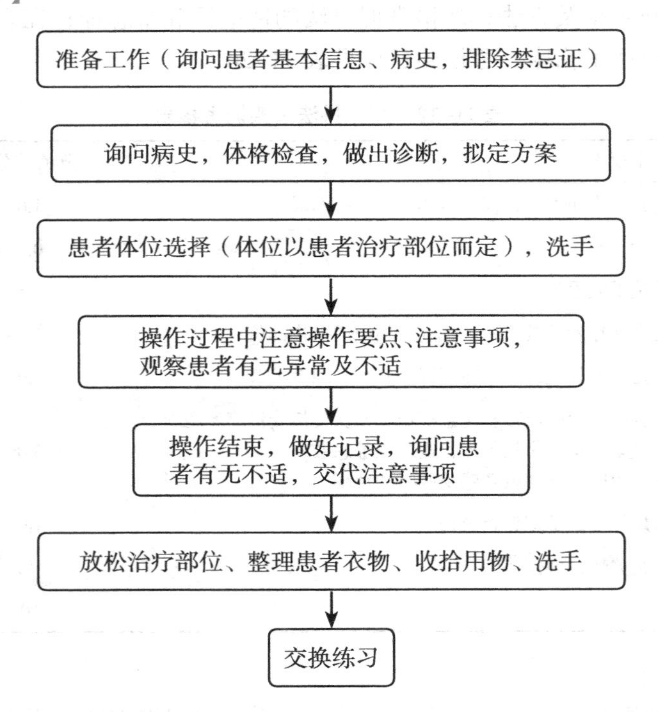

【实训技能标准】

掌握疾病诊断步骤及方法；严格掌握捶筋疗法的适应证和禁忌证；在教师的指导下熟练进行操作并应用于临床。考核项目详见表 11-21。

**表 11-21 剁（捶筋疗法）实训考核表**

| 项目 | 操作技术要求 | 分值（分） | 得分 | 备注 |
|---|---|---|---|---|
| 人文素质 | 着装整齐，干净卫生；仪态得体，关爱施术对象 | 1.0 | | |
| 用具准备 | 治疗床，可备用圆木棒、木槌 | 0.5 | | |
| 无菌观念 | 操作前后洗手，治疗床和诊室常规消毒，物品摆放顺序、方法、位置正确 | 1.5 | | |
| 剁（捶筋疗法） | 根据接受治疗者的具体病证，选择相应的操作部位 | 1.0 | | |
| 体位选择 | 患者放松，根据治疗部位选择坐位或者卧位 | 1.0 | | |
| 操作 | 1. 施术者说明治疗流程和注意事项，并获得接受治疗者的配合。<br>2. 捶击力度适中，根据病情、体质、病变部位适当调整。<br>3. 治疗过程中，询问患者感受并密切观察 | 3.0 | | |
| 结束 | 放松治疗部位，检查治疗部位是否有红肿，整理患者衣物 | 1.0 | | |
| 整体 | 体现人文关怀，操作熟练 | 1.0 | | |
| 合计 | | 10 | | |

【实训小结】

1. 捶击时动作要平稳而有节奏，要使整个敲击时接触体表，患者感觉刺激量渗透而无局部皮肤的刺痛感。

2. 用力要先轻渐重，舒适而渗透。

3. 轻捶以皮肤轻度发红、发热为度，捶动的频率较快；中、重度捶法操作稳定。

4. 操作时，力度应果断、快速，捶击后立即弹起，时间不宜过长，使捶击既有一定的力度，又使受试者感觉缓和舒适。切忌暴力捶击，以免给受术者造成不应有的伤痛。

## 实训十九 摩（摩法）

【目的要求】

通过实训掌握摩（摩法）的分类、操作，重点掌握掌摩法、指摩法的操作要领及注意事项。

【实训时间】

0.5 课时。

【器材用具】

治疗床等。

【实训步骤】

该训练以人体实习为主。

**1. 体位选择** 根据施术部位选择舒适体位，令其放松。

**2. 操作方法**

（1）掌摩法技术要点：肩、肘、腕关节放松，肘关节微屈 40°～ 60°，指掌关节自然伸直，轻放于体表。掌摩法动作稍重缓，100 次 / 分钟，动作协调而有节奏。

（2）指摩法技术要点：操作时肩、肘关节放松，腕关节保持一定的紧张度，动作宜轻快，120 次 / 分钟，动作协调而有节奏。

【操作流程】

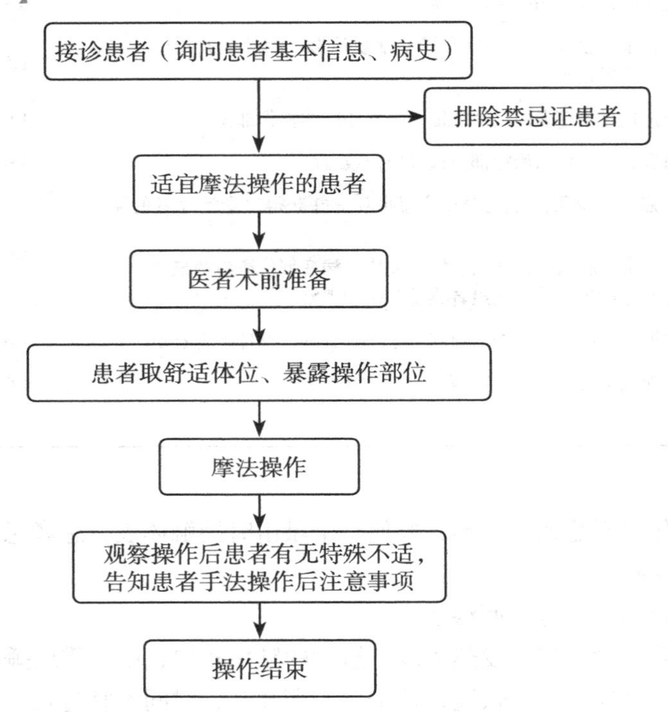


【实训技能标准】

考核时，需要操作者对关键的操作要点边操作边讲述。考核项目详见表 11–22。

**表 11–22 摩（摩法）实训考核表**

| 项目 | 操作技术要求 | 分值（分） | 得分 | 备注 |
|---|---|---|---|---|
| 人文素质 | 着装整齐，干净卫生；仪态得体，关爱施术对象 | 1.0 | | |
| 操作前准备 | 1. 了解受术者病情，检查施术部位及皮肤情况。<br>2. 准备用具（治疗床等）。<br>3. 术前洗手 | 2.0 | | |
| 体位选择 | 1. 协助受术者取舒适体位、暴露施术部位。<br>2. 保暖，注意遮挡 | 2.0 | | |
| 手法操作 | 1. 分别行掌摩法、指摩法操作。<br>2. 手法正确，动作流畅 | 4.0 | | |
| 整体 | 体现人文关怀，操作熟练 | 1.0 | | |
| 合计 | | 10 | | |

【实训小结】

摩（摩法）是推拿手法中运用最早的手法之一，也是自我保健推拿的手法之一。本节所讲述的是最基本的操作方法，是初学者进入临床实践的必备技能。通过本节的学习需要掌握摩（摩法）的分类、操作及操作要领，具备一定的职业素养，懂得在治疗前、治疗中、治疗后的人文关怀。

## 实训二十 通（通法）

【目的要求】

通过训练熟练掌握通（通法）的操作方法、注意事项。

【实训时间】

0.5 课时。

【器材用具】

治疗床 1 张。

【实训步骤】

**1. 指通法操作** 患者取俯卧位，操作者站在患者左侧以示指、中指指腹抵住患者骶管裂孔处，通过手腕抖动带动手指从而产生快速而强力的振荡。

**2. 掌通法操作** 患者取俯卧位，操作者站在患者左侧以掌根抵住患者骶管裂孔处，通过手腕抖动带动掌根从而产生快速而强力的振荡。

操作要点：①患者体位：俯卧位或俯卧膝胸位。②以指腹或掌根部自然压力为度，靠手腕抖动来施力。③着力部位应紧贴皮肤，不能在皮肤上搓动，着力点要固定。

【操作流程】

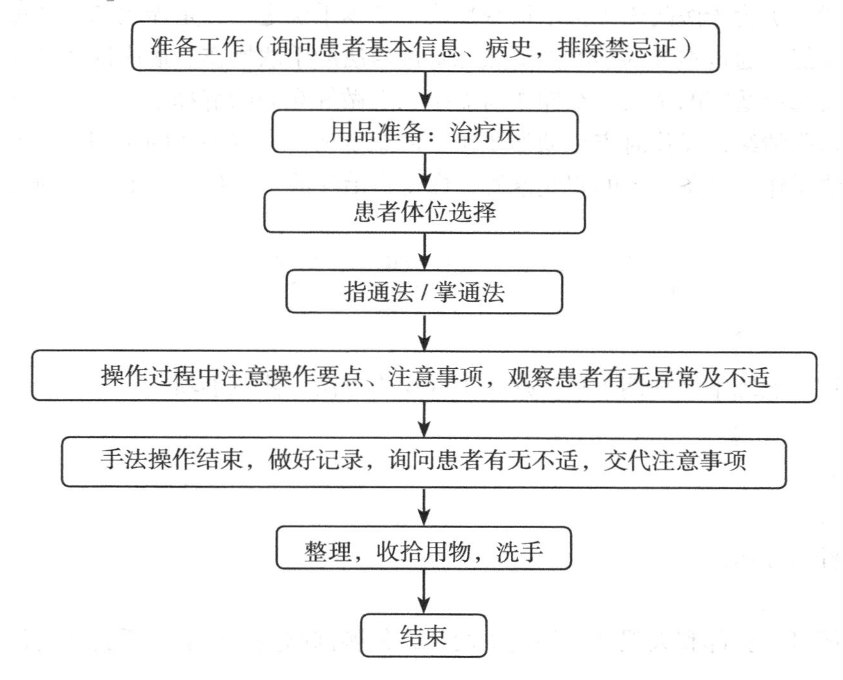

【实训技能标准】

以掌通法为例，考核时，需要操作者对关键的动作要点边操作边讲述。考核项目详见表 11–23。

**表 11–23 掌通法实训考核表**

| 项目 | 操作技术要求 | 分值（分） | 得分 | 备注 |
|---|---|---|---|---|
| 人文素质 | 着装整齐，干净卫生；仪态得体，关爱施术对象 | 1.0 | | |
| 操作前准备 | 了解患者基本信息，评估患者情况；操作物品准备齐全（治疗床）；操作前洗手 | 1.0 | | |
| 体位选择 | 俯卧位或俯卧膝胸位 | 0.5 | | |
| 动作要领 | 1. 医者以掌根抵住患者骶管裂孔处。<br>2. 以掌根部自然压力为度，靠手腕抖动来施力。<br>3. 着力部位应紧贴皮肤，不能在皮肤上搓动，着力点要固定。<br>4. 抖动频率为 8 ～ 11 次 / 秒 | 4.0 | | |
| 注意事项 | 1. 医者操作过程中切忌屏气，应调整呼吸，以意领气，运气至手，发出震颤，并将震颤传达至治疗部位。<br>2. 操作时手臂不要有主动运动，即除手臂禁止性用力外，不能故意摆动，也不要向治疗部位施加压力。<br>3. 手法操作过程中应时刻观察患者情况，如有异常反应，应立即停止手法治疗 | 1.5 | | |
| 结束 | 询问患者有无不适，做好记录，嘱其卧床休息 10 分钟后再下床活动。收拾用物，洗手 | 1.0 | | |
| 整体 | 体现人文关怀，操作熟练 | 1.0 | | |
| 合计 | | 10 | | |

【实训小结】

通（通法）为傣医闭诺（推拿按摩疗法）基本手法之一，是傣医初学者进入临床的必备实践技能。通过本节的学习需要熟练掌握通法的手法操作、适应证及禁忌证，能根据病情需要选择适宜的手法，在操作前能跟患者做好充分的解释工作，沟通交流好，缓解患者的紧张情绪，操作时牢记动作要领、注意事项，掌握手法的协调性、灵活性，正确进行手法操作，具备一定的职业素质，懂得在治疗前、治疗中、治疗后的人文关怀。

## 实训二十一　秧朗（踩背疗法）

【目的要求】

通过训练熟练掌握秧朗（踩背疗法）的操作方法、注意事项。

【实训时间】

1 课时。

【器材用具】

带吊杆治疗床。

【实训步骤】

患者俯卧，胸部和大腿部各垫枕头两个，使腰部腾空。医者双手握住特制的吊杆或攀住预先设置好的扶手，以帮助稳定身躯，调节自身的体重和控制踩踏的力量。再用双足足掌或者足跟部位沿背部椎旁两侧 1 ～ 4cm 处自上而下进行踩压、揉按搓擦、滑推、颤抖等技法。

掌握操作要点：①患者俯卧位，胸部和大腿部各垫枕头两个，使腰部腾空。②沿脊椎两侧 1 ～ 4cm 处自上而下进行踩压、揉按搓擦、滑推、颤抖等技法。操作时速度不可过快，要有节律性，足底离开体表不要太高，以身体重心能移至对侧足部即可。③弹压踩踏时足尖不可离开施术部位。④医者弹压起落的动作必须与患者呼吸相配合，即弹起时患者吸气，压下时患者呼气，切不可屏气，以免胸胁损伤。

【操作流程】

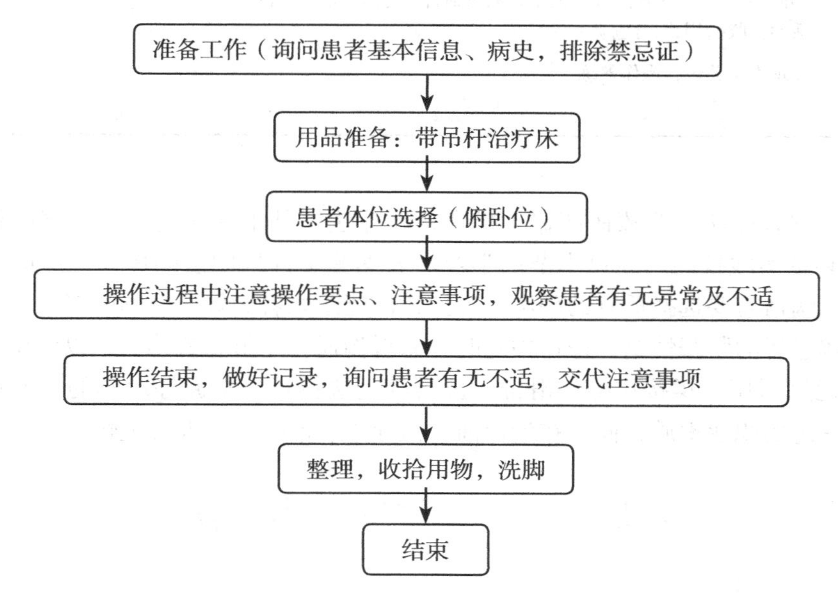


【实训技能标准】

考核时，需要操作者对关键的动作要点边操作边讲述。考核项目详见表 11–24。

**表 11–24　秧朗（踩背疗法）实训考核表**

| 项目 | 操作技术要求 | 分值（分） | 得分 | 备注 |
|---|---|---|---|---|
| 人文素质 | 着装整齐，干净卫生；仪态得体，关爱施术对象 | 1.0 | | |
| 操作前准备 | 了解患者基本信息，评估患者情况；操作物品准备齐全（带吊杆治疗床）；操作前洗脚 | 1.0 | | |
| 体位选择 | 俯卧位 | 0.5 | | |
| 动作要领 | 1. 患者俯卧位，胸部和大腿部各垫枕头两个，使腰部腾空。<br>2. 沿脊椎两侧自上而下进行踩压、揉按搓擦、滑推、颤抖等技法。操作时速度不可过快，要有节律性，足底离开体表不要太高，以身体重心能移至对侧足部即可。<br>3. 弹压踩踏时足尖不可离开施术部位。<br>4. 医者弹压起落的动作必须与患者呼吸相配合，即弹起时患者吸气，压下时患者呼气，切不可屏气，以免胸胁损伤 | 4.0 | | |

续表

| 项目 | 操作技术要求 | 分值（分） | 得分 | 备注 |
| --- | --- | --- | --- | --- |
| 注意事项 | 1. 医者随时与患者沟通，根据患者的耐受程度调整踩压强度，不能采用重力踩压。<br>2. 不可于一处过长时间踩压，如腰骶部及肾区，若踩压时间稍久即会产生头晕等症状。<br>3. 医者体重过重者应慎用秧朗法，一般以体重 50 ～ 75kg 为宜。<br>4. 操作前 1 小时患者不得进食或过多饮水。<br>5. 严格把握适应证，明确诊断。凡体质虚弱，有心、肝、肾等疾患，有骨质疏松，或曾有骨质病变和脊柱骨折者禁用 | 1.5 | | |
| 结束 | 询问患者有无不适，做好记录，嘱其卧床休息 10 分钟后再下床活动。收拾用物，洗脚 | 1.0 | | |
| 整体 | 体现人文关怀，操作熟练 | 1.0 | | |
| 合计 | | 10 | | |

【实训小结】

秧朗（踩背疗法）为傣医闭诺（推拿按摩疗法）基本手法之一，是傣医初学者进入临床的必备实践技能。通过本节的学习需要熟练掌握秧朗法的操作、适应证及禁忌证，能根据病情需要选择适宜的手法，在操作前能跟患者做好充分的解释工作，沟通交流好，缓解患者的紧张情绪，操作中随时与患者沟通，了解患者感受，以便调整踩压力度，熟练运用踩压、揉按搓擦、滑推、颤抖等足法技巧，掌握好动作的协调性、连贯性，具备一定的职业素质，懂得在治疗前、治疗中、治疗后的人文关怀。

## 实训二十二　打博（击打法）

【目的要求】

通过实训，掌握打博（击打法）的分类、操作要领及注意事项，重点掌握四种击打法的适用部位及操作特点。

【实训时间】

0.5 课时。

【器材用具】

治疗床等。

【实训步骤】

该训练以人体实习为主。

**1. 体位选择**　根据施术部位选择舒适体位，令其放松。

**2. 操作方法**

（1）*掌击打法技术要点*：两手掌着力，力量垂直向下，用力平稳、适度，速度适中，动作要连续而有节奏。

（2）*拳背击打法技术要点*：手握空拳，腕关节挺直，拳背着力，力量垂直向下，用力平稳、适度，速度适中，动作要连续而有节奏。

（3）拳心击打法技术要点：手握空拳，拳心着力，力量垂直向下，用力平稳、适度，速度适中，动作要连续而有节奏。

（4）小鱼际击打法技术要点：小鱼际着力，力量垂直向下，用力平稳、适度，速度适中，动作要连续而有节奏。

【操作流程】

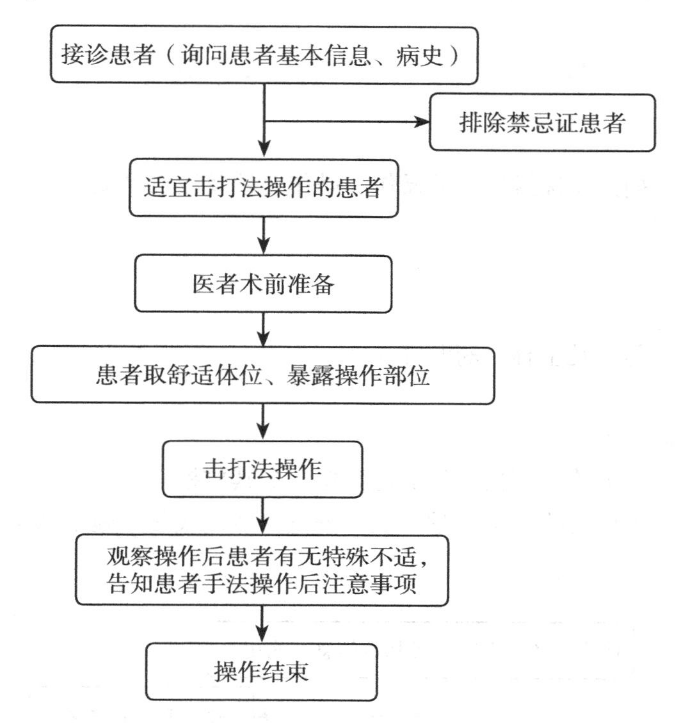


【实训技能标准】

考核时，需要操作者对关键的操作要点边操作边讲述。考核项目详见表 11–25。

**表 11–25　打博（击打法）实训考核表**

| 项目 | 操作技术要求 | 分值（分） | 得分 | 备注 |
|---|---|---|---|---|
| 人文素质 | 着装整齐，干净卫生；仪态得体，关爱施术对象 | 1.0 | | |
| 操作前准备 | 1. 了解受术者病情，检查施术部位及皮肤情况。<br>2. 准备用具：治疗床。<br>3. 术前洗手 | 2.0 | | |
| 体位选择 | 1. 协助受术者取舒适体位、暴露施术部位。<br>2. 保暖，注意遮挡 | 2.0 | | |
| 手法操作 | 1. 分别行掌击打法、拳背击打法、拳心击打法、小鱼际击打法操作。<br>2. 手法正确，动作流畅 | 4.0 | | |
| 整体 | 体现人文关怀，操作熟练 | 1.0 | | |
| 合计 | | 10 | | |

【实训小结】

打博（击打法）是临床常用的治疗方法。本节所讲述的是最基本的操作方法，是初学者进入临床实践的必备技能。通过本节的学习需要掌握打博（击打法）的分类及操作要领，能根据病情需要，选择适宜的击打方法进行治疗，具备一定的职业素养，懂得在治疗前、治疗中、治疗后的人文关怀。

## 实训二十三　拥西（搓揉法）

【目的要求】

通过实训掌握拥西（搓揉法）的操作、操作要领及注意事项。

【实训时间】

0.5 课时。

【器材用具】

治疗床、治疗凳、凡士林、药酒等。

【实训步骤】

该训练以人体实习为主。

**1. 体位选择**　根据施术部位选择舒适体位，令其放松。

**2. 技术要点**　力向对称；搓动频率快；平直自然，或紧贴施术部位；快搓慢移。

【操作流程】

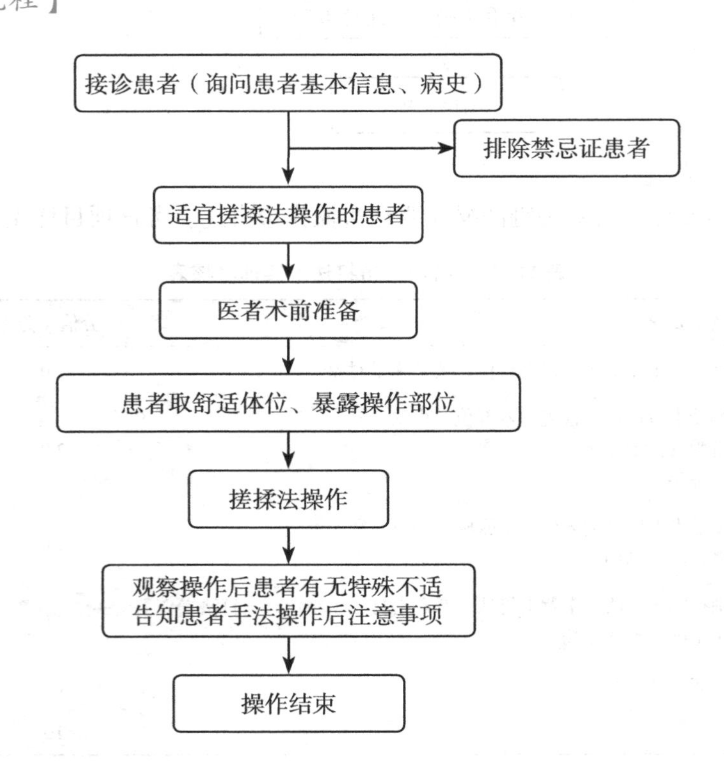

【实训技能标准】

考核时，需要操作者对关键的操作要点边操作边讲述。考核项目详见表 11–26。

**表 11–26　拥西（搓揉法）实训考核表**

| 项目 | 操作技术要求 | 分值（分） | 得分 | 备注 |
|---|---|---|---|---|
| 人文素质 | 着装整齐，干净卫生；仪态得体，关爱施术对象 | 1.0 | | |
| 操作前准备 | 1. 了解受术者病情，检查施术部位及皮肤情况。<br>2. 准备用具：治疗床、凡士林、药酒等。<br>3. 术前洗手 | 2.0 | | |
| 体位选择 | 1. 协助受术者取舒适体位、暴露施术部位。<br>2. 保暖，注意遮挡 | 2.0 | | |
| 手法操作 | 1. 行搓揉法操作。<br>2. 手法正确，动作流畅 | 4.0 | | |
| 整体 | 体现人文关怀，操作熟练 | 1.0 | | |
| 合计 | | 10 | | |

【实训小结】

拥西（搓揉法）在临床上常作为辅助手法或结束手法，本节所讲述的是最基本的操作方法，是初学者进入临床实践的必备技能。通过本节的学习需要掌握拥西（搓揉法）的操作及操作要领，具备一定的职业素养，懂得在治疗前、治疗中、治疗后的人文关怀。

## 实训二十四　爹拥（按揉法）

【目的要求】

通过训练熟练掌握拇指、单掌、叠掌、肘以及交叉分压按揉法的操作方法、适应证及禁忌证。

【实训时间】

1.5 课时。

【器材用具】

治疗床、治疗巾。

【实训步骤】

**1. 爹拥龙猛（普通按揉法）操作**

（1）拇指按揉法：操作者将拇指指腹着力于施术部位，垂直向下按压并做带动皮肤的回旋动作，力度以患者耐受为度。

（2）单掌按揉法：操作者将单掌掌根着力于施术部位，垂直向下按压并做带动皮肤的回旋动作，力度以患者耐受为度。

（3）肘部按揉法：操作者将肘部着力于施术部位，垂直向下按压并做带动皮肤的回旋动作，力度以患者耐受为度。

技术要点：①注意不同手法的着力面；②不同手法的施力部位；③要将按法与揉法进行有机结合，注意按揉时的节奏，既不要过快，又不可过于缓慢；④不可用猛力。

**2. 过猛爹拥（叠掌按揉法）操作**　操作者站于患者右侧，身体前倾，手臂伸直，以两掌重叠置于施术部位，依靠自身重力按压，配合患者呼吸，在按压的同时做带动皮肤的回旋动作。

技术要点：①注意双掌重叠，掌中或者掌根部着力；②身体前倾，手臂要伸直，不要屈肘，依靠自身重力按压；③按压时力量应垂直向下，逐渐加力，切不可用猛力。

**3. 百先爹拥（交叉分压按揉法）操作**　以棘突向右偏为例，患者取俯卧位，施术者站于患者的右侧，右手掌根置于脊柱的右侧（靠近脊柱），左手掌根置于脊柱的左侧（略远离脊柱），两手交叉，待患者呼气末，分别向外下方瞬间用力，听到弹响即表明复位。

技术要点：注意配合患者呼吸，向外下方用力。

【操作流程】

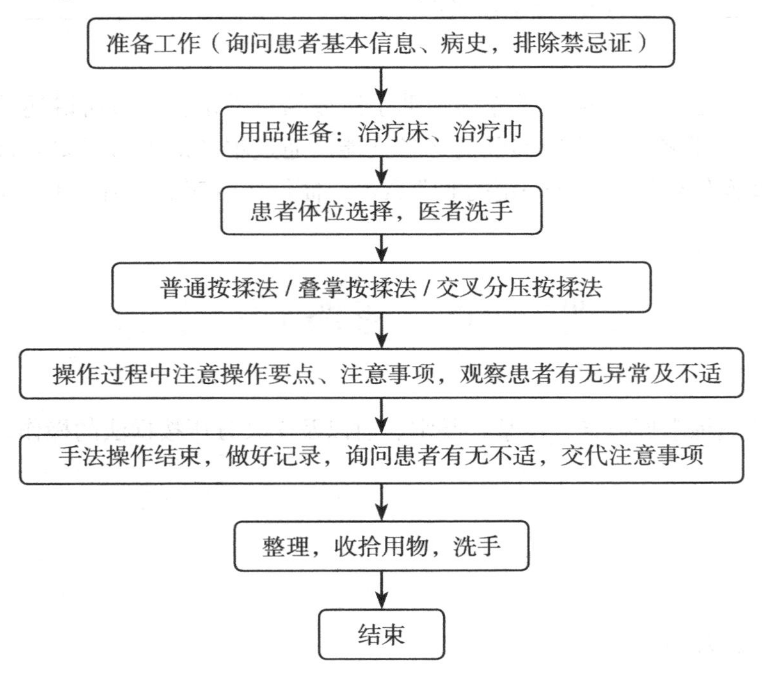


【实训技能标准】

以腰部叠掌按揉法为例，考核时，需要操作者对关键的动作要点边操作边讲述。考核项目详见表 11–27。

**表 11–27　过猛爹拥（叠掌按揉法）实训考核表**

| 项目 | 操作技术要求 | 分值（分） | 得分 | 备注 |
| --- | --- | --- | --- | --- |
| 人文素质 | 着装整齐，干净卫生；仪态得体，关爱施术对象 | 1.0 | | |
| 操作前准备 | 了解患者基本信息，评估患者情况；操作物品准备齐全（治疗床、治疗巾）；操作前洗手 | 1.0 | | |

续表

| 项目 | 操作技术要求 | 分值（分） | 得分 | 备注 |
|---|---|---|---|---|
| 体位选择 | 俯卧位 | 0.5 | | |
| 动作要领 | 双掌重叠，掌中或者掌根部着力。身体前倾，手臂伸直，不要屈肘，依靠自身重力按压。按压时力量垂直向下，逐渐加力，不可用猛力。按揉相结合，注意按揉时的节奏，既不要过快，又不可过于缓慢 | 4.0 | | |
| 注意事项 | 1. 操作过程中医者及患者切忌屏气，随时与患者沟通，根据患者的耐受程度调整手法强度，不能采用重力按压。<br>2. 操作前 1 小时患者不得进食或过多饮水。<br>3. 皮肤破损、皮肤疾病、危急重症患者、脊椎损伤、骨折患者忌用。骨质疏松患者注意手法力度 | 1.5 | | |
| 结束 | 询问患者有无不适，做好记录，嘱其卧床休息 10 分钟后再下床活动。收拾用物，洗手 | 1.0 | | |
| 整体 | 体现人文关怀，操作熟练 | 1.0 | | |
| 合计 | | 10 | | |

【实训小结】

爹拥（按揉法）为傣医闭诺（推拿按摩疗法）基本手法之一，本节讲述了不同按揉法的基本操作，是傣医初学者进入临床的必备实践技能。通过本节的学习需要掌握不同部位、不同疾病按揉手法的选择以及操作，在操作前能准确、快速依据患者情况确定适宜的手法，并跟患者做好充分的解释工作，缓解患者的恐惧心理，操作中随时与患者沟通，了解患者感受，以便调整手法力度，掌握好手法的适应证、禁忌证，掌握好动作的协调性、连贯性，具备一定的职业素质，懂得在治疗前、治疗中、治疗后的人文关怀。

## 实训二十五　挪突（推擦法）

【目的要求】

通过实训掌握肘推擦法、小臂推擦法、膝推擦法、手掌推擦法和五指推擦法的操作技术及要领，熟悉临床应用及注意事项。

【实训时间】

2 课时。

【器材用具】

药油或药酒等介质。

【实训步骤】

**1. 肘推擦法**

（1）练习体位：受术者取正坐位或者俯卧位，术者常规手消后站其身后或一侧，充分暴露施术部位皮肤。

（2）技术要点：操作前涂搽介质，术者以肘尖为着力点，以自身重力为主要作用力在颈肩、背部、腰部等处进行推擦，以透热为度。

**2. 小臂推擦法**

（1）练习体位：受术者取俯卧位，术者常规手消后站在推拿床左侧，充分暴露施术部位皮肤。

（2）技术要点：操作前涂搽介质，术者以小臂尺侧面为着力面，沿背部膀胱经自上而下推擦，以透热为度。

**3. 膝推擦法**

（1）练习体位：受术者取正坐位，术者常规手消后站其身后，充分暴露施术部位皮肤。

（2）技术要点：操作前涂搽介质，术者以膝盖部为着力点，术者扶住受术者双肩以固定并相对用力，沿脊背膀胱经自上而下推擦，以透热为度。

**4. 手掌推擦法**

（1）练习体位：受术者取俯卧位或仰卧位，术者常规手消后站在推拿床左侧，充分暴露施术部位皮肤。

（2）技术要点：操作前涂搽介质，术者以手掌掌面为着力面，沿腰骶部或四肢部来回推擦，以透热为度。

**5. 五指推擦法**

（1）练习体位：受术者取俯卧位，术者常规手消后站在或坐在推拿床左侧，充分暴露施术部位皮肤。

（2）技术要点：操作前涂搽介质，术者以拇指桡侧及其余四肢指腹为着力点，作用于头面、肋间等或小儿肩背、胸胁、四肢部等，以透热为度。

【操作流程】

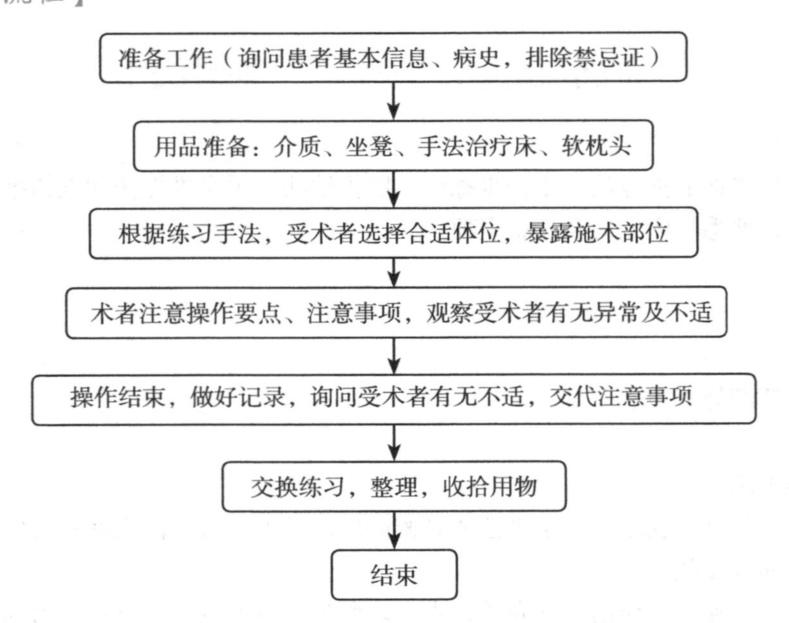

【实训技能标准】

五种推擦法，选择其中一种随机考核，考核时需要术者对关键的操作要点边操作边讲述。考核项目详见表 11–28。

**表 11–28 挪突（推擦法）实训考核表**

| 项目 | 操作技术要求 | 分值（分） | 得分 | 备注 |
|---|---|---|---|---|
| 人文素质 | 着装整齐，仪态得体，保护受术者隐私，语言亲切和蔼 | 1.0 | | |
| 操作前准备 | 1. 了解受术者基本信息，评估受术者情况。<br>2. 操作物品准备齐全（药油或药酒等介质）。<br>3. 操作前洗手 | 1.0 | | |
| 体位选择 | 体位依据需要练习的手法而定 | 0.5 | | |
| 动作要领 | 1. 充分暴露施术部位。<br>2. 术者沉肩、垂肘，着力面与施术部位的皮肤充分贴合，力量均匀、适中，速度由缓到快 | 4.0 | | |
| 注意事项 | 1. 着力面与施术部位的皮肤充分贴合，力量均匀、适中，速度由缓到快，以局部微微发热为度。<br>2. 询问受术者舒适度及耐受度，及时调整手法 | 1.5 | | |
| 结束 | 询问受术者有无不适，做好记录，收拾用物，洗手 | 1.0 | | |
| 整体 | 操作熟练 | 1.0 | | |
| 合计 | | 10 | | |

【实训小结】

本法为推法和擦法的组合手法，推法讲究一定的肌肉层的渗透力，为往前和向下的合力，擦法讲究在皮肤层的往返摩擦，同时需要达到一定的表面摩擦热度。故推擦法是在推法和擦法单式手法熟练的基础上更高要求的组合，根据不同的部位、疾病、年龄、体质等，依据受术者的耐受度，灵活变通地使用。本法练习需要达到动作标准，在力度、柔韧度方面灵活变化。

在受术者身体的各部位选择肘推擦法、小臂推擦法、膝推擦法、手掌推擦法和五指推擦法进行操作练习，前期以练习规范的手法动作为主；后期练习手法的熟练度和效度，达到熟练操作，并具有一定深透力及温热效应。

## 实训二十六 灭拗（拿捏法）

【目的要求】

通过实训掌握灭拗（拿捏法）的操作技术及要领，熟悉临床应用及注意事项。

【实训时间】

1 课时。

【器材用具】

推拿治疗消毒巾、治疗床等。

【实训步骤】

**1. 练习体位** 受术者取正坐位或者俯卧位，术者常规手消后站其身后或一侧，铺消毒推拿治疗巾。

**2. 技术要点** 术者用拇指与其余四指或示、中二指相对用力，将受术者肩部或其他部位筋腱夹紧并提起，提起的同时再相对水平左右移动或旋转，动作协调柔和，腕部放松，力量均匀。

【操作流程】

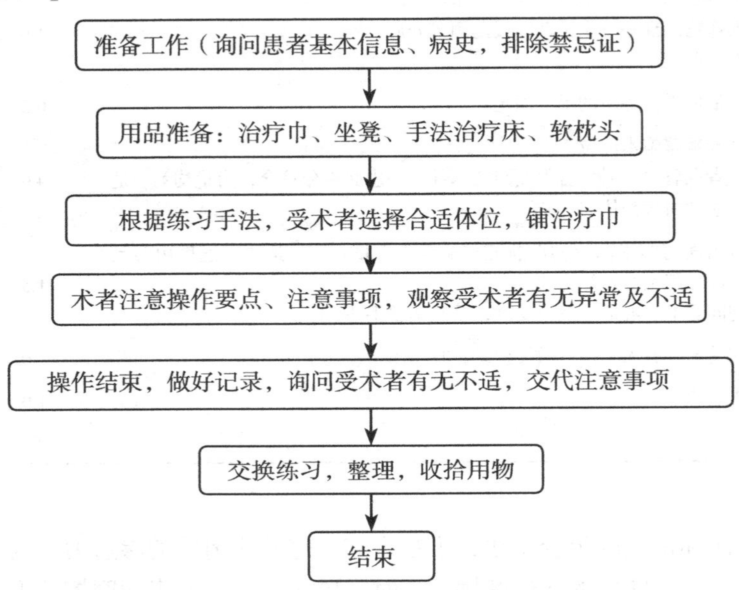


【实训技能标准】

考核时需要术者对关键的操作要点边操作边讲述。考核项目详见表 11–29。

**表 11–29 灭拗（拿捏法）实训考核表**

| 项目 | 操作技术要求 | 分值（分） | 得分 | 备注 |
|---|---|---|---|---|
| 人文素质 | 着装整齐，仪态得体，保护受术者隐私，语言亲切和蔼 | 1.0 | | |
| 操作前准备 | 1. 了解受术者基本信息，评估受术者情况。<br>2. 操作物品准备齐全（推拿治疗消毒巾、治疗床）。<br>3. 操作前洗手 | 1.0 | | |
| 体位选择 | 正坐位或者俯卧位 | 0.5 | | |
| 动作要领 | 1. 施术部位铺消毒治疗巾。<br>2. 拇指与其余四指或示、中二指相对用力，夹紧并提起受术者肌腱，再相对水平左右移动或旋转。<br>3. 动作协调柔和，腕部放松，力量均匀 | 4.0 | | |
| 注意事项 | 1. 力量需要柔和，不可突然用力，避免指端抠掐皮肤。<br>2. 询问受术者舒适度及耐受度，及时调整手法 | 1.5 | | |
| 结束 | 询问受术者有无不适，做好记录，收拾用物，洗手 | 1.0 | | |
| 整体 | 操作熟练 | 1.0 | | |
| 合计 | | 10 | | |

【实训小结】

本法为拿法和捏法的组合手法，拇指与其余四指或示、中二指相对用力将治疗部位夹持、提起谓之拿，提起的同时再相对水平左右移动或旋转谓之捏。拿时不能仅夹持表皮，捏时不能蛮力生硬，拇指及其余四指指间关节要伸直，掌指关节屈曲，否则容易指端或指甲抠掐皮肤。

前期以练习规范的手法动作为主，后期练习手法的熟练度和效度，达到熟练操作。

# 实训二十七　闭（捏按法）

【目的要求】

通过实训掌握闭（捏按法）的操作技术及要领，熟悉临床应用及注意事项。

【实训时间】

1 课时。

【器材用具】

推拿治疗消毒巾、药酒、药油、治疗床等。

【实训步骤】

**1. 练习体位**　受术者取正坐位或者卧位，术者常规手消后站其身后或一侧，铺消毒推拿治疗巾或充分暴露皮肤，涂搽介质。

**2. 技术要点**　术者以拇指和示指或其余四指对称性夹持住治疗部位皮肤，相对用力提捏捻搓，随即放松，同时用拇指或示指、掌根向治疗部位垂直按压。

【操作流程】

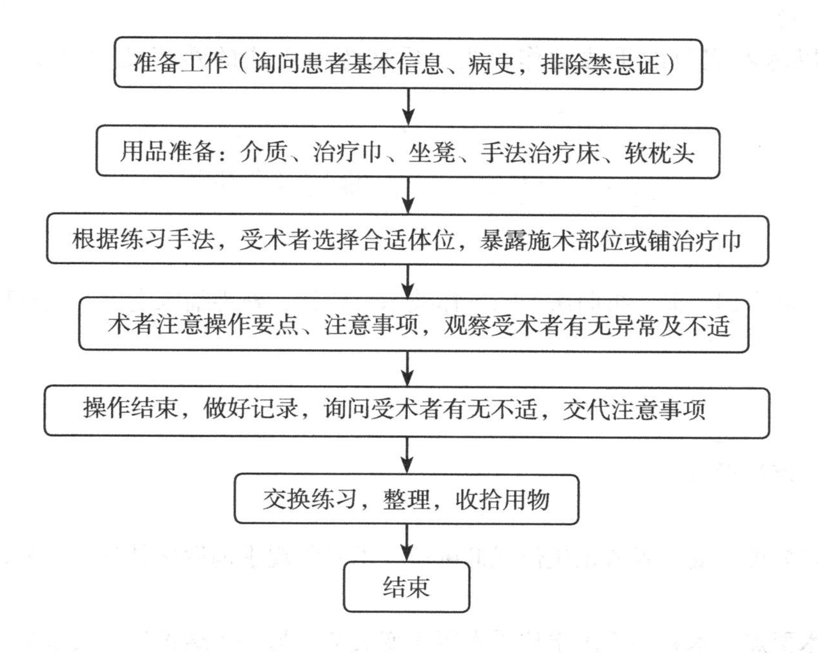

【实训技能标准】

考核时需要术者对关键的操作要点边操作边讲述。考核项目详见表 11-30。

表 11-30 闭（捏按法）实训考核表

| 项目 | 操作技术要求 | 分值（分） | 得分 | 备注 |
|---|---|---|---|---|
| 人文素质 | 着装整齐，仪态得体，保护受术者隐私，语言亲切和蔼 | 1.0 | | |
| 操作前准备 | 1. 了解受术者基本信息，评估受术者情况。<br>2. 操作物品准备齐全（推拿治疗消毒巾、药酒、药油、治疗床）。<br>3. 操作前洗手 | 1.0 | | |
| 体位选择 | 正坐位或者卧位 | 0.5 | | |
| 动作要领 | 1. 施术部位铺消毒治疗巾或充分暴露皮肤，涂搽介质。<br>2. 以拇指和示指或其余四指对称性夹持住治疗部位皮肤，相对用力提捏捻搓，同时用拇指或示指、掌根向治疗部位垂直按压 | 4.0 | | |
| 注意事项 | 1. 不可突然用力、拧转，避免指端抠掐。<br>2. 询问受术者舒适度及耐受度，及时调整手法 | 1.5 | | |
| 结束 | 询问受术者有无不适，做好记录，收拾用物，洗手 | 1.0 | | |
| 整体 | 操作熟练 | 1.0 | | |
| 合计 | | 10 | | |

【实训小结】

本法为捏法和按法的组合手法，本法将治疗部位的皮肤聚合提起并捻搓，同时对重点穴位或阿是穴按压，可以直接刺激皮部及皮下腠理之间的经脉、络脉、穴位等，能调控全身经络与脏腑的功能。并且按法“以指代针”的优点可以发挥针刺作用，力量渗透，应用广泛。

前期以练习规范的手法动作为主，后期练习手法的熟练度和效度，达到熟练操作。

## 实训二十八 多挪（折曲法）

【目的要求】

通过实训掌握多挪（折曲法）的操作技术及要领，熟悉临床应用及注意事项。

【实训时间】

1 课时。

【器材用具】

推拿治疗消毒巾。

【实训步骤】

**1. 练习体位** 受术者取正坐位或仰卧位，术者常规手消后站其身旁一侧，铺消毒推拿治疗巾。

**2. 技术要点** 术者一手固定住受术者病变关节，另一手缓慢活动关节部，嘱受术者放松并配合在生理范围内做前后屈伸、内收外展的被动手法，如此反复。

【操作流程】

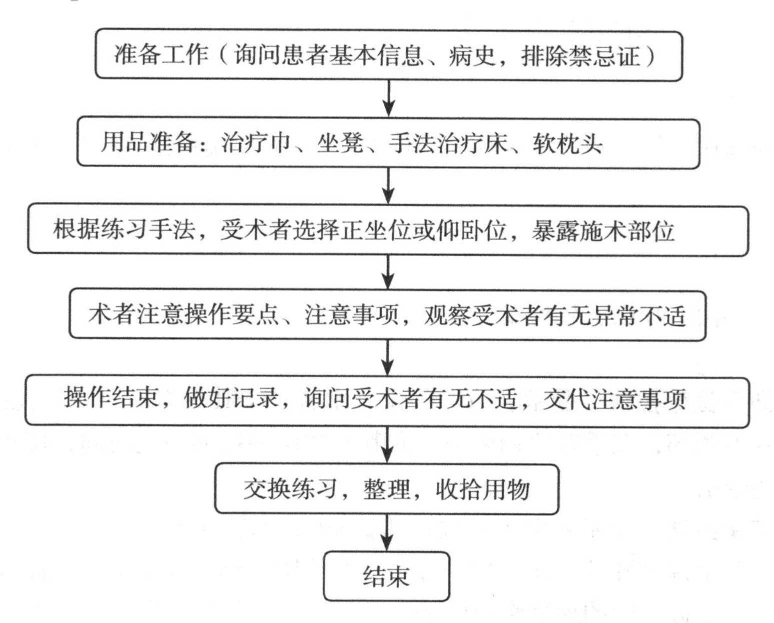


【实训技能标准】

考核时需要术者对关键的操作要点边操作边讲述。考核项目详见表 11–31。

**表 11–31　多挪（折曲法）实训考核表**

| 项目 | 操作技术要求 | 分值（分） | 得分 | 备注 |
|---|---|---|---|---|
| 人文素质 | 着装整齐，仪态得体，保护受术者隐私，语言亲切和蔼 | 1.0 | | |
| 操作前准备 | 1. 了解受术者基本信息，评估受术者情况。<br>2. 操作物品准备齐全（推拿治疗消毒巾）。<br>3. 操作前洗手 | 1.0 | | |
| 体位选择 | 正坐位或仰卧位 | 0.5 | | |
| 动作要领 | 1. 施术部位铺消毒治疗巾。<br>2. 术者一手固定住受术者病变关节，另一手缓慢折曲关节部，在生理范围内做前后屈伸、内收外展的被动手法，如此反复 | 4.0 | | |
| 注意事项 | 1. 不可暴力牵拉，过度活动。<br>2. 询问受术者舒适度及耐受度，及时调整手法 | 1.5 | | |
| 结束 | 询问受术者有无不适，做好记录，收拾用物，洗手 | 1.0 | | |
| 整体 | 操作熟练 | 1.0 | | |
| 合计 | | 10 | | |

【实训小结】

本法可活动关节，分离粘连，消除痉挛，针对有关节伸展屈曲功能活动障碍或肌肉、肌腱紧张的患者，主要是帮助患者被动活动，活动次数逐渐增加，每次活动范围可逐渐增大，力量需适当柔和。前期以练习规范的手法动作为主，后期练习手法的熟练度和效度，达到熟练操作。

# 实训二十九　桩拉（牵拉法）

【目的要求】

通过实训掌握桩拉（牵拉法）的操作技术及要领，熟悉临床应用及注意事项。

【实训时间】

1 课时。

【器材用具】

治疗巾、手法治疗床、软枕头等。

【实训步骤】

**1. 颈椎仰卧位牵拉法**　受术者取仰卧位，术者坐于其头端，以一手托扶其枕后部，另一手扶托其下颌部，双手臂协调施力，向其头端缓慢拔伸一定时间，使颈椎得到持续的水平方向的牵引。

**2. 膝关节牵拉法**　受术者取俯卧位，屈膝 90°，术者立于其患侧，用膝部压住其股后近腘窝部，双手握其踝部，向上拔伸膝关节并停留片刻。或受术者取仰卧位，下肢自然伸直，术者双手握一腿的踝部牵拉膝部，并用膝部顶住受术者另一侧下肢足底。

【操作流程】

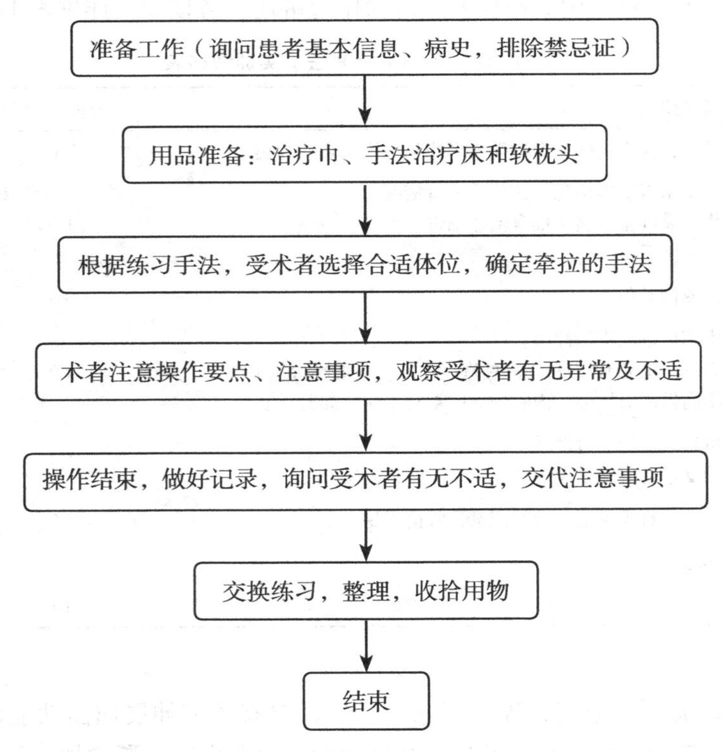


【实训技能标准】

考核时需要术者对关键的操作要点边操作边讲述。考核项目详见表 11–32。

表 11–32　桩拉（牵拉法）实训考核表

| 项目 | 操作技术要求 | 分值（分） | 得分 | 备注 |
|---|---|---|---|---|
| 人文素质 | 着装整齐，仪态得体，保护受术者隐私，语言亲切和蔼 | 1.0 | | |
| 操作前准备 | 1. 了解受术者基本信息，评估受术者情况。<br>2. 操作物品准备齐全（治疗巾、手法治疗床、软枕头）。<br>3. 操作前洗手 | 1.0 | | |
| 体位选择 | 正坐位或者俯卧位 | 0.5 | | |
| 动作要领 | 1. 动作要平稳缓和，用力要均匀持续。<br>2. 牵拉用力要由小到大逐渐增加，拉伸到一定程度后，则须保持稳定的持续牵拉力，保持一个稳定的持续牵拉力一般要持续 1 ～ 2 分钟即可。<br>3. 根据治疗的部位，要掌握好牵拉操作术式 | 4.0 | | |
| 注意事项 | 1. 根据病情和施术部位的不同，控制好作用力的角度、力量和方向。<br>2. 关节复位时不可在疼痛、痉挛较重的情况下进行牵拉手法，以免增加受术者痛苦。<br>3. 牵拉时不可使用暴力，一般不使用瞬间拉伸牵引，以免造成牵拉损伤 | 1.5 | | |
| 结束 | 询问受术者有无不适，做好记录，收拾用物，洗手 | 1.0 | | |
| 整体 | 操作熟练 | 1.0 | | |
| 合计 | | 10 | | |

【实训小结】

本法主要适用于关节错位、伤筋等引起的各种颈肩、腰腿痛，手法操作要稳，用力要均匀，要掌握好牵拉的方向和角度，用力要由小到大逐渐增加，拉伸到一定程度后，则须保持一个稳定的持续牵拉力，但不可暴力，以免造成牵拉损伤。

# 实训三十　帕（旋摇法）

【目的要求】

通过实训掌握帕（旋摇法）的操作技术及要领，熟悉临床应用及注意事项。

【实训时间】

1 课时。

【器材用具】

消毒治疗巾、手法治疗床和软枕头。

【实训步骤】

**1. 颈椎旋摇法**　受术者取坐位，颈项部放松，术者立于其背后或侧后方。以一手扶按其头顶后部，另一手托扶于其下颌部，双手臂协调运动，反方向施力，使头颈部按顺时针或逆时针方向进行环形摇转，可反复摇转数次。

**2. 仰卧位旋摇腰法**　受术者取仰卧位，双下肢并拢，屈髋屈膝，术者双手按住其两膝部，做顺时针或逆时针方向的摇转运动。

**3. 托肘肩部旋摇法**　受术者取坐位，肩部放松，肘关节屈曲，术者立于其侧，两腿呈弓步，上半身略前倾，一手扶按住肩关节上部，另一手托于其肘部，使其前臂放在术者前臂上。然后手臂部协同用力，做肩关节顺时针或逆时针方向的环转摇动。

**4. 髋关节旋摇法**　受术者取仰卧位，一侧屈髋屈膝。术者立于其身体一侧，一手扶按其膝部，另一手握其足踝部或足跟部，将其髋关节、膝关节屈曲角度均调整到90°，然后两手协调用力，使髋关节做顺时针或逆时针方向的旋转摇动。

**5. 仰卧位踝关节旋摇法**　受术者取仰卧位，下肢自然伸直，术者立于其足端，用一手托握起足踝上部以固定，另一手握住足趾部，在稍用力拔伸的情况下做顺时针或逆时针方向的环转摇动。

【操作流程】

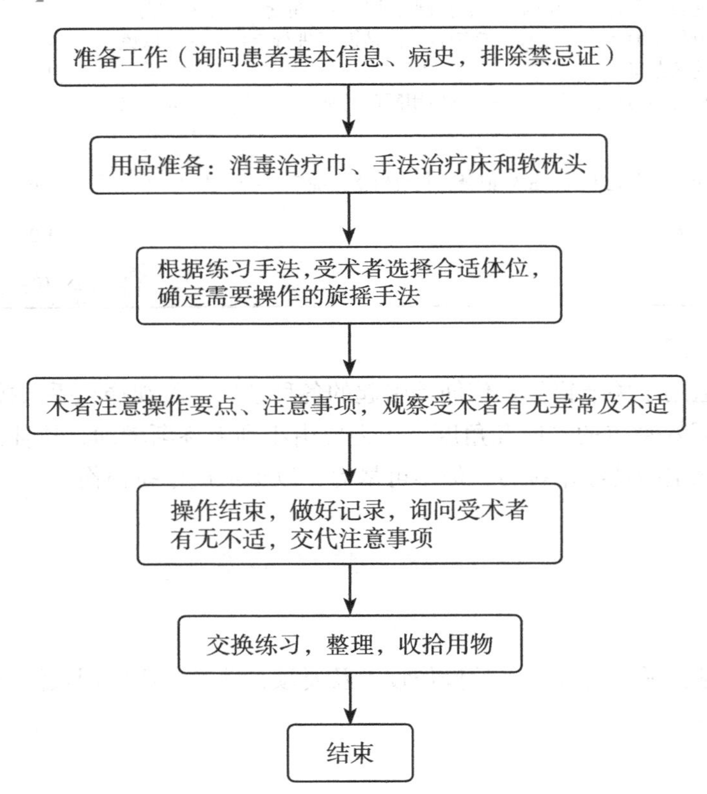


【实训技能标准】

考核时需要术者对关键的操作要点边操作边讲述。考核项目详见表11–33。

**表11–33　帕（旋摇法）实训考核表**

| 项目 | 操作技术要求 | 分值（分） | 得分 | 备注 |
|---|---|---|---|---|
| 人文素质 | 着装整齐，仪态得体，保护受术者隐私，语言亲切和蔼 | 1.0 | | |

续表

| 项目 | 操作技术要求 | 分值（分） | 得分 | 备注 |
|---|---|---|---|---|
| 操作前准备 | 1. 了解受术者基本信息，评估受术者情况。<br>2. 操作物品准备齐全（消毒治疗巾、手法治疗床和软枕头）。<br>3. 操作前洗手 | 1.0 | | |
| 体位选择 | 正坐位或者卧位 | 0.5 | | |
| 动作要领 | 1. 旋摇法环转摇动的幅度应由小到大，逐渐增加，要在人体各关节的生理活动范围内进行。<br>2. 刚开始操作时，旋转摇动的速度宜缓慢，逐渐适应之后，可稍微增快速度，操作 1 ～ 2 分钟 | 4.0 | | |
| 注意事项 | 1. 旋摇法要缓慢进行，施力时要协调，注意环转摇动的幅度。<br>2. 对于有习惯性关节脱位者禁用旋摇法。<br>3. 对椎动脉型、交感型颈椎病及颈部外伤、骨折等病证，禁用旋摇法 | 1.5 | | |
| 结束 | 询问受术者有无不适，做好记录，收拾用物，洗手 | 1.0 | | |
| 整体 | 操作熟练 | 1.0 | | |
| 合计 | | 10 | | |

【实训小结】

旋摇法重在活动关节，适用于全身各个关节，各个关节操作术式较多，不同关节的操作术式不同，旋摇的幅度、速率都有所差别，旋摇施力要协调、稳定，除被动活动的关节外，其他部位尽量保持稳定不动，前期练习要规范掌握手法动作要领，后期练习手法的熟练度和效度，达到熟练操作。

## 实训三十一　鲁打（抹擦法）

【目的要求】

通过实训熟悉傣医临床鲁打（抹擦法）的操作技术，掌握手法的动作技巧和操作要领。

【实训时间】

0.5 课时。

【器材用具】

治疗坐凳、手法治疗床、软枕头等。

【实训步骤】

学员两人一组相互进行操作练习，严格按照操作方法和动作要领在相应治疗部位上相互练习，术者一手以拇指或四指螺纹面抹擦于患处皮肤，用力宜轻，施力均匀，动作柔缓，沿直线做反复单向运动。

【操作流程】

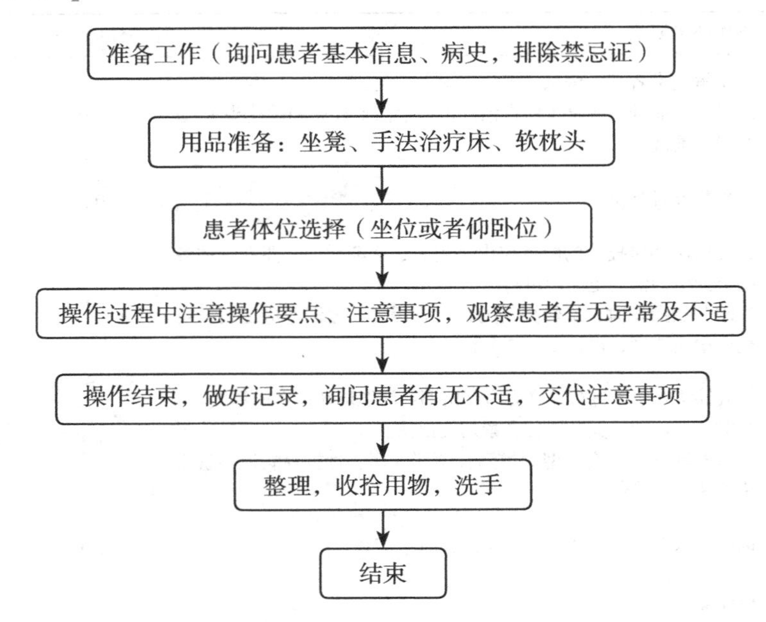


【实训技能标准】

考核时，需要操作者对手法动作技巧、动作要领、注意事项、手法适应证和禁忌证边操作边讲述。考核项目详见表 11–34。

**表 11–34　鲁打（抹擦法）实训考核表**

| 项目 | 操作技术要求 | 分值（分） | 得分 | 备注 |
|---|---|---|---|---|
| 人文素质 | 着装整齐，干净卫生；仪态得体，关爱施术对象 | 1.0 | | |
| 操作前准备 | 了解患者基本信息，评估患者情况；操作物品准备齐全（治疗坐凳、手法治疗床、软枕头）；操作前洗手 | 1.0 | | |
| 体位选择 | 坐位或者仰卧位 | 0.5 | | |
| 动作要领 | 1. 患者根据病情选取舒适体位，避免紧张情绪。<br>2. 操作者须凝神静气，形神合一，勿谈笑风生。<br>3. 在操作过程中，着力面与施术部位的皮肤充分贴合，力量均匀、适中，速度由缓到快，以局部微微发热为度；治疗过程持续 3 ～ 5 分钟 | 4.0 | | |
| 注意事项 | 1. 操作者操作前须修理指甲及硬茧、倒刺，并且不可指甲一侧暴力操作，以免刮伤皮肤。<br>2. 皮肤破损、皮肤疾病、危急重症等患者忌用 | 1.5 | | |
| 结束 | 询问患者有无不适，做好记录，嘱其卧床休息 10 分钟后再下床活动。收拾用物，洗手 | 1.0 | | |
| 整体 | 体现人文关怀，操作熟练 | 1.0 | | |
| 合计 | | 10 | | |

【实训小结】

本法为抹法和擦法的组合手法，抹法须轻柔渗透，擦法是指大、小鱼际或螺纹在皮肤表面的往返摩擦，忌暴力操作。傣医根据患者症状，运用鲁打（抹擦法）作用于患处，术中用力均匀、深透渗透，温热为度。

# 实训三十二　霍（抱法）

【目的要求】

通过实训熟悉傣医临床霍（抱法）的操作技术，掌握手法的动作技巧和操作要领。

【实训时间】

0.5 课时。

【器材用具】

治疗坐凳。

【实训步骤】

学员两人一组相互进行操作练习，严格按照操作方法和动作要领在相应治疗部位上相互练习，以患者坐位双上肢前胸交叉放置，医者站于患者身后，双手穿过患者腋下，在胸前两手相握，环抱患者，向上小幅度提拉患者。

【操作流程】

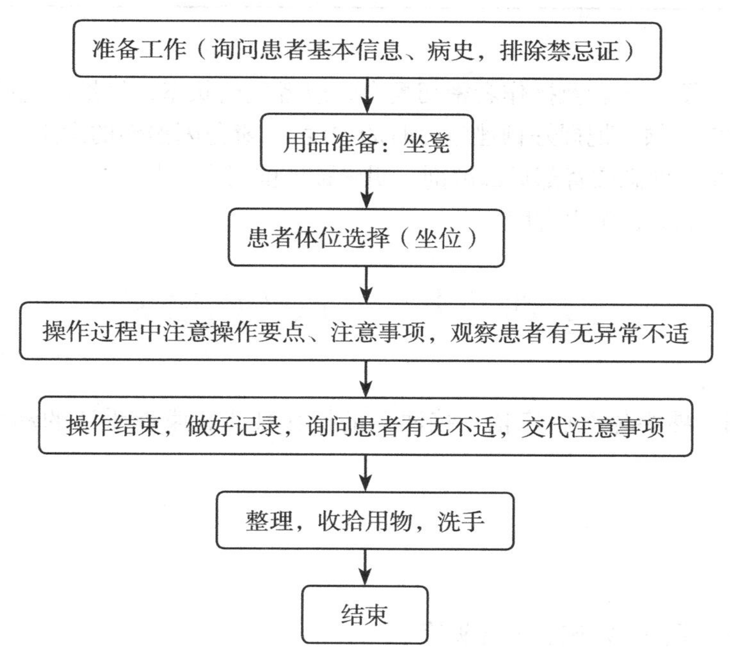


【实训技能标准】

考核时，需要操作者对手法动作技巧、动作要领、注意事项、适应证和禁忌证边操作边讲述。考核项目详见表 11–35。

表 11-35 霍（抱法）实训考核表

| 项目 | 操作技术要求 | 分值（分） | 得分 | 备注 |
|---|---|---|---|---|
| 人文素质 | 着装整齐，干净卫生；仪态得体，关爱施术对象 | 1.0 | | |
| 操作前准备 | 了解患者基本信息，评估患者情况；操作物品准备齐全（治疗坐凳）；操作前洗手 | 1.0 | | |
| 体位选择 | 坐位 | 0.5 | | |
| 动作要领 | 1. 患者选取坐位靠于患者身前，避免紧张情绪。<br>2. 操作者站于患者背后，施力时须环抱患者提拉稍后仰至舒展体位，以患者感腰部被拉伸为度，双臂以轻微顿挫之力上提患者，时可听到腰椎小关节弹响声。<br>3. 治疗过程中患者双下肢向前自然体位摆放 | 4.0 | | |
| 注意事项 | 1. 在操作过程中动作要轻巧，忌暴力提拉，以免挫伤腰部。<br>2. 严重骨质增生、严重骨质疏松症患者，腰椎骨折、腰椎滑脱等患者慎用 | 1.5 | | |
| 结束 | 询问患者有无不适，做好记录，嘱其卧床休息 10 分钟后再下床活动。收拾用物，洗手 | 1.0 | | |
| 整体 | 体现人文关怀，操作熟练 | 1.0 | | |
| 合计 | | 10 | | |

【实训小结】

霍（抱法）要求患者及操作者密切配合，患者放松状态，尽量避免肢体紧张僵硬，医者需熟悉动作要领，把握好顿挫施力时的“度”，避免闪挫伤的发生。训练时要求熟练掌握操作步骤，熟悉腰背部局部解剖，明确腰椎椎间小关节生理病理运动轨迹，做到心中明了，有的放矢，施力有度。

## 实训三十三 依（掐法）

【目的要求】

通过实训，熟悉傣医临床依（掐法）的操作技术，掌握手法的动作技巧和操作要领。

【实训时间】

0.5 课时。

【器材用具】

治疗坐凳、手法治疗床、软枕头等。

【实训步骤】

学员两人一组相互进行操作练习，严格按照操作方法和动作要领在相应治疗部位上相互练习，术者用单手或者双手拇指指端着力于体表反应点，力度由轻到重，以推筋着骨，不刺破皮肤为宜。

【操作流程】

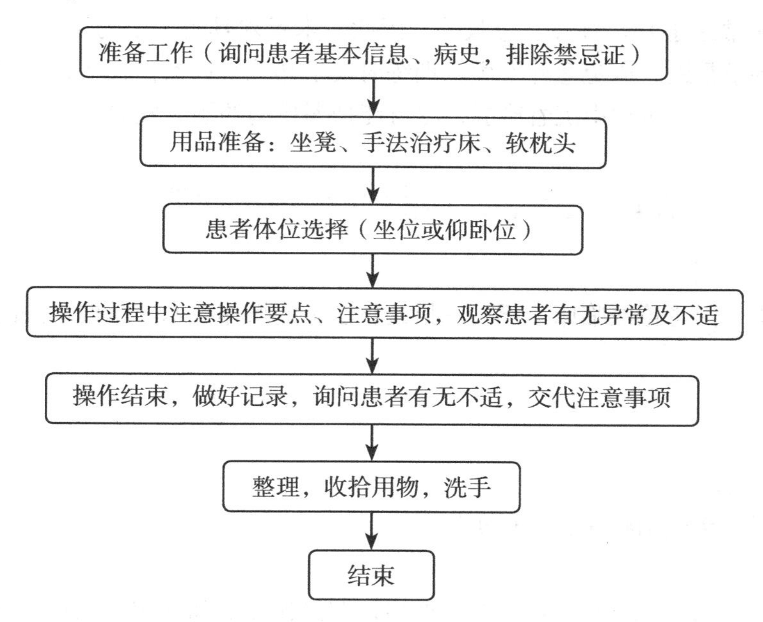


【实训技能标准】

考核时，需要操作者对手法动作技巧、动作要领、注意事项、适应证和禁忌证边操作边讲述。考核项目详见表 11–36。

**表 11–36　依（掐法）实训考核表**

| 项目 | 操作技术要求 | 分值（分） | 得分 | 备注 |
|---|---|---|---|---|
| 人文素质 | 着装整齐，干净卫生；仪态得体，关爱施术对象 | 1.0 | | |
| 操作前准备 | 了解患者基本信息，评估患者情况；操作物品准备齐全（治疗坐凳、手法治疗床、软枕头）；操作前洗手 | 1.0 | | |
| 体位选择 | 坐位，晕厥患者应尽量仰卧位 | 0.5 | | |
| 动作要领 | 1. 若晕厥患者应尽量仰卧位，下肢抬高，头偏向一侧摆放，避免气道阻塞。<br>2. 操作者指甲端垂直作用于穴位，如人中穴、小儿推拿掐老龙等位置，力度均匀适中，避免皮肤、肌肉等软组织损伤 | 4.0 | | |
| 注意事项 | 1. 根据患者病情，积极规范心肺复苏术（CPR）施救，必要时请旁人拍照 / 记录时间，并积极联系 120 救治。<br>2. 操作过程中忌指甲过于尖锐，并且不能抠动指端下软组织，避免用力过度损伤皮肤 | 1.5 | | |
| 结束 | 询问患者有无不适，做好记录，嘱其卧床休息 10 分钟后再下床活动。收拾用物，洗手 | 1.0 | | |
| 整体 | 体现人文关怀，操作熟练 | 1.0 | | |
| 合计 | | 10 | | |

【实训小结】

本法临床常用于开窍醒神、急救等，因此，术者须具备一定的心肺复苏操作能力，并且要积极寻求帮助，避免意外发生。训练时要求熟练掌握操作技巧，实施本手法前尽可能明确诊断，操作过程中沉着冷静，尽可能把握疾病的预后发展。

## 实训三十四　爹挪（一指调整法）

【目的要求】

通过实训，熟悉傣医临床爹挪（一指调整法）的操作技术，掌握手法的动作技巧和操作要领。

【实训时间】

0.5 课时。

【器材用具】

治疗坐凳、手法治疗床、软枕头等。

【实训步骤】

学员两人一组相互进行操作练习，严格按照操作方法和动作要领在相应治疗部位上相互练习，术者用一拇指横置于患者脊柱棘突旁，用另一拇指螺纹面抵住横置的拇指指背，两拇指协同均匀而有节奏地着力于患者腰椎棘突或背部筋结处。

【操作流程】

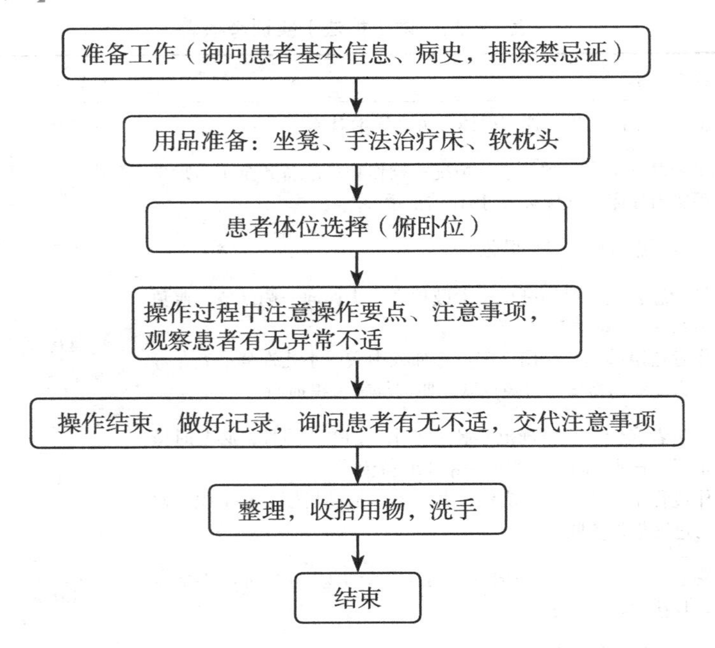


【实训技能标准】

考核时，需要操作者对手法动作技巧、动作要领、注意事项、适应证和禁忌证边操作边讲述。考核项目详见表 11–37。

表 11–37 爹挪（一指调整法）实训考核表

| 项目 | 操作技术要求 | 分值（分） | 得分 | 备注 |
|---|---|---|---|---|
| 人文素质 | 着装整齐，干净卫生；仪态得体，关爱施术对象 | 1.0 | | |
| 操作前准备 | 了解患者基本信息，评估患者情况；操作物品准备齐全（治疗坐凳、手法治疗床、软枕头）；操作前洗手 | 1.0 | | |
| 体位选择 | 患者取俯卧位 | 0.5 | | |
| 动作要领 | 1. 操作前诊断明确，病位定位清楚，避免适得其反。<br>2. 力度均匀适中，深透持久，避免暴力操作 | 4.0 | | |
| 注意事项 | 1. 两拇指端须根据患者情况“量力而行”，其中老年骨质疏松症患者、腰椎骨结核、腰椎骨折及腰椎滑脱等患者禁用。<br>2. 操作时间依据患者情况而定，避免长时间刺激引起局部水肿 | 1.5 | | |
| 结束 | 询问患者有无不适，做好记录，嘱其卧床休息 10 分钟后再下床活动。收拾用物，洗手 | 1.0 | | |
| 整体 | 体现人文关怀，操作熟练 | 1.0 | | |
| 合计 | | 10 | | |

【实训小结】

操作前尽量完善体格检查、影像学检查（腰椎正侧位片 / 腰椎 CT 平扫）等明确患者诊断，除外禁忌证，避免医疗风险；训练时要求熟练掌握操作技巧，操作过程中做到指下有度，结合触诊及时调整操作位置，以改善患者腰部症状。

## 实训三十五 挪拥啊别（孔雀开屏法）

【目的要求】

通过教师的示范和指导，学生模仿演练，掌握挪拥啊别（孔雀开屏法）的操作及技巧。

【实训时间】

1 课时。

【器材用具】

治疗床、治疗方凳。

【实训步骤】

1. 患者取正坐位，双手向体侧上举，双手指自然伸直，操作者在其背后双脚踏地，双足分开与肩同宽。

2. 操作者双手从患者腋下穿过，以双肘关节夹住双侧肩部，身体稍前倾，靠住患者背部。

3. 操作者紧紧夹住肩关节，先做被动外展动作，接着再做肩关节被动上举动作，待肩关节受力后继续保持提拉力 5 ～ 10 秒，如此反复 3 ～ 5 次。

【操作流程】

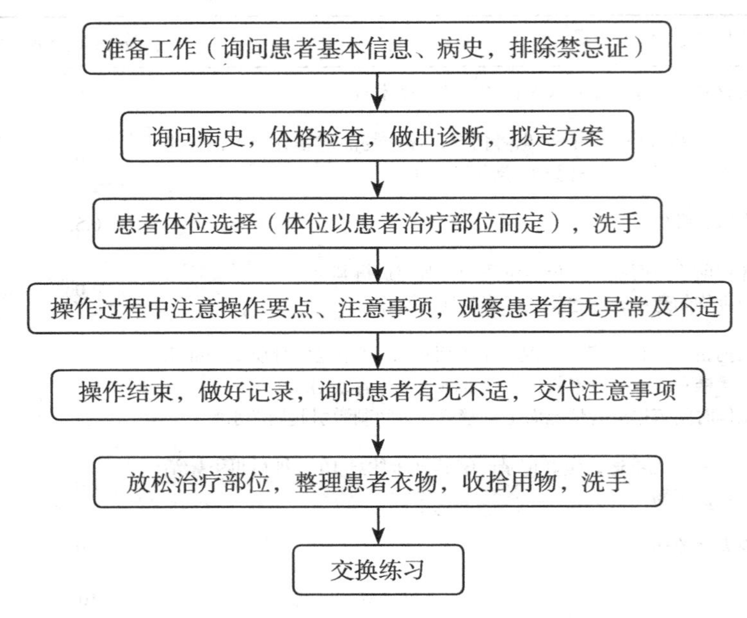


【实训技能标准】

掌握疾病诊断步骤及方法；严格掌握适应证和禁忌证。在教师的指导下熟练进行孔雀开屏法操作并应用于临床。考核项目详见表 11–38。

**表 11–38 挪拥啊别（孔雀开屏法）实训考核表**

| 项目 | 操作技术要求 | 分值（分） | 得分 | 备注 |
|---|---|---|---|---|
| 人文素质 | 着装整齐，干净卫生；仪态得体，关爱施术对象 | 1.0 | | |
| 用具准备 | 治疗床、治疗方凳 | 0.5 | | |
| 无菌观念 | 操作前后洗手，诊室环境要消毒 | 1.5 | | |
| 孔雀开屏法 | 根据接受治疗者的具体病证，选择相应的操作部位 | 1.0 | | |
| 体位选择 | 患者放松，取坐位，双手向体侧上举，双手指自然伸直，操作者在其背后双脚踏地，双足分开与肩同宽 | 1.0 | | |
| 操作 | 1. 施术者说明治疗流程和注意事项，并获得接受治疗者的配合。<br>2. 医者双手配合协调，动作连贯。<br>3. 治疗过程中，询问患者感受并密切观察 | 3.0 | | |
| 结束 | 询问患者治疗感受，整理患者衣物 | 1.0 | | |
| 整体 | 体现人文关怀，操作熟练 | 1.0 | | |
| 合计 | | 10 | | |

【实训小结】

1. 操作时注意双手同时向对称方向用力，动作协调配合。

2. 选择肩关节在何种体位下拔伸，应根据患者功能障碍的程度和类型等具体评估情况来操作。如肩关节运动障碍不能上举时，则可选择垂直向上牵引；或在患肢病理位上，在其功能位上且患者微痛情况下使用本法。

3. 动作应轻柔缓和，切忌蛮力和暴力，关节伸展后应停留几秒时间，不应立即松开。

4. 掌握各项省力原则应用的操作要领。

## 实训三十六　哟哈爹丁（抬腿弯脚法）

【目的要求】

通过教师的示范和指导，学生模仿演练，掌握哟哈爹丁（抬腿弯脚法）的操作及技巧。

【实训时间】

1课时。

【器材用具】

治疗床。

【实训步骤】

1. 患者取仰卧位，双手自然伸直置于体侧，操作者在病变侧站立，双足分开与肩同宽。

2. 嘱患者缓慢抬高一侧下肢，膝关节伸直，操作者用一手辅助患者抬高患肢，双膝下蹲，将患侧肢体置于操作者同侧肩部。

3. 操作者将肢体稳稳扛住，再用扛腿一侧的手握住患侧肢体的五趾，边抬高腿边背屈足部，当达到腰腿部放射性疼痛并产生阻力时，缓慢放下肢体，再重复以上动作。

【操作流程】

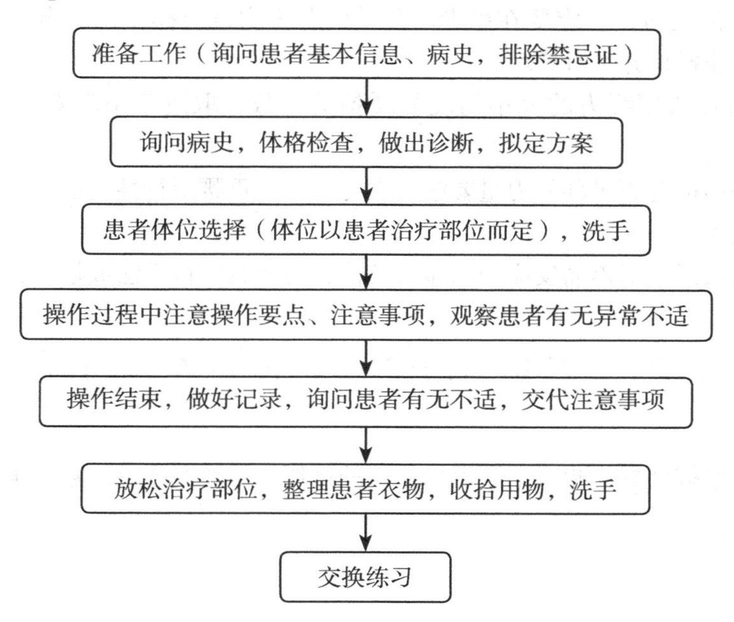

【实训技能标准】

掌握疾病诊断步骤及方法；严格掌握适应证和禁忌证；在教师的指导下熟练进行抬腿弯脚法操作并应用于临床。考核项目详见表 11–39。

表 11–39　哟哈爹丁（抬腿弯脚法）实训考核表

| 项目 | 操作技术要求 | 分值（分） | 得分 | 备注 |
| --- | --- | --- | --- | --- |
| 人文素质 | 着装整齐，干净卫生；仪态得体，关爱施术对象 | 1.0 | | |
| 用具准备 | 治疗床 | 0.5 | | |
| 无菌观念 | 操作前后洗手，诊室环境要消毒 | 1.5 | | |
| 抬腿弯脚法 | 根据接受治疗者的具体病证，选择相应的操作部位 | 1.0 | | |
| 体位选择 | 患者取正仰卧位，双手自然伸直置于体侧，操作者在病变侧站立，双足分开与肩同宽 | 1.0 | | |
| 操作 | 1. 施术者说明治疗流程和注意事项，并获得接受治疗者的配合。<br>2. 嘱患者缓慢抬高一侧下肢，膝关节伸直，操作者用一手辅助患者抬高患肢，双膝下蹲，将患侧肢体置于操作者同侧肩部，操作者将肢体稳稳扛住，再用扛腿一侧的手握住患侧肢体的五趾，边抬高腿边背屈足部，当达到腰腿部放射性疼痛并产生阻力时，缓慢放下肢体，再重复以上动作。<br>3. 治疗过程中，询问患者感受并密切观察 | 3.0 | | |
| 结束 | 放松治疗部位，整理患者衣物 | 1.0 | | |
| 整体 | 体现人文关怀，操作熟练 | 1.0 | | |
| 合计 | | 10 | | |

【实训小结】

1. 在缓力上举时，一定要先嘱咐患者对手法疼痛反应做好充分的心理准备，同时，随时观察患者的反应，一定要在患者能耐受的范围内进行操作，如出现明显的应激反应，应即刻停止操作并及时处理。

2. 每次治疗所用缓力的大小与反复缓抬的次数，取决于患者对手法疼痛的耐受能力。

3. 动作手向前背屈足部的力量要缓缓发力，对严重腰退行性变的老年患者下肢抬高的角度不宜过大。

4. 手法结束后，对疼痛反应较明显的部位，要及时施行手法放松、止痛。

## 实训三十七　活好哟哈（屈膝后抬法）

【目的要求】

通过实训掌握活好哟哈（屈膝后抬法）的操作、操作要领及注意事项。

【实训时间】

0.5 课时。

【器材用具】

治疗床。

【实训步骤】

该训练以人体实习为主。

**1. 体位选择** 受术者取俯卧膝胸位。

**2. 技术要点** 受术者取俯卧膝胸位，主动后伸腿，施术者顺势扶腿上抬。

【操作流程】

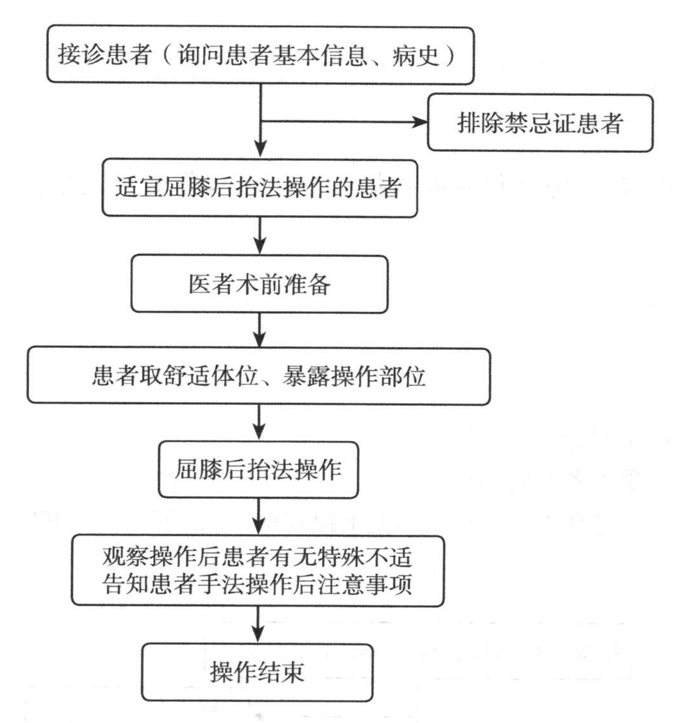


【实训技能标准】

考核时，需要操作者对关键的操作要点边操作边讲述。考核项目详见表 11–40。

**表 11–40 活好哟哈（屈膝后抬法）实训考核表**

| 项目 | 操作技术要求 | 分值（分） | 得分 | 备注 |
|---|---|---|---|---|
| 人文素质 | 着装整齐，干净卫生；仪态得体，关爱施术对象 | 1.0 | | |
| 操作前准备 | 1. 了解受术者病情，检查施术部位及皮肤情况。<br>2. 准备用具：治疗床。<br>3. 术前洗手 | 2.0 | | |
| 体位选择 | 1. 协助受术者取舒适体位、暴露施术部位。<br>2. 保暖，注意遮挡 | 2.0 | | |
| 手法操作 | 1. 行屈膝后抬法操作。<br>2. 手法正确，动作流畅 | 4.0 | | |
| 整体 | 体现人文关怀，操作熟练 | 1.0 | | |
| 合计 | | 10 | | |

【实训小结】

活好哟哈（屈膝后抬法）是临床常用的治疗腰椎间盘突出症的手法，本节所讲述的是复合运动方法，是进入临床实践的必备技能。通过本节的学习需要掌握活好哟哈（屈膝后抬法）的操作及操作要领，具备一定的职业素养，懂得在治疗前、治疗中、治疗后的人文关怀。

## 实训三十八　与坏摆病（倒骑水牛法）

【目的要求】

通过实训掌握与坏摆病（倒骑水牛法）的操作、操作要领及注意事项。

【实训时间】

0.5 课时。

【器材用具】

治疗床。

【实训步骤】

该训练以人体实习为主。

**1. 体位选择**　受术者取俯卧位。

**2. 技术要点**　平稳和缓、持续均匀地上提双踝；“寸劲”发力短暂、快速而有控制。

【操作流程】

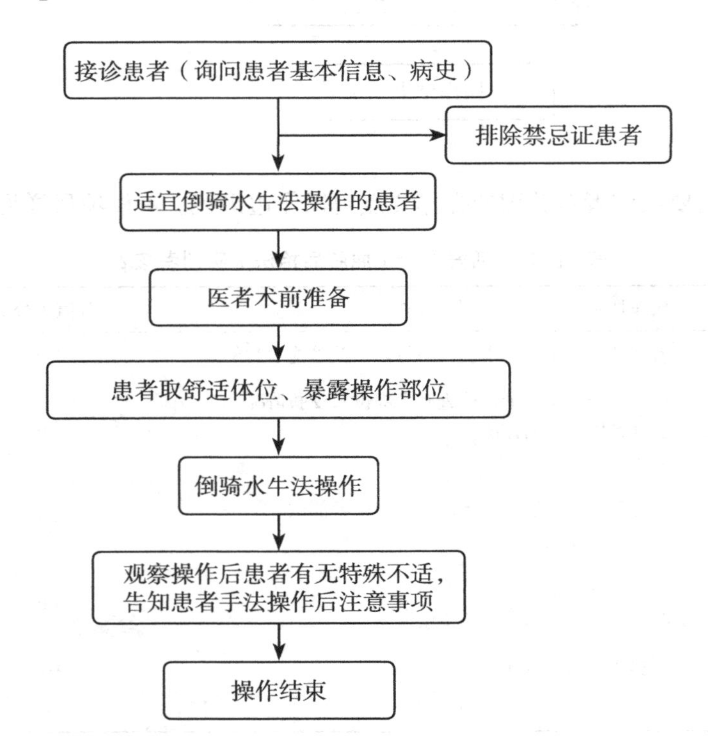

【实训技能标准】

考核时，需要操作者对关键的操作要点边操作边讲述。考核项目详见表 11–41。

**表 11–41 与坏摆病（倒骑水牛法）实训考核表**

| 项目 | 操作技术要求 | 分值（分） | 得分 | 备注 |
|---|---|---|---|---|
| 人文素质 | 着装整齐，干净卫生；仪态得体，关爱施术对象 | 1.0 | | |
| 操作前准备 | 1. 了解受术者病情，检查施术部位及皮肤情况。<br>2. 准备用具：治疗床。<br>3. 术前洗手 | 2.0 | | |
| 体位选择 | 1. 协助受术者取舒适体位、暴露施术部位。<br>2. 保暖，注意遮挡 | 2.0 | | |
| 手法操作 | 1. 行倒骑水牛法操作。<br>2. 手法正确，动作流畅 | 4.0 | | |
| 整体 | 体现人文关怀，操作熟练 | 1.0 | | |
| 合计 | | 10 | | |

【实训小结】

与坏摆病（倒骑水牛法）是临床常用的治疗腰椎间盘突出症、骶髂关节病变的手法，本节所讲述的是复合运动手法，是进入临床实践的必备技能。通过本节的学习需要掌握与坏摆病（倒骑水牛法）的操作及操作要领，具备一定的职业素养，懂得在治疗前、治疗中、治疗后的人文关怀。

## 实训三十九 哟腰拐哈（弯腰床摆法）

【目的要求】

通过训练熟练掌握哟腰拐哈（弯腰床摆法）的操作方法、注意事项。

【实训时间】

0.5 课时。

【器材用具】

治疗床、治疗巾。

【实训步骤】

患者仰卧，腰部搭于床沿处，下肢伸出床外，一助手固定患者腋下，医者用手托住患者双踝关节，与助手相对用力，牵引者腰部，待患者腰部放松后，医者托住患者双踝关节并左右摆动。

手法的操作要点：①做左右摆动手法之前患者身体要自然伸直，在一条直线上，并使肌肉处于最佳松弛状态，不要屈膝。②手法过程中腰部不要抬离床面。③摆动幅度不宜过大，频率不宜过快。④摆动过程中始终要有牵引的力量。

【操作流程】

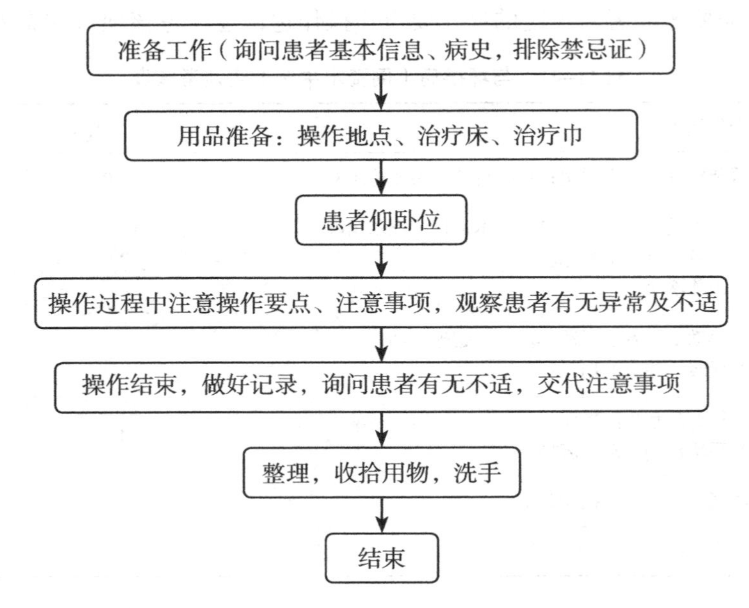


【实训技能标准】

以腰椎间盘突出症患者为例，考核时，需要操作者对关键的动作要点边操作边讲述。考核项目详见表 11–42。

**表 11–42　哟腰拐哈（弯腰床摆法）实训考核表**

| 项目 | 操作技术要求 | 分值（分） | 得分 | 备注 |
|---|---|---|---|---|
| 人文素质 | 着装整齐，干净卫生；仪态得体，关爱施术对象 | 1.0 | | |
| 操作前准备 | 了解患者基本信息，评估患者情况；操作物品准备齐全（治疗床、治疗巾）；操作前洗手 | 1.0 | | |
| 体位选择 | 患者取仰卧位 | 0.5 | | |
| 动作要领 | 1. 患者仰卧，腰部搭于床沿处，下肢伸出床外。<br>2. 助手固定患者腋下，医者用手托住患者双踝关节，与助手相对用力，牵引患者腰部，使患者身体伸直，不要屈膝。<br>3. 待患者腰部放松后，医者托住患者双踝关节并左右摆动 | 4.0 | | |
| 注意事项 | 1. 摆动过程中应使患者腰部充分活动。<br>2. 摆动的速度不宜过快。<br>3. 摆动幅度在生理活动范围内进行，应由小到大，逐渐增加。<br>4. 手法操作过程中应时刻观察患者情况，如有异常反应，应立即停止手法治疗 | 1.5 | | |
| 结束 | 询问患者有无不适，做好记录，交代注意事项。收拾用物，洗手 | 1.0 | | |
| 整体 | 体现人文关怀，操作熟练 | 1.0 | | |
| 合计 | | 10 | | |

【实训小结】

哟腰拐哈（弯腰床摆法）为傣医闭诺（推拿按摩疗法）复合手法之一，是傣医初学者进入临床的必备实践技能。通过本节的学习需要熟练掌握弯腰床摆法的手法、适应证，能根据病情需要选择适宜的手法，在操作前能跟患者做好充分的解释工作，沟通交流好，缓解患者紧张情绪，与助手密切配合，操作时牢记动作要领、注意事项，掌握手法的协调性、灵活性，正确进行手法操作，具备一定的职业素质，懂得在治疗前、治疗中、治疗后的人文关怀。

## 实训四十 索先老挖（仙猴摘桃法）

【目的要求】

通过训练，熟练掌握索先老挖（仙猴摘桃法）的操作方法、注意事项。

【实训时间】

0.5 课时。

【器材用具】

不带靠背的凳子、治疗巾。

【实训步骤】

患者坐位，嘱其将右手置于项部，操作者站在患者的右后方，左手置于患者的右肩后，右手穿过患者腋下再握住其右侧手腕，操作者左右手与右臂协同用力做肩部被动的环转动作，方向分为前下→前上→后上→后下→前下；前上→前下→后下→后上→前上。两组交替进行使其肩关节的活动范围逐渐增大。

掌握手法的动作要点：①操作者腹部应顶住患者背部。②环转动作的方向应为前下→前上→后上→后下→前下；前上→前下→后下→后上→前上，两组交替进行。③运动的幅度应由小到大，逐渐增加。

【操作流程】

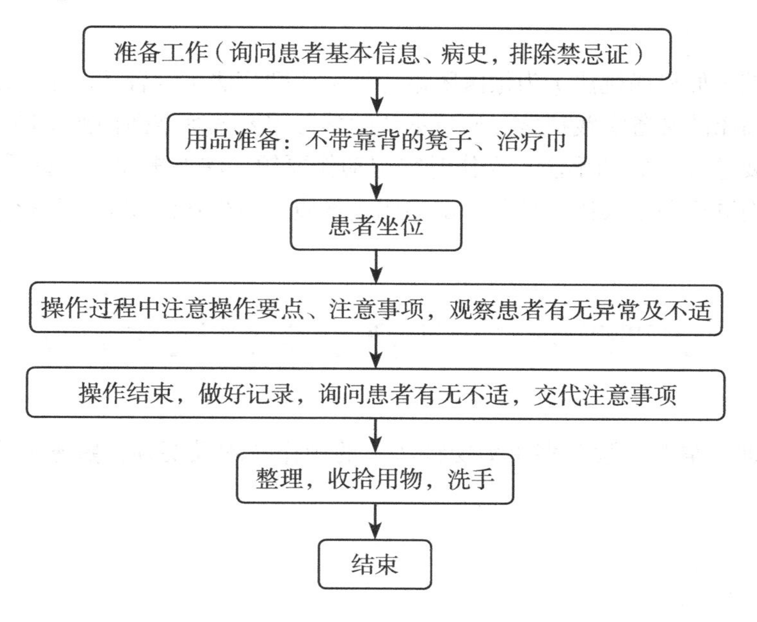

【实训技能标准】

以右侧肩周炎患者为例，考核时，需要操作者对关键的动作要点边操作边讲述。考核项目详见表 11–43。

**表 11–43 索先老挖（仙猴摘桃法）实训考核表**

| 项目 | 操作技术要求 | 分值（分） | 得分 | 备注 |
|---|---|---|---|---|
| 人文素质 | 着装整齐，干净卫生；仪态得体，关爱施术对象 | 1.0 | | |
| 操作前准备 | 了解患者基本信息，评估患者情况；操作物品准备齐全（不带靠背的凳子、治疗巾）；操作前洗手 | 1.0 | | |
| 体位选择 | 患者取坐位 | 0.5 | | |
| 动作要领 | 1. 患者将右肩一侧的手置于项部，医者以同侧的手穿过患者腋下再握住其患侧手腕。<br>2. 环转动作的方向应为：①前下→前上→后上→后下→前下。②前上→前下→后下→后上→前上。两组交替进行，每组 8 ～ 10 次。<br>3. 运动的幅度由小到大，逐渐增加 | 4.0 | | |
| 注意事项 | 1. 被动运动过程中应使肩关节充分活动。<br>2. 被动运动的范围应在生理活动范围内或者患者能承受的范围内进行，应从小到大，逐渐增加。<br>3. 若患肩一侧的手无法抬举到项部，可不必勉强。<br>4. 若患侧肢体有骨折或者关节脱位，禁止使用该手法。<br>5. 手法操作过程中应时刻观察患者情况，如有异常反应应立即停止手法治疗 | 1.5 | | |
| 整体 | 体现人文关怀，操作熟练 | 1.0 | | |
| 结束 | 询问患者有无不适，做好记录，交代注意事项。收拾用物，洗手 | 1.0 | | |
| 合计 | | 10 | | |

【实训小结】

索先老挖（仙猴摘桃法）为傣医闭诺（推拿按摩疗法）复合运动手法之一，是傣医初学者进入临床的必备实践技能。通过本节的学习需要熟练掌握仙猴摘桃法的手法，能根据病情需要选择适宜的手法，操作时牢记动作要领、注意事项，掌握手法的协调性、灵活性，正确进行手法操作，具备一定的职业素质，懂得在治疗前、治疗中、治疗后的人文关怀。

## 实训四十一　活腰劳多（提摆腰法）

【目的要求】

通过实训，掌握活腰劳多（提摆腰法）的操作技术及要领，熟悉临床应用及注意事项。

【实训时间】

1 课时。

【器材用具】

推拿床。

【实训步骤】

**1. 练习体位**　受术者取仰卧或俯卧位，术者常规手消后分脚站于受术者两胯旁。

**2. 技术要点**　术者以双手穿过受术者腰部，双掌根抵住髂骨后缘或髂骨前缘，环抱腰部，同时嘱受术者放松，术者用力上提同时左右摆动身体。

【操作流程】

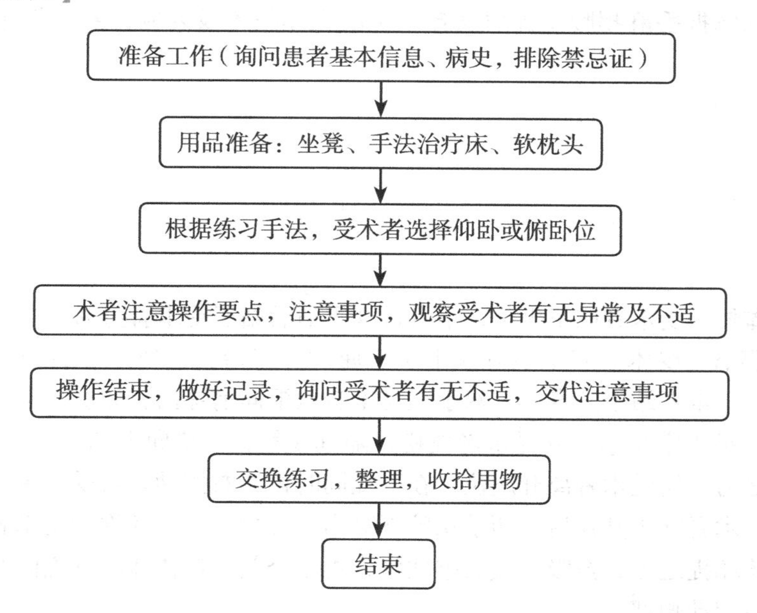


【实训技能标准】

考核时需要术者对关键的操作要点边操作边讲述。考核项目详见表 11–44。

**表 11–44　活腰劳多（提摆腰法）实训考核表**

| | 操作技术要求 | 分值（分） | 得分 | 备注 |
|---|---|---|---|---|
| 人文素质 | 着装整齐，仪态得体，保护受术者隐私，语言亲切和蔼 | 1.0 | | |
| 操作前准备 | 1. 了解受术者基本信息，评估受术者情况。<br>2. 操作物品准备齐全（推拿床）。<br>3. 操作前洗手 | 1.0 | | |
| 体位选择 | 仰卧或俯卧位 | 0.5 | | |
| 动作要领 | 1. 术者分脚站于受术者两胯旁，双手穿过受术者腰部。<br>2. 双掌根抵住髂骨后缘或髂骨前缘，环抱腰部。<br>3. 嘱受术者放松，术者用力上提同时左右摆动身体 | 4.0 | | |
| 注意事项 | 1. 术者须要量力而行。<br>2. 询问受术者舒适度及耐受度，及时调整手法 | 1.5 | | |
| 结束 | 询问受术者有无不适，做好记录，收拾用物，洗手 | 1.0 | | |
| 整体 | 操作熟练 | 1.0 | | |
| 合计 | | 10 | | |

【实训小结】

本法需要术者具备一定的力量，操作时充分评估受术者的身体情况，严格遵守适应证及禁忌证。手法练习以熟练、规范动作为主，不可盲目用于临床。

## 实训四十二　丢麻拐腰（提肩摆腰法）

【目的要求】

通过实训掌握丢麻拐腰（提肩摆腰法）的操作技术及要领，熟悉临床应用及注意事项。

【实训时间】

1 课时。

【器材用具】

推拿床。

【实训步骤】

**1. 练习体位**　受术者取正坐位，术者常规手消后站于受术者身后。

**2. 技术要点**　受术者双上肢外展上举、屈肘、五指交叉环抱于后颈部，同时两脚分开与肩同宽，术者站于其身后，双手从受术者腋下向前穿出，屈肘，掌心向上握其前臂，下肢外旋呈丁字步态，嘱受术者放松，随其吸气，顺势向上端推，至呼气最深时，再稍施向上之力，使受术者离开座位，在上提同时再左右摆动。或受术者正坐位，双上肢自然下垂，术者立于其身后，两手从腋下穿出，五指交叉，环抱于受术者胸前，随其吸气亦行顺势端提之力，至吸足气时憋住气，再于令其大口快速吐气之同时施向上顿挫之力，再左右摆动腰部。

【操作流程】

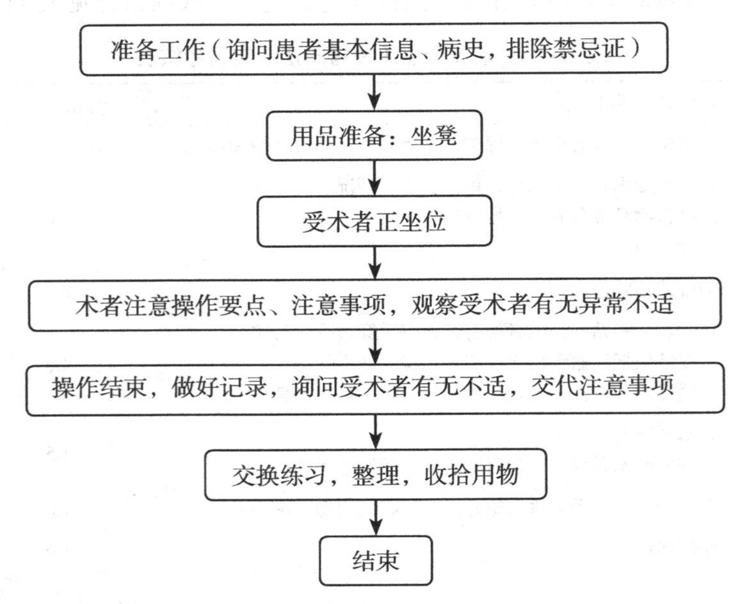

【实训技能标准】

考核时需要术者对关键的操作要点边操作边讲述。考核项目详见表 11–45。

**表 11–45 丢麻拐腰（提肩摆腰法）实训考核表**

| 项目 | 操作技术要求 | 分值（分） | 得分 | 备注 |
|---|---|---|---|---|
| 人文素质 | 着装整齐，仪态得体，保护受术者隐私，语言亲切和蔼 | 1.0 | | |
| 操作前准备 | 1. 了解受术者基本信息，评估受术者情况。<br>2. 操作物品准备齐全（推拿床）。<br>3. 操作前洗手 | 1.0 | | |
| 体位选择 | 正坐位 | 0.5 | | |
| 动作要领 | 1. 受术者扩胸抱头，术者双手从受术者腋下向前穿出向上握其前臂。<br>2. 受术者放松吸气，术者向上端推。<br>3. 至受术者呼气最深时，再稍施向上之力，使受术者离开座位，在上提同时再左右摆动 | 4.0 | | |
| 注意事项 | 1. 术者需要量力而行，左右摆动幅度不宜过大。<br>2. 询问受术者舒适度及耐受度，及时调整手法 | 1.5 | | |
| 结束 | 询问受术者有无不适，做好记录，收拾用物，洗手 | 1.0 | | |
| 整体 | 操作熟练 | 1.0 | | |
| 合计 | | 10 | | |

【实训小结】

本法可活动整复小关节、消除肌肉紧张、痉挛，对上胸段小关节紊乱整复效果较好。术者操作过程中需要与受术者随时沟通，叮嘱受术者呼吸配合，并且寻找最佳发力点。

前期以练习规范的手法动作为主，后期练习手法的熟练度和效度，达到熟练操作。

## 实训四十三 划好格腰（抱膝滚腰法）

【目的要求】

通过实训，划好格腰（掌握抱膝滚腰法）的操作技术及要领，熟悉临床应用及注意事项。

【实训时间】

1 课时。

【器材用具】

推拿床。

【实训步骤】

**1. 练习体位** 受术者取仰卧位，术者常规手消后站于受术者一侧。

**2. 技术要点** 受术者仰卧位，屈膝屈髋，两大腿紧贴腹部，两手十指交叉，抱住膝下小腿部，在术者指导下或者协助下在床上左右或前后翻转滚动，停留时间 1 ～ 2 秒，回到原位，如此反复 30 次左右。

【操作流程】

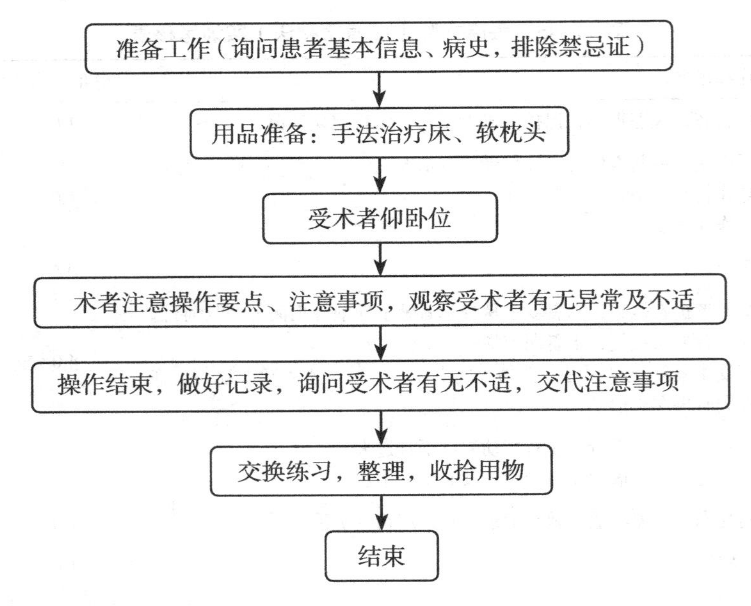


【实训技能标准】

考核时需要术者对关键的操作要点边操作边讲述。考核项目详见表 11-46。

**表 11-46　划好格腰（抱膝滚腰法）实训考核表**

| 项目 | 操作技术要求 | 分值（分） | 得分 | 备注 |
|---|---|---|---|---|
| 人文素质 | 着装整齐，仪态得体，保护受术者隐私，语言亲切和蔼 | 1.0 | | |
| 操作前准备 | 1. 了解受术者基本信息，评估受术者情况。<br>2. 操作物品准备齐全（推拿床）。<br>3. 操作前洗手 | 1.0 | | |
| 体位选择 | 仰卧位 | 0.5 | | |
| 动作要领 | 1. 受术者仰卧位，屈膝屈髋，两大腿紧贴腹部。<br>2. 两手十指交叉，抱住膝下小腿部。<br>3. 在术者指导和协助下在床上左右或前后翻转滚动，停留时间 1 ～ 2 秒，回到原位 | 4.0 | | |
| 注意事项 | 1. 左右或前后翻转滚动时借助惯性作用力量。<br>2. 询问受术者舒适度及耐受度，及时调整手法 | 1.5 | | |
| 结束 | 询问受术者有无不适，做好记录，收拾用物，洗手 | 1.0 | | |
| 整体 | 操作熟练 | 1.0 | | |
| 合计 | | 10 | | |

【实训小结】

划好格腰（抱膝滚腰法）可在术者指导和协助下练习，操作熟练后也可以作为保健方法自行在家练习，要根据自己的实际情况量力而行。前期以练习规范的手法动作为主，后期练习手法的熟练度和效度，达到熟练操作。

## 实训四十四　赛水（温热水按摩疗法）

【目的要求】

通过实训，熟悉傣医临床赛水（温热水按摩疗法）的操作技术，掌握手法的动作技巧和操作要领。

【实训时间】

0.5 课时。

【器材用具】

治疗坐凳、手法治疗床、软枕头等。

【实训步骤】

学员两人一组相互进行操作练习，严格按照操作方法和动作要领在相应治疗部位上相互练习。将温热水以不烫手为度，用小毛巾或纱布浸温热水反复浇洗或热敷患部，边浇洗边轻轻搓洗，推揉患部，手法轻重以患者耐受和不影响骨折的复位稳定为准。根据患者病情，早期以受伤 1 ～ 24 小时内手法复位后，用温热水边浇洗，边轻轻搓洗，推揉患部；中期按摩，受伤 2 周后用温热水边浇洗边按摩，手法以按压、推、拿、揉、捏为主；晚期按摩，受伤 3 周以后用温热水边浇洗的同时，推拿手法采用，按压、推、拿、挤、捏、拍、轻抖等，以促进伤肢舒筋活络，消肿止痛，恢复其功能。

【操作流程】

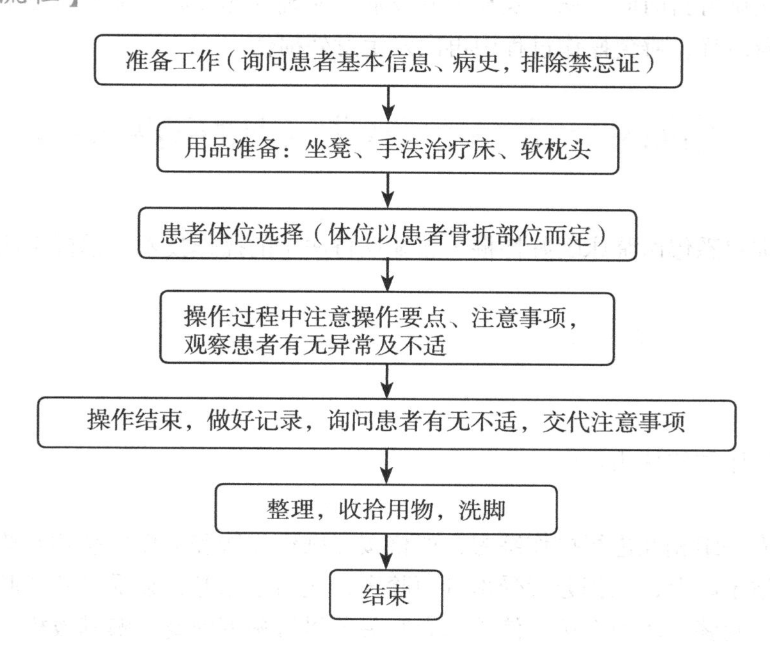

【实训技能标准】

考核时，需要操作者对手法动作技巧、动作要领、注意事项、适应证和禁忌证边操作边讲述。考核项目详见表 11–47。

**表 11–47 赛水（温热水按摩疗法）实训考核表**

| 项目 | 操作技术要求 | 分值（分） | 得分 | 备注 |
|---|---|---|---|---|
| 人文素质 | 着装整齐，干净卫生；仪态得体，关爱施术对象 | 1.0 | | |
| 操作前准备 | 1. 了解患者基本信息，评估患者情况。<br>2. 操作物品准备齐全（治疗坐凳、手法治疗床、软枕头）。<br>3. 操作前洗手 | 1.0 | | |
| 体位选择 | 体位以患者病情而定 | 0.5 | | |
| 动作要领 | 1. 充分暴露患处。<br>2. 须熟练掌握操作要领后实施，避免暴力操作 | 4.0 | | |
| 注意事项 | 1. 操作前仔细问诊，完善影像学检查，明确诊断，辨证施与手法。<br>2. 治疗过程中积极同患者沟通病情，了解疼痛症状变化。<br>3. 治疗前后注意患者患处固定，避免再次伤害 | 1.5 | | |
| 结束 | 询问患者有无不适，做好记录，嘱其卧床休息 10 分钟后再下床活动。收拾用物，洗手 | 1.0 | | |
| 整体 | 操作熟练 | 1.0 | | |
| 合计 | | 10 | | |

【实训小结】

操作前明确骨折时间、病位及相关并发症，明确操作步骤，训练时要求熟练掌握操作技巧，沉着冷静，避免操作过程中再次发生意外损伤。

## 实训四十五　哟好怀棍（屈膝摆臀法）

【目的要求】

通过实训熟悉傣医临床哟好怀棍（屈膝摆臀法）的操作技术，掌握手法的动作技巧和操作要领。

【实训时间】

0.5 课时。

【器材用具】

手法治疗床和软枕头。

【实训步骤】

学员两人一组相互进行操作练习，严格按照操作方法和动作要领相互练习，受术者仰卧，术者站于床上，双脚分置受术者两膝旁，或站于床旁，嘱受术者屈膝屈髋，术者两手扶住患者两膝，用力下按，使受术者膝关节尽量贴近前胸，嘱其放松，同时左右摆动其双膝或腿部。

【操作流程】

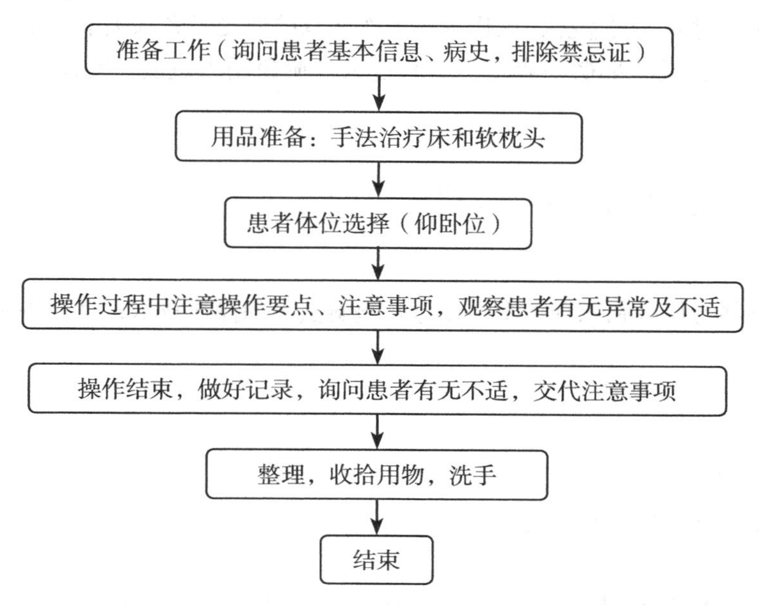


【实训技能标准】

考核时，需要操作者对手法动作技巧、动作要领及注意事项边操作边讲述。考核项目详见表 11–48。

**表 11–48　哟好怀棍（屈膝摆臀法）实训考核表**

| 项目 | 操作技术要求 | 分值（分） | 得分 | 备注 |
|---|---|---|---|---|
| 人文素质 | 着装整齐，干净卫生；仪态得体，关爱施术对象 | 1.0 | | |
| 操作前准备 | 了解患者基本信息，评估患者情况；操作物品准备齐全（手法治疗床和软枕头）；操作前洗手 | 1.0 | | |
| 体位选择 | 仰卧位 | 0.5 | | |
| 动作要领 | 1. 充分放松受术者腰臀部的肌肉。<br>2. 术者两手扶住患者两膝，用力下按力量不宜太大，屈膝、摆臀摇动幅度应由小到大，逐渐增加，屈膝、摆臀要在人体膝关节和髋关节的生理活动范围内进行，摇摆要适度 | 4.0 | | |
| 注意事项 | 1. 屈膝、摆臀要在人体膝关节和髋关节生理活动范围内，摇摆要适度。<br>2. 施术前要充分放松腰臀部肌肉。<br>3. 手法宜缓慢进行，不可突然快速运动 | 1.5 | | |
| 结束 | 询问患者有无不适，做好记录，收拾用物，洗手 | 1.0 | | |
| 整体 | 体现人文关怀，操作熟练 | 1.0 | | |
| 合计 | | 10 | | |

【实训小结】

本法主要适用于腰痛患者，能有效改善腰骶部活动度，手法操作前要充分放松腰臀部肌肉，屈膝时双膝要靠拢，操作者用力按压双膝使受术者膝关节尽量贴近前胸，但忌暴力操作，双膝或腿部摆动幅度也不宜过大，避免用力过度、幅度过大引起腰骶部损伤。

## 实训四十六 划扼多腰（弯腰垫胸法）

【目的要求】

通过实训熟悉傣医临床划扼多腰（弯腰垫胸法）的操作技术，掌握手法的动作技巧和操作要领。

【实训时间】

0.5 课时。

【器材用具】

方凳或手法治疗床、软枕头。

【实训步骤】

学员两人一组相互进行操作练习，严格按照操作方法和动作要领在相应治疗部位上相互练习。取一方凳（方凳高度大约相当于受术者弯腰的高度），取枕头置于方凳上，让受术者俯身以胸腹部俯身于方凳上，或让受术者俯卧于治疗床上，胸前垫枕头，全身放松，术者以双手按压分推受术者胸背部。

【操作流程】

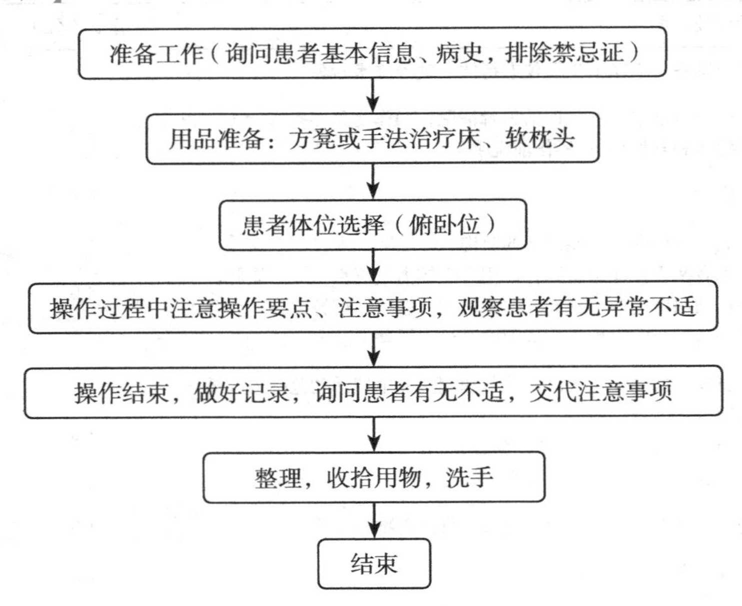


【实训技能标准】

考核时，需要操作者对手法动作技巧、动作要领、注意事项、手法适应证和禁忌证边操作边讲述。考核项目详见表 11–49。

**表 11–49 划扼多腰（弯腰垫胸法）实训考核表**

| 项目 | 操作技术要求 | 分值（分） | 得分 | 备注 |
|---|---|---|---|---|
| 人文素质 | 着装整齐，干净卫生；仪态得体，关爱施术对象 | 1.0 | | |
| 操作前准备 | 了解患者基本信息，评估患者情况；操作物品准备齐全（方凳或手法治疗床、软枕头）；操作前洗手 | 1.0 | | |
| 体位选择 | 俯卧位 | 0.5 | | |
| 动作要领 | 1. 受术者俯卧位，胸前于垫枕的方凳或手法治疗床上，使后背尽量向后。<br>2. 操作者站于患者身体一侧，术者两手交叉，按压、分推时向头侧及骶尾部同时用力，头侧向前向下用力，骶尾部向后向下用力，按压力、分推力度适中 | 4.0 | | |
| 注意事项 | 1. 选择方凳高度或于治疗床上胸前垫枕高度要合适。<br>2. 在操作过程中动作要轻巧，要注意发力的方向及力量的大小，忌暴力按压，以免挫伤腰背部。<br>3. 腰背部后凸畸形、骨折、骨质疏松患者禁用弯腰垫胸法 | 1.5 | | |
| 结束 | 询问患者有无不适，做好记录，嘱其卧床休息 10 分钟后再下床活动，收拾用物，洗手 | 1.0 | | |
| 整体 | 体现人文关怀，操作熟练 | 1.0 | | |
| 合计 | | 10 | | |

【实训小结】

本法主要适用于治疗胸背部伤筋，腰背部后凸畸形、骨折和骨质疏松患者禁用此手法。手法操作要求受术者及操作者密切配合，受术者要放松状态，尽量避免躯干及肢体紧张僵硬，操作者需熟悉动作要领，掌握发力的方向及力量的大小，避免手法造成其他损伤。

## 实训四十七 罕扶乐朗（天鹅浮水法）

【目的要求】

通过实训，掌握罕扶乐朗（天鹅浮水法）的操作技术及要领，熟悉临床应用及注意事项。

【实训时间】

0.5 课时。

【器材用具】

手法治疗床、消毒治疗巾。

【实训步骤】

学员两人一组相互进行操作练习，严格按照操作方法和动作要领在相应治疗部位上相互练习。受术者俯卧，全身放松，操作者一足置于患者两腿间，另一足置于受术者背部，双手紧拉受术者双手并向后上用力拉提，脚反向用力下蹬。

【操作流程】

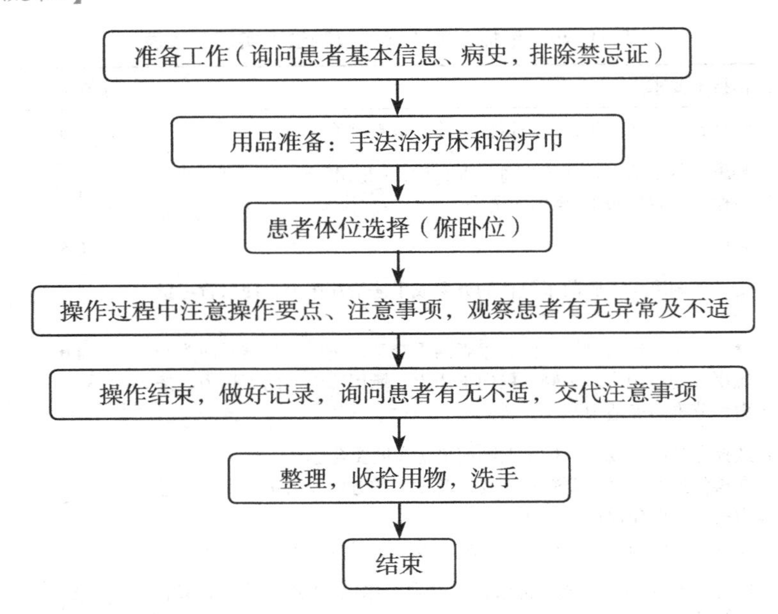


【实训技能标准】

考核时，需要操作者对手法动作技巧、动作要领、注意事项、适应证和禁忌证边操作边讲述。考核项目详见表 11–50。

**表 11–50　罕扶乐朗（天鹅浮水法）实训考核表**

| 项目 | 操作技术要求 | 分值（分） | 得分 | 备注 |
|---|---|---|---|---|
| 人文素质 | 着装整齐，干净卫生；仪态得体，关爱施术对象 | 1.0 | | |
| 操作前准备 | 了解患者基本信息，评估患者情况；操作物品准备（手法治疗床、消毒治疗巾）；操作前洗手 | 1.0 | | |
| 体位选择 | 俯卧位 | 0.5 | | |
| 动作要领 | 1. 受术者俯卧位，全身放松，受术者背部铺治疗巾。<br>2. 操作者站于患者身后，一足置于患者两腿间，另一足置于患者背部，双手紧拉患者双手并向后上用力拉提，脚反向用力下蹬 | 4.0 | | |
| 注意事项 | 1. 手法要注意双手拉伸力和脚下蹬力的方向及力的大小，在操作过程中动作要轻巧，缓慢发力，切忌暴力，避免拉伤和踩压伤。<br>2. 胸腰椎骨折、骨质疏松患者禁用本法 | 1.5 | | |
| 结束 | 询问患者有无不适，做好记录，嘱其卧床休息 10 分钟后再下床活动。收拾用物，洗手 | 1.0 | | |
| 整体 | 体现人文关怀，操作熟练 | 1.0 | | |
| 合计 | | 10 | | |

【实训小结】

罕扶乐朗（天鹅浮水法）是临床常用的治疗下腰段和胸段病变的手法，本手法要求操作者要严格掌握手法禁忌证，操作时受术者腰背部被动牵拉后伸，操作者双手向后向上拉伸，脚向前向下发力，手脚要缓慢协同发力，脚反向下蹬背部时，作用力度要适中，切忌暴力，以免手法造成其他损伤。

## 实训四十八　那么嘎安（麻油推捏诊治法）

【目的要求】

通过实训熟悉傣医临床那么嘎安（麻油推捏诊治法）的操作技术，掌握手法的动作技巧和操作要领。

【实训时间】

0.5 课时。

【器材用具】

麻油、钝刀和手法治疗床。

【实训步骤】

学员两人一组相互进行操作练习，严格按照操作方法和动作要领在相应治疗部位上相互练习，患者俯卧于治疗床上，暴露受术部位，医者立于患者右侧，将麻油擦于患者腰部患处，手掌紧贴于施术部位，用拇指或拇指与食指掌指关节处推捏痛处，确诊经筋阻塞部位、深浅大小、疼痛程度及放射范围后，再用钝刀叩切疼痛部位至发红发热为度。

【操作流程】

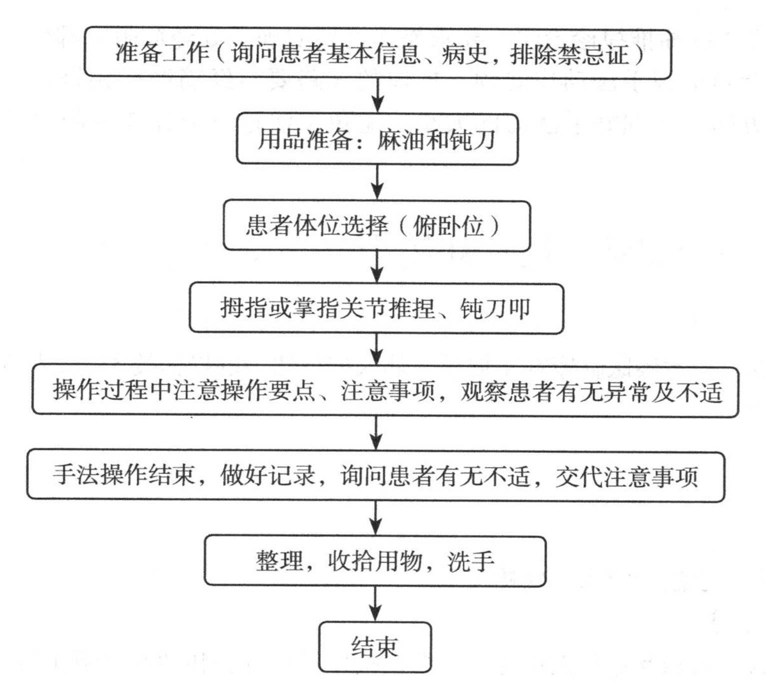


【实训技能标准】

考核时，需要操作者对手法动作技巧、动作要领、注意事项、适应证和禁忌证边操作边讲述。考核项目详见表 11–51。

**表 11–51　那么嘎安（麻油推捏诊治法）实训考核表**

| 项目 | 操作技术要求 | 分值（分） | 得分 | 备注 |
|---|---|---|---|---|
| 人文素质 | 着装整齐，干净卫生；仪态得体，关爱施术对象 | 1.0 | | |
| 操作前准备 | 了解患者基本信息，评估患者情况；操作物品准备齐全（麻油、钝刀和手法治疗床）；操作前洗手 | 1.0 | | |
| 体位选择 | 俯卧位 | 0.5 | | |
| 动作要领 | 1. 推捏力度要适中，操作过程中力要着实平稳。<br>2. 钝刀叩切疼痛处要充分达到肌肉组织，使受术者产生红热效应，但切忌用力过度，作用时间太长，使皮肤损伤 | 4.0 | | |
| 注意事项 | 1. 手法要轻柔，切忌暴力，以免手法造成其他损伤。<br>2. 手法要以麻油为介质，不仅起到润滑皮肤、增加透热的作用；还能辅助确诊经筋阻塞部位、深浅、大小、疼痛程度及放射范围 | 1.5 | | |
| 结束 | 询问患者有无不适，做好记录，嘱其卧床休息 10 分钟后再下床活动。收拾用物，洗手 | 1.0 | | |
| 整体 | 体现人文关怀，操作熟练 | 1.0 | | |
| 合计 | | 10 | | |

【实训小结】

那么嘎安（麻油推捏诊治法）要求操作者要明确患处经筋阻塞部位、深浅及肿块大小，操作者须掌握手法动作要领，推捏的线路要与经筋循行相符合，钝刀叩切要注意叩切的方向，把握好手法力的大小，避免手法过重或操作时间过长引起局部再次损伤。

## 实训四十九　补涛挪乐（仙人捋须法）

【目的要求】

通过实训，熟悉傣医临床补涛挪乐（仙人捋须法）的操作技术，掌握手法的动作技巧和操作要领。

【实训时间】

0.5 课时。

【器材用具】

治疗坐凳、手法治疗床、软枕头等。

【实训步骤】

学员两人一组相互进行操作练习，严格按照操作方法和动作要领在相应治疗部位上相互练习，术者站于患者身侧，以双掌大鱼际着力，沿患侧斜方肌从颈部推至肩峰处，以解痉止痛，舒筋活络。

【操作流程】

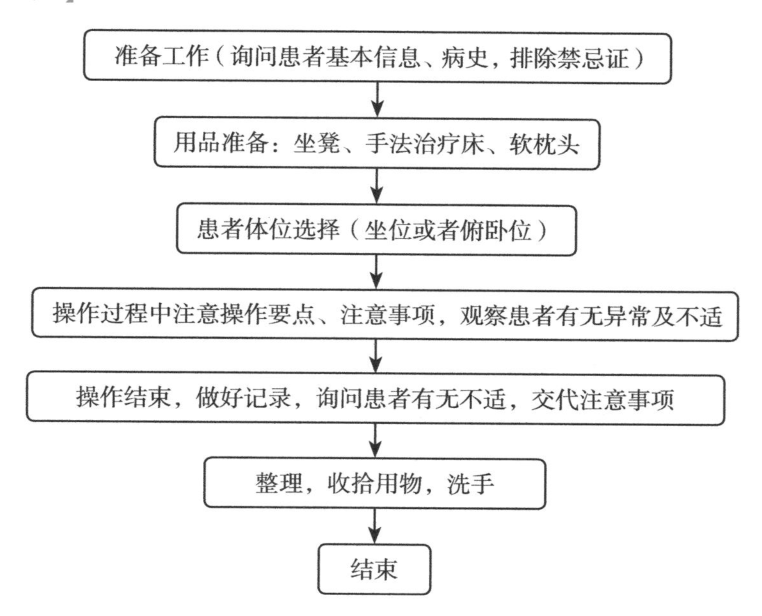


【实训技能标准】

考核时，需要操作者对手法动作技巧、动作要领、注意事项、适应证和禁忌证边操作边讲述。考核项目详见表11-52。

**表11-52　补涛挪乐（仙人捋须法）实训考核表**

| 项目 | 操作技术要求 | 分值（分） | 得分 | 备注 |
|---|---|---|---|---|
| 人文素质 | 着装整齐，干净卫生；仪态得体，关爱施术对象 | 1.0 | | |
| 操作前准备 | 1. 了解患者基本信息，评估患者情况。<br>2. 操作物品准备齐全（治疗坐凳、手法治疗床、软枕头）。<br>3. 操作前洗手 | 1.0 | | |
| 体位选择 | 患者坐位或俯卧位 | 0.5 | | |
| 动作要领 | 操作前诊断明确，明确斜方肌颈肩背部解剖位置，由颈侧推向肩部；力度均匀柔缓，深透持久，避免暴力操作 | 4.0 | | |
| 注意事项 | 1. 坐位操作避免动作粗暴，推倒患者。<br>2. 必要时可配合傣药“劳雅打拢玫兰申（追风镇痛酒）”外用。<br>3. 患者颈肩部皮肤带状疱疹、心脏疾患、胆囊炎等禁用 | 1.5 | | |
| 结束 | 询问患者有无不适，做好记录，嘱其卧床休息10分钟后再下床活动。收拾用物，洗手 | 1.0 | | |
| 整体 | 操作熟练 | 1.0 | | |
| 合计 | | 10 | | |

【实训小结】

操作前明确患者诊断，除外禁忌证，避免医疗风险；训练时要求熟练掌握操作技巧，熟悉解剖位置，操作过程中运用触觉充分感知患者局部紧张度变化。

# 主要参考文献

[1] 林艳芳 . 傣医治疗学 [M] . 昆明：云南民族出版社，2017.

[2] 倪凯 . 傣医外治法常用药及经验方 [M] . 上海：上海科学技术出版社，2015.

[3] 巫益珍，胡宗德，翟敏，等 . 少数民族外治法概述 [J] . 中医外治杂志，2018，27（3）：47–49.

[4] 陈敏霞，陈艳林，唐繁欣，等 . 浅谈傣医对类风湿关节炎的认识 [J] . 云南中医中药杂志，2021，42（6）：89–91.

[5] 何开仁，许桂芬，王瑞芬 . 傣药风湿康烘雅（熏蒸）治疗风湿颈肩腰腿痛偏瘫 360 例疗效观察 [J] . 中国民族医药杂志，2011，17（11）：6–7.

[6] 魏启龄，康朗香，玉腊波，等 . 傣医烘雅疗法治疗风湿痹证 205 例疗效观察 [J] . 云南中医杂志，1991（5）：48–49.

[7] 胥筱云，杨梅，杨宏，等 . 傣医治疗"拢梅兰申"病用药特点分析 [J] . 中国民间疗法，2005（4）：4–5.

[8] 林艳芳，杨梅，贾克琳，等 . 傣医治则与治法研究 [J] . 中国民族医药杂志，2008，14（10）：28–34.

[9] 依专 . 傣医药学史 [M] . 北京：中国中医药出版社，2007.

[10] 曾科学 . 傣医推拿治疗的初步研究 [D] . 昆明：云南中医学院，2006.

[11] 罗苑，童英，陈普 . 傣医外治法的研究概况 [J] . 中国民族民间医药，2020（29）：77–80.

[12] 司国民，李云，李咸营，等 . 中医外治法与透皮给药系统 [J] . 中国医学科学院学报，2006（3）：468.

[13] 玉腊波 . 外治法多样的傣医药 [N] . 中国中医药报，2015–11–02（004）.

[14] 岩罕金，罕华珍，康朗香 . 康朗香老师治疗类风湿关节炎经验 [J] . 中国民族民间医药，2014，23（3）：11.

[15] 林艳芳，赵应红，岩罕单，等 .《中国傣医传统经方》整理研究 [M] . 昆明：云南民族出版社，2013.

[16] 赵世望，周兆奎 . 傣医传统方药志 [M] . 昆明：云南民族出版社，1985.

[17] 潘立文，段利生，李光富，等 . 名老傣医康朗香诊治骨性关节炎的经验探析 [J] . 中华中医药杂志，2017，32（11）：4968–4972.

[18] 潘立文，王晓明，杨先振，等 . 名老傣医康朗香诊治类风湿关节炎的经验探析 [J] . 浙江中医药大学学报，2016，40（8）：616–621.

［19］贾克琳．论傣医十大传统疗法与自然疗法［J］．中国民族医药杂志，2007（7）：23–24.

［20］林艳芳，倪凯，和丽生，等．傣医外治法与经验方［M］．上海：上海科学技术出版社，2015.

［21］倪凯，赵远，林艳芳，等．傣医外治法中果雅的治法方药探讨［J］．云南中医中药杂志，2014，35（11）：86–87.